总主编简介

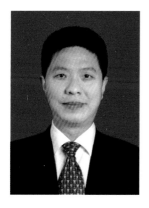

吴绪平，男，三级教授、主任医师，硕士研究生导师。现任中国针灸学会微创针刀专业委员会秘书长、世界中医药学会联合会针刀专业委员会学术顾问、湖北省针灸学会常务理事、湖北省针灸学会针刀专业委员会主任委员、湖北中医药大学针刀医学教研室主任、湖北中医药大学《针刀医学》重点学科带头人、国家自然科学基金评审专家。已收录《针刀医学传承家谱》中华针刀传承脉络第一代传承人。先后指导海内外硕士研究生 60 余名，2002 年 12 月赴韩国讲学，分别于 2003 年 3 月和 2011 年 5 月赴香港讲学。2013 年 11 月赴澳大利亚参加第八届世界针灸学术大会，并做学术报告。

40 年来，一直在湖北中医药大学从事针灸与针刀教学、临床及科研工作。主讲《经络腧穴学》《针刀医学》及《针刀医学临床研究》。研究方向：①针刀治疗脊柱相关疾病的临床研究；②针灸治疗心、脑血管疾病的临床与实验研究。先后发表学术论文 80 余篇，主编针灸、针刀专著 60 余部。获省级以上科研成果奖 6 项。主持的教学课题"针灸专业大学生最佳能力培养的探讨"，于 1993 年获湖北省人民政府颁发优秀教学成果三等奖。参加国家自然科学基金项目"电针对家兔缺血心肌细胞动作电位的影响及其机理探讨"，其成果达到国际先进水平，于 1998 年荣获湖北省人民政府颁发科学技术进步三等奖。参加的国家自然科学基金课题"电针对家兔缺血心肌细胞动作电位影响的中枢通路研究"达到国际先进水平，2007 年获湖北省科学技术进步三等奖。2005 年 10 月荣获湖北中医药大学"教书育人，十佳教师"的光荣称号。先后主编新世纪全国高等中医药院校规划教材《针刀治疗学》和《针刀医学护理学》，全国中医药行业高等教育"十二五"规划教材《针刀医学》《针刀影像诊断学》和《针刀治疗学》，新世纪全国高等中医药院校研究生教材《针刀医学临床研究》，全国高等中医药院校"十三五"规划教材《针刀医学》；主编《针刀临床治疗学》《分部疾病针刀治疗丛书》（1 套 9 部）及《专科专病针刀治疗与康复丛书》（1 套 16 部）、《针刀医学临床诊疗与操作规范》《中华内热针临床诊断与治疗》《中华内热针大型系列临床教学视听教材（12 集）》；总主编《分部疾病针刀临床诊断与治疗丛书》（1 套 10 部）；编著大型系列视听教材《中国针刀医学（20 集）》；独著出版《中国针刀治疗学》；主持研制的行业标准《针刀基本技术操作规范》于 2014 年 5 月 31 日由中国针灸学会发布，2014 年 12 月 31 日实施。

主要临床专长：擅长运用针刀整体松解术治疗各种类型颈椎病、肩周炎、肱骨外上髁炎、腰椎间盘突出症、腰椎管狭窄症、强直性脊柱炎、类风湿关节炎、膝关节骨性关节炎、神经卡压综合征、腱鞘炎、跟骨骨刺及各种软组织损伤疼痛等症。

主 编 简 介

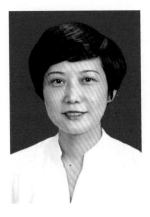

张娟，女，副主任医师，医学博士，硕士研究生导师。中国人民解放军武汉总医院妇产科副主任，生殖医学中心主任。现任中国医院协会医疗技术应用专业委员会人类辅助生殖质量控制学组委员，湖北省医学会生殖医学分会常委，湖北省医学会计划生育分会委员，《华南国防医学杂志》编委。从事妇产科临床、科研工作 20 余年，对妇产科各种疾病的诊治及手术治疗均积累了丰富的经验。负责承担国家级及省级科研课题 3 项，主编、参编《功能失调性子宫出血》《不孕症中医特效疗法》等医学专著 11 部，在 SCI 收录期刊及核心期刊发表学术论文 30 余篇，获湖北省科技进步二等奖一项。

主要临床专长：擅长运用中西医结合方法及中医内治、外治法治疗妇科及生殖内分泌疾病，尤其对不孕症、功能失调性子宫出血、多囊卵巢综合征、卵巢功能减退、子宫内膜异位症的治疗有深入研究。

专科专病针刀整体松解治疗与康复丛书

总主编 吴绪平

常见妇儿科疾病针刀整体松解治疗与康复

主编 张 娟

中国医药科技出版社

内 容 提 要

本书共分十一章，第一章介绍常见妇儿科疾病临床应用解剖；第二章介绍常见妇儿科疾病生物力学；第三章介绍骨与软组织的力学系统——人体弓弦力学系统；第四章介绍常见妇儿科疾病病因病理学理论；第五章介绍常见妇儿科疾病的检查方法；第六章介绍针刀操作技术；第七章介绍常见妇科疾病的针刀治疗与康复护理；第八章介绍常见儿科疾病的针刀治疗与康复护理；第九章介绍常见妇儿科疾病临证医案精选；第十章介绍针刀治疗妇儿科疾病临床研究进展；第十一章介绍常见妇儿科疾病针刀术后康复保健操。

全书内容丰富，资料翔实，图文并茂，言简意赅，实用性强。适用于广大针刀临床医师，全国高等中医药院校针灸、骨伤、针刀及中医专业大学生、研究生阅读参考。

图书在版编目（CIP）数据

常见妇儿科疾病针刀整体松解治疗与康复 / 张娟主编. —北京：中国医药科技出版社，2018.6

（专科专病针刀整体松解治疗与康复丛书）

ISBN 978-7-5214-0219-3

Ⅰ. ①常… Ⅱ. ①张… Ⅲ. ①妇科病–针刀疗法②妇科病–康复医学③小儿疾病–针刀疗法④小儿疾病–康复医学 Ⅳ. ①R271.9②R272

中国版本图书馆 CIP 数据核字（2018）第 084678 号

美术编辑 陈君杞
版式设计 张 璐

出版 中国医药科技出版社
地址 北京市海淀区文慧园北路甲 22 号
邮编 100082
电话 发行：010-62227427 邮购：010-62236938
网址 www.cmstp.com
规格 787×1092mm ¹⁄₁₆
印张 14¼
字数 313 千字
版次 2018 年 6 月第 1 版
印次 2018 年 6 月第 1 次印刷
印刷 三河市国英印务有限公司
经销 全国各地新华书店
书号 ISBN 978-7-5214-0219-3
定价 **35.00 元**

《专科专病针刀整体松解治疗与康复丛书》
编　委　会

《常见妇儿科疾病针刀整体松解治疗与康复》
编 委 会

序

针刀医学发展至今，已具备较完整的理论体系，治疗范围也已由慢性软组织损伤和骨质增生类疾病扩展到内、妇、儿、五官、皮肤、美容与整形等临床各科疾病。针刀医学事业要不断发展壮大，需确立个人的研究方向，做到专科、专家、专病、专技。把针刀治疗的优势病种分化为多个专病或专科。从事针刀医学的各位中青年人才，应该走先"专而精"，后"博而广"的道路，这样才能为针刀医学的繁荣发展打下坚实的基础，才能为针刀医学走出国门、面向世界，"让针刀医学为全世界珍爱健康的人民服务"成为现实。

得阅由湖北中医药大学吴绪平教授总主编的《专科专病针刀整体松解治疗与康复丛书》，甚感欣慰。该套丛书提出了人体弓弦力学系统和慢性软组织损伤病理构架——网眼理论的新概念，进一步阐明了慢性软组织损伤和骨质增生类疾病的病因病理过程及针刀治疗的作用机理，将针刀的诊疗思路发展到综合运用立体解剖学、人体生物力学等知识来指导操作的高度上来，将针刀治疗从"以痛为腧"的病变点松解提升到对疾病病理构架进行整体松解的高度上来，发展和完善了针刀医学的基础理论，从不同的角度诠释了针刀医学的创新，这将极大地提高针刀治疗的愈显率，让简、便、廉、验的针刀医学更加深入人心。

该套丛书按专病和专科分为 16 个分册，每分册详细地介绍了相关疾病的病因、临床表现以及针刀整体松解治疗的全过程，将每一种疾病每一支针刀的具体操作方法淋漓尽致地展现给读者，做到理论与实践紧密结合，提高临床医师学习效率。该丛书是一套不可多得的针刀临床与教学专著，将对针刀医学的推广应用起到重要作用。故乐为之序。

中 国 工 程 院 院 士
天津中医药大学教授
国 医 大 师
2017 年 3 月 10 日

前　言

《专科专病针刀治疗与康复丛书》（一套 16 本）由中国医药科技出版社于 2010 年出版以来，深受广大针刀临床医师和全国高等中医药院校本专科大学生的青睐，该套丛书发行量大，社会反响强烈。在 7 年多的临床实践中，针刀治疗的理念不断更新、诊断技术不断完善、治疗方法不断改进，有必要将上述优秀成果吸收到本套丛书中来。应广大读者的要求，我们组织全国针刀临床专家编写了《专科专病针刀整体松解治疗与康复丛书》。本套丛书是在《专科专病针刀治疗与康复丛书》的基础上，对针刀基础理论、针刀治疗方法进行了修改与补充，增加了针刀影像诊断、针刀术后康复及针刀临床研究进展的内容，以适应针刀医学的快速发展和广大读者的需求。

《专科专病针刀整体松解治疗与康复丛书》包括《颈椎病针刀整体松解治疗与康复》《腰椎间盘突出症针刀整体松解治疗与康复》《强直性脊柱炎针刀整体松解治疗与康复》《脊柱侧弯针刀整体松解治疗与康复》《痉挛性脑瘫针刀整体松解治疗与康复》《股骨头坏死针刀整体松解治疗与康复》《肩关节疾病针刀整体松解治疗与康复》《膝关节疾病针刀整体松解治疗与康复》《类风湿关节炎针刀整体松解治疗与康复》《关节强直针刀整体松解治疗与康复》《常见运动损伤疾病针刀整体松解治疗与康复》《神经卡压综合征针刀整体松解治疗与康复》《常见内科疾病针刀整体松解治疗与康复》《常见妇儿科疾病针刀整体松解治疗与康复》《常见五官科疾病针刀整体松解治疗与康复》《常见美容减肥与整形科疾病针刀整体松解治疗与康复》。各分册分别介绍了针刀临床应用解剖、生物力学、骨与软组织的力学系统——人体弓弦力学系统、慢性软组织损伤的病因病理学理论及骨质增生的病理构架、疾病的诊断与分型、针刀操作技术、针刀整体松解治疗、针刀术后康复治疗与护理、针刀临证医案精选、针刀治疗的临床研究进展及针刀术后康复保健操等内容。

本套丛书以人体弓弦力学系统和慢性软组织损伤的病理构架理论为基础，从点、线、面的立体病理构架分析疾病的发生发展规律。介绍临床常见病的针刀基础术式，如"T"形针刀整体松解术治疗颈椎病，"C"形针刀整体松解术治疗肩周炎，"回"字形针刀整体松解术治疗腰椎间盘突出症及"五指定位法"治疗膝关节骨性关节炎等。将针刀治疗从"以痛为腧"病变点的治疗提升到对疾病的病理构架进行整体治疗的高度上来，提高了针刀治疗的临床疗效。同时，以人体解剖结构的力学改变为依据，着重介绍了针刀闭合性手术的术式设计、体位、针刀定位、麻醉方法、针刀具体操作方法及其疗程，并按照局部解剖学层次，描述每一支针刀操作的全过程，将针刀医学精细解剖学和立体解剖学的相关知识充分应用到针刀的临床实践中，提出了针刀术后整体康复的重要性和必要性，制定了针刀术后的康复措施及具体操作方法。

本套《专科专病针刀整体松解治疗与康复丛书》共计 300 余万字，插图约 3000 余幅，图文并茂，可操作性强。成稿后，经丛书编委会及各分册主编多次修改审定后召开编委会定稿，突出了影像诊断在针刀治疗中的指导作用，达到了针刀基础理论与针刀治疗相联系、针刀治疗原理与针刀术式相结合、针刀操作过程与局部解剖相结合的目的，强调了针刀术后护理及康复治疗的重要性，反映了本时期针刀临床研究的成果。由于书中针刀治疗原则、术式设计及操作步骤全过程均来源于作者第一手临床资料，可使读者直接受益。本丛书适用于广大针刀临床医师，全国高等中医药院校的针灸推拿学、针刀、骨伤及中医学专业大学生和研究生阅读参考。

　　丛书编委会非常荣幸地邀请到中国工程院院士、国医大师、天津中医药大学石学敏教授为本套丛书作序，在此表示诚挚的谢意！

　　尽管我们做出了很大努力，力求本套丛书全面、新颖、实用，但由于针刀医学是一门新兴的医学学科，我们的认识和实践水平有限，疏漏之处在所难免，希望广大中西医同仁及针刀界有识之士多提宝贵意见。

丛书编委会

2017 年 6 月

编写说明

《常见妇儿科疾病针刀治疗与康复》第一版于 2010 年 5 月出版发行以来，至今已经 8 年了，该书指导针刀医师治疗妇儿科疾病，对提高针刀诊疗技术与术后康复起到重要作用，深受广大读者的青睐。随着社会的飞速发展，临床诊疗技术日新月异，针刀整体松解治疗疾病的思路不断拓展。经本书编委会反复酝酿、讨论，并对该书进行了认真修订。明确了针刀整体松解术治疗妇儿科疾病的新理念和具体操作方法，有助于提高临床疗效；强化了现代康复治疗，重视针刀治疗与术后康复相结合。故命名为《常见妇儿科疾病针刀整体松解治疗与康复》。

本书共分十一章，第一章介绍常见妇儿科疾病临床应用解剖；第二章介绍常见妇儿科疾病生物力学；第三章介绍骨与软组织的力学系统——人体弓弦力学系统；第四章介绍常见妇儿科疾病病因病理学理论；第五章介绍常见妇儿科疾病的检查方法；第六章介绍针刀操作技术；第七章介绍常见妇科疾病的针刀治疗与康复护理；第八章介绍常见儿科疾病的针刀治疗与康复护理；第九章介绍常见妇儿科疾病临证医案精选；第十章介绍针刀治疗妇儿科疾病临床研究进展；第十一章介绍常见妇儿科疾病针刀术后康复保健操。

本书的特色在于以骨与软组织的力学系统为主线，详细阐述了常见妇儿科疾病的力学病因、发病机制，论述了常见妇儿科疾病立体网络状病理构架与临床表现之间的联系，并根据骨与软组织的力学系统平衡失调，设计了针刀整体松解术式。本书的另一个特色在于重视针刀术后的整体康复治疗对针刀疗效的影响，设计了多种针刀术后康复方法供针刀医师在临床上使用。

全书内容丰富，资料翔实，图文并茂，言简意赅，实用性强。适用于广大针刀临床医师，全国高等中医药院校针灸骨伤、针刀及中医专业大学生、研究生阅读参考。

本书编委会
2018 年 1 月

目　录

第一章

常见妇儿科疾病应用解剖

第一节　腰骶尾部应用解剖

一、境界与分区

（一）境界

腰骶（尾）部上界为背部的下界，即 T_{12} 棘突、第 12 肋下缘、第 11 肋前份的连线下界以髂嵴后份、髂后上棘、尾骨尖的连线与下肢分界，侧面以腋后线与腹前外侧部分界。

（二）分区

腰骶尾部通常以两侧髂后上棘的连线为界，分为上方的腰区和下方的骶尾区。根据该部解剖特点及临床应用的需要，现将其划分为：$T_{12} \sim L_3$ 为上腰部，$L_3 \sim L_5$ 为下腰部，平 L_3 为中腰部，$L_4 \sim S_2$ 为腰骶部，S_3 以下为骶尾部。

二、体表标志

（一）腰椎棘突（图 1-1）

在后正中线上，可以摸到腰椎棘突，其棘突呈水平位，第 4 腰椎棘突平两侧髂嵴最高点。其上有背阔肌、竖脊肌、横突棘肌、棘上韧带、棘间韧带、腰背筋膜等附着。

（二）骶正中嵴

骶骨背面后正中线上，有一列纵行隆起，即骶正中嵴，由骶椎棘突融合而成。骶正中嵴上有 3~4 个后结节，以第 2、3 最显著，其附着结构同腰椎棘突。

（三）骶中间嵴

在骶正中嵴外侧，有一列不明显的粗线，为关节突愈合的遗迹。有竖脊肌、骶髂后韧带等附着。

（四）骶外侧嵴

为横突愈合的遗迹，在骶中间嵴稍外侧，4 个隆起形成一断续的粗线，即骶外侧嵴，其内侧一拇指宽处为骶后孔。其上有腰背筋膜、骶髂后韧带、骶结节韧带等附着。

（五）骶管裂孔

沿骶正中嵴向下，由第 4、5 腰椎背面的切迹与尾骨围成的孔称为骶管裂孔，是椎管的下口。

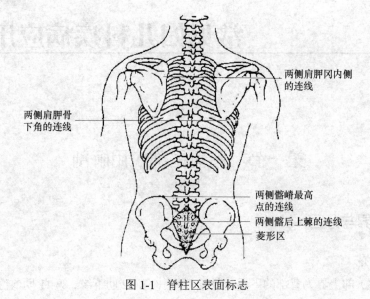

图 1-1　脊柱区表面标志

两侧肩胛冈内侧的连线

两侧肩胛骨下角的连线

两侧髂嵴最高点的连线

两侧髂后上棘的连线

菱形区

（六）骶角

为骶管裂孔两侧向下的突起，是骶管麻醉进针的标志。

（七）尾骨

由 4 块退化的尾椎融合而成，位于骶骨的下方。肛门后方，有肛尾韧带附着。

（八）髂嵴

为髂骨翼的上缘，是计数椎骨的标志，两侧髂嵴最高点的连线平对 L_4 棘突。

（九）髂后上棘

是髂嵴后端的突起，两侧髂后上棘的连线平 L_2 棘突，其上有骶结节韧带、骶髂后长韧带及多裂肌附着。

（十）L_3 横突

较粗大，在腰部易触及。其上有竖脊肌，腹内、外斜肌及腰方肌等附着。

（十一）脊肋角

为竖脊肌外侧缘与第 12 肋的交角，肾脏位于该角深部。在肾脏疾患时，是肾囊封闭常用的进针部位。

（十二）米氏凹

是左右髂后上棘与 L_5 棘突和尾骨尖的连线，凹陷的两侧为髂后上棘，上端平第 5 腰椎棘突下方，下端为两侧髂后上棘至尾骨尖的连线，称为米氏凹。当腰椎或骶尾椎骨折或骨盆骨折时，米氏凹可变形。

三、腰骶尾部的骨骼

腰骶尾部包括 5 块腰椎、5 块骶椎和 4～5 块尾椎。至成年，5 块骶椎愈合成 1 块骶骨，4～5 块尾椎愈合成 1 块尾骨。

（一）腰椎

1. 椎体（图 1-2）

腰椎椎体因为负重关系在所有脊椎椎骨中，体积最大，L_1～L_2 椎体的横断面呈肾形，L_3 椎体或 L_4 椎体过渡为椭圆形，L_5 椎体则成橄榄形。

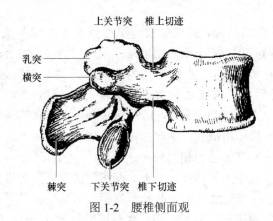

图 1-2　腰椎侧面观

腰椎椎体从侧面观呈楔形，椎体前缘高度自 L_1 至 L_5 逐渐递增，而后缘高度则逐渐递减，以适应腰段脊柱往前凸。椎体由纵向及横向略呈弧形的骨小梁构成，交织成网，以抵抗压应力及拉应力。随着年龄增长，骨质逐渐疏松，单位体积骨量减少，横行骨小梁变细，有的甚至消失，纵行骨小梁增粗，周围皮质变薄。椎体由于长期负荷，可逐渐压缩变扁，呈楔形，髓核也可经软骨板突向椎体，而形成施莫结节；椎间盘退变后，椎体边缘会出现骨质增生。

腰椎椎体横径及矢径自 L_1 向 L_4 逐渐增大，与椎体负重自上向下逐渐增加一致，但重力到达 L_5 下部时，部分经腰骶椎间关节传递至骶髂关节，L_5 椎体下部负重小于上部，其下部横、矢径与 L_4 椎体相应部位也相应变小。每个腰椎的上、下横径及矢径均大于中横矢径；每个腰椎椎体的下横径（除女性 L_5 外）均大于上横径，每个椎体下矢径（除 L_5 外）均大于上矢径。各椎体矢径均较横径为小，L_5 更小。

2. 椎弓板

腰椎椎弓板较厚，并略向后下倾斜，椎孔在下部比上部大；两侧椎弓板会合成椎弓板夹角，夹角变小可影响椎管的狭窄程度。

3. 椎弓根

腰椎的椎弓根伸向后外，外形呈弧形，与椎板、椎体、关节突融合在一起。其厚度自上而下逐渐递增，L_5 约为 L_1～L_2 的 1 倍。其横断面呈卵圆形，上方有一较浅的椎弓根上切迹，切迹较小，自 L_1 向下矢径下降，构成椎间孔的下壁，下方有一较深的椎弓根下切迹，切迹较深，椎下切迹较大，上下区别不大，构成椎间孔的上壁。腰椎侧位 X 线片上，根据椎上切迹矢径的大小，可大致估计侧隐窝的宽窄。

4. 关节突

位于椎管的后外方，椎间孔后方，上关节突由椎弓根发出，向内与上 1 节腰椎的下关节突相接，下关节突由椎弓板发出，向外由此椎间关节的方向呈矢状位，以利于腰椎的屈伸动作，但向下逐渐呈斜位，至于 L_5 几乎呈冠状位。腰椎关节突间部又称峡部，其前外侧和后内侧皮质骨之间只有少量骨小梁，较坚固。当身体前屈时发生的剪力，作用于腰骶部的关节突间部时，由于关节突的方向与作用力垂直，相邻 2 个关节被挤压很紧；如果关节突间部长期承受这种压力，可能发生峡部不连，甚至滑脱，是引起腰痛的原因之一。

5. 横突

横突起源于椎弓根的后部，由椎弓根与椎弓板会合处向外突出。前部代表肋部。腰椎横突较薄，呈带状，与腹壁外形相适应。在上关节突的后缘有一卵圆形隆起，称乳突，横突根部的后下侧有一小结节，为副突，乳突与副突之间可形成浅沟、切迹、孔或管。腰神经后内侧支则由此骨孔或管穿行，骨质增生则可压迫相应神经。

L_3 横突最长，其次为 L_2 和 L_4 横突，L_5 横突最短，并向后方倾斜，L_3 横突弯度大，活动多，所以受到的杠杆作用最大，受到的拉应力也最大。其上附着的筋膜、韧带、肌肉承受的拉力也较大，损伤机会也相对较多。

腰椎的横突有众多大小不等的肌肉附着，在相邻横突之间有横突间肌，横突尖端与棘突之间有横突棘肌，横突前侧有腰大肌及腰方肌，L_2 横突前尚有膈肌，横突的背侧有竖脊肌，还有腹内、外斜肌和腹横肌，借助腰背筋膜起于 $L_1 \sim L_4$ 横突。腰神经后支自椎间孔发出后，其外侧支穿横突间韧带骨纤维孔后，沿横突的背面和上面走行，并穿过起于横突的肌肉至其背侧。

6. 棘突

腰椎的棘突由两侧椎板在中线处汇合而成，呈长方形骨板，腰椎的棘突宽并且水平向后。其末端膨大，下方如梨状为多裂肌肌腱附着处。腰椎的棘突有众多肌肉、韧带附着其上，更增加了脊柱的稳定性。相邻棘突间空隙较大，适于穿刺，$L_3 \sim L_5$ 棘突间是腰椎穿刺或麻醉的常用进针部位。

7. 腰段椎管

各腰椎椎孔连成椎管。$L_1 \sim L_2$ 呈卵圆形，L_3 呈三角形，L_5 呈三叶形，其余可呈橄榄形（图 1-3）。

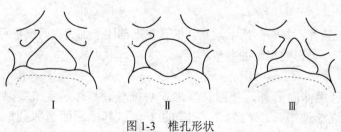

图 1-3　椎孔形状

Ⅰ. 三角形；Ⅱ. 卵圆形；Ⅲ. 三叶形

（1）中央椎管　腰椎中央椎管前界为椎体、椎间盘纤维环后面及后纵韧带；后界为椎弓板、棘突基底及黄韧带；两侧为椎弓根；后外侧为关节突。腰椎椎管自 L_1～L_2 间隙以下包含马尾神经根，其被硬脊膜包围的部分形成硬膜囊，各神经根自硬膜鞘袖发出后在椎管内行程的一段骨性结构称为神经根管，以后分别自相应椎间孔穿出。

腰椎椎管的矢径为自椎体后缘中点至棘突基底，后者在 L_1～L_3 相当于上、下关节突尖部的连线，在 L_4 为此连线向后 1mm，在 L_5 为棘突透明影的前缘向前 1mm。腰椎椎管矢径平均为 17mm（14～20mm），正常最低值为 13～15mm。横径为两侧椎弓根内面连线，平均为 24mm（19～29mm），在 L_2、L_4 最窄。男性椎管横径平均值较女性大1.12mm。

腰椎椎管矢、横径的增减关系与椎体大致平行，但矢径基本相等，L_5 的矢、横径相差约 10mm，其矢径与横行之比约为 0.62:1。

（2）腰神经通道　腰神经根自离开硬膜囊后，直至从椎间孔外口穿出，经过一条较窄的骨纤维性管道，统称腰神经通道。此通道既有骨性管壁，又有软组织结构，可分为2 段，第 1 段为神经根管，从硬膜囊穿出点至椎间管内口；第 2 段为椎间管。此通道的任何部分及其内容发生病变，均可产生腰痛。腰神经根自离开硬膜囊后，前、后 2 根共用一鞘，或各居于固有的根鞘内。神经根管内宽外窄，前后略扁，如同小口朝外的漏斗。神经根斜向前下外、自 L_1 至 L_5 斜度逐渐增加。第 5 腰神经的通道约为第 1 腰神经的 2倍。第 1～5 腰神经根在神经根管与在椎间管内长度的比值，由 0.7 下降至 0.5。

神经根管于神经根走行过程中存在几个间隙，可使神经根受卡压。

盘黄间隙　即椎间盘与黄韧带之间的间隙，测量数值 L_1 为 4.7mm、L_2 为 3.4mm、L_3 为 2.57mm、L_4 为 1.9mm、L_5 为 2.5mm。盘黄间隙在椎间管内口较小。在下份腰椎尤为显著，几乎将内口下部封闭。椎间盘有退变时，椎间盘自椎体后方向四周膨出，若同时有黄韧带增厚，向前突出，将使盘黄间隙进一步狭窄。

椎孔　由椎体后方和椎弓围绕而成，椎孔的形状一般分为卵圆形、三角形和三叶形。一般 L_1～L_2 多呈卵圆形，L_3 多呈三角形，L_5 多呈三叶形，其他尚可呈钟形或橄榄形。

侧隐窝（图 1-4）又称为侧椎管，是神经根通过的管道。其前界为椎体的后缘，后面为上关节突前面与椎弓板和椎弓根连结处，外面为椎弓根的内面，内侧入口相当于上

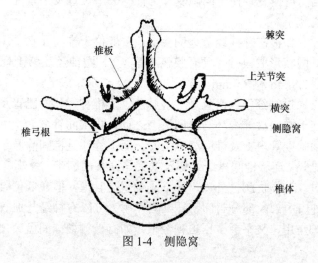

图 1-4　侧隐窝

关节突前线平面，向下外续于椎间孔。侧隐窝狭窄可引起神经根受压，由于 L₅ 椎孔呈三叶形，侧隐窝尤为明显，L₅ 最易引起侧隐窝狭窄。

上关节突旁沟　腰神经向外经上关节突小面内缘所形成的沟。上关节突小面如呈球形增大，并有内聚，其与椎体后面之间的距离变窄，可使神经根遭受压迫。

椎弓根　下沟椎间盘明显退变缩窄时，可使上一椎体连同椎弓根下降，后者与椎间盘侧方膨出形成一沟，可使通过的神经根发生扭曲。在椎间盘退变萎陷两侧不对称时，容易发生。

椎间孔　即腰神经根出椎管处（图1-5），实际为一管道。其上、下界为椎弓根，前界为椎体和椎间盘的后外侧面；后界为椎间关节的关节囊，部分为黄韧带外侧缘。椎间孔自上而下逐渐变小。椎间孔是节段性脊神经出椎管及供应椎管内软组织和骨结构血运的血管及神经分支进入的通道。椎间孔要比通过它的所有的结构宽大，剩余空隙被疏松的结缔组织和脂肪填充，来适应这些通过结构的轻度相对运动。

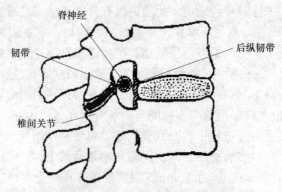

图1-5　椎间孔与脊神经根的关系

下部腰椎由于椎弓根增宽更为明显。椎间管分内、外2口。内口多呈卵圆形，少数呈肾形、三角形或钥匙眼形；外口多呈钥匙眼形，少数呈角形。腰神经通过椎间管，由内口斜向外口，愈向下愈倾斜，因此腰神经根在椎间管内的长度比椎间管要长。椎间管向前为椎体后面及椎间盘，后为黄韧带及椎间关节，上下分别为椎上、下切迹。上述结构发生病变，如椎间盘退变致使椎间隙变窄，椎间关节位置发生紊乱，以及黄韧带增厚均可使椎间管发生狭窄。

腰神经的前、后2根在脊神经节远侧会合，一般位于椎间孔水平。腰神经根由3层脊膜包裹，并由蛛网膜形成根袖，硬脊膜包裹第4、5腰神经及第1骶神经根，延伸距离分别为6.7mm、7.8mm 和8.0mm。

椎间管内不仅通过神经根，而且通过静脉丛、窦椎神经、淋巴管及小动脉。椎间管内常有纤维隔，连于椎间盘纤维环与椎间关节之间，将椎间管分为上、下2管，上管通过腰神经根、腰动脉椎管内支及椎间静脉上支，而下管通过椎间静脉下支。椎间管外口中上部另有一纤维隔，连于椎间盘纤维环及横突与横突间韧带，将外口分为上、下2孔，腰神经经下孔通过，在高位腰椎外口，纤维隔位置高且薄，但在低位腰椎，位置低而坚厚，呈膜状，将外口中部大部分封闭，纤维隔作用为分隔脊神经与血管，对管壁较薄的椎间静脉起到保护作用，又不至于压迫神经根。如有外侧型椎间盘突出、骨质增生或转移性肿瘤时，可因纤维隔的存在而加重神经根受压，是脊神经受压的潜在因素。

椎间管外口与神经根的面积相差悬殊，第 1 腰神经根只为同序数椎间管的 1/12，即使第 4、5 腰神经根较粗，亦只为同序数椎间管的 1/5～1/4，似有较大活动空间。实际上椎间管内、外口下半只留有缝隙，有效空间很小，特别在内口，盘黄间隙较窄者更是如此。另外，由于椎间管内存在纤维隔，神经根被支持固定在一个比较窄小的管道内，且同时有动脉、静脉通过，有效空间更为减少。

下部腰神经根受卡压的因素应有以下 2 个方面：

第 4、5 腰神经根具有下述特点：①较粗；②行程长，斜行；③脊神经节偏内侧，靠近椎间管内口；④神经根与椎间管的面积比值大，而神经根实际活动余地甚小（图 1-6）。

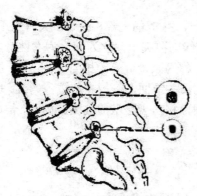

图 1-6　腰骶部椎间孔与神经根的关系

第 4、5 腰神经通道也存在一些致病的潜在因素：①椎管矢、横径均较小，椎管容积最小；②侧隐窝明显，矢径最小；③L_1 及 L_5～S_1 椎间盘最厚，正常即向后有一定程度膨出；④黄韧带较厚；⑤盘黄间隙减小；⑥椎间管较长，管内及外口的纤维隔均较薄，支持作用较弱，如神经根坠入椎间管下部，更易遭受卡压。

一个神经根可在不同部位遭受卡压，相邻 2 个神经根受卡压的机制可不同，了解某一神经根的确切受累部位，在治疗上可有针对性地进行减压，使椎弓板切除缩小至最小范围，避免不必要的切除关节突或打开椎间管，防止造成腰椎不稳。

引起椎管狭窄的原因很多，主要有以下几个方面：

①骨性椎管由于发育障碍而狭窄。表现为横径和矢径变小、侧隐窝狭窄、椎弓板增厚、椎弓板间角度小等。

②腰椎退行性脊柱炎。表现为椎间盘退行性变，向后膨出。椎体后缘，椎弓板上、下缘骨质增生，特别是关节突增大并靠近中线，从前方、后方及后外方突向椎管，引起三叶状椎管，有可能使腰神经根遭受压迫。

③黄韧带及后纵韧带亦可增厚、钙化、发生皱褶，椎弓板间隙减小，使椎管容积进一步减少。

④某些病理改变，如腰椎滑脱、外伤及椎弓板融合术后亦可引起椎管狭窄。

在发育性狭窄，脊髓造影显示椎管矢径平均为 10mm（5～14mm）。而在退行性狭窄中，其矢径平均为 9.8mm（4～18mm）。此外，长期应用激素，引起过多脂肪组织充满椎管某一节段，也可致使脊髓或神经根受压。

正常椎管，硬脊膜周围有相当空间允许其与神经鞘活动，而在椎管狭窄时，硬脊膜及其内含马尾神经根被紧紧包裹，一旦椎管容积稍有减少，腰椎从屈曲位至伸展位运动时即受到障碍，站立及行止时，腰椎前凸增加，更防止其移动，神经受到牵扯，必然影响微循环，延迟神经传导，临床上常出现间歇性跛行，行走稍多即疼痛难忍。坐位及蹲位时，腰椎转为轻度后凸，椎管容积稍有增加，血供增加而症状也有所缓解。

（二）骶骨

骶骨呈扁平的三角形，其底向上，尖向下，向后下方弯曲，由5个骶椎愈合而成。两侧与髋骨相关节。可分为骶骨底、侧部、背侧面、骨盆面及尖端。

1. 骶骨底

骶骨底（图1-7）向上方，由 S_1 的上部构成。中央有一平坦而粗糙的卵圆形关节面，与 L_5 构成腰骶关节，其前缘向前突出，称为岬，为女性骨盆内测量的重要标志。底的后方，有一个三角形大孔，称为骶管上口，相当于 S_1 孔，孔的外上侧，有突向上方的上关节突，中央有一凹陷的后关节面，一般呈斜位，与 L_5 的下关节突相关节。在上关节突的后外侧，有一粗糙面，相当于腰椎的乳突。由 S_1 伸向两侧的部分，称为骶翼，此部向下移行于骶骨的外侧部。

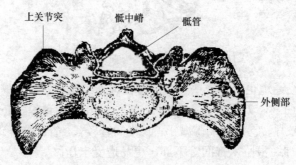

图1-7　骶骨上面观

2. 侧部

侧部为骶前、后孔外侧的部分，由横突与肋突愈合而成。上部宽而肥厚，下部薄而狭窄，上部有耳状的关节面，称为耳状面，与髂骨相关节。耳状面的后方，骨面粗糙不平，称为骶粗隆，为骶髂骨间韧带及骶髂后韧带的附着部。耳状面下方的骶骨外侧缘粗糙，有骶棘韧带及骶结节韧带附着，其末端形成突起，称为骶骨下外侧角。角的下方有一切迹，由第1尾椎的横突及骶尾外侧韧带围成一孔，有第5骶神经的前支通过。

3. 背侧面

背侧面向后上方，粗糙而凸隆。在正中线上，有3～4个结节连结而成的纵形隆起，称为骶正中嵴，为棘突融合的遗迹。骶正中嵴两侧的骨板略为凹陷，由椎弓板相互融合而成。其外侧，有一列不太明显的粗线，称为骶中间嵴，为关节突愈合的遗迹嵴的下端突出，称为骶角，相当于 S_5 的下关节突，与尾骨角相关节。骶骨背面上、下部，各有一缺损，名腰骶间隙和骶尾间隙，腰骶间隙高1cm，宽2cm。骶尾间隙成"^"形，居两骶角之间，这个间隙亦叫骶管裂孔或骶管裂隙，为骶管的下口。骶关节嵴的外侧，有4个大孔称为骶后孔，与骶前孔相对，但比后者略小，亦借椎间孔与骶管相通，有骶神经的后支及血管通过，临床上常用来行骶神经的阻滞麻醉。

通常第1骶后孔与正中线相距3cm，第1～2骶后孔及第2～3骶后孔之间均为2.5cm，第3～4骶后孔之间为2cm。由第4骶后孔至骶骨下缘的距离为2cm。骶后孔两外侧，有4个隆起形成一断续的粗线，称为骶外侧嵴，为横突愈合的遗迹，有肌及韧带附着。

4. 骨盆面

骨盆面（图1-8、图1-9）斜向前下方，平滑而凹陷，而于S_2则略为突出，中部有4条横线，为5个骶椎愈合的痕迹。各线的两端均有一孔，称为骶前孔，借椎间孔与骶管相通，有骶神经的前支及血管通过。

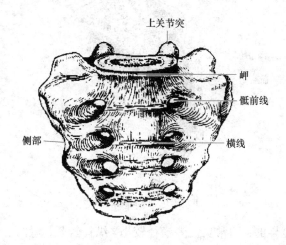

图1-8 骶骨前面观

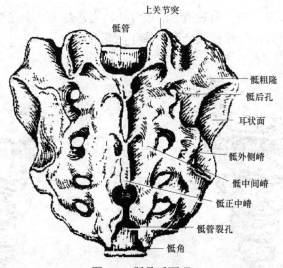

图1-9 骶骨后面观

5. 尖端

由 S_5 椎体的下部构成，狭小，垂直向下。下面有一横卵圆形的关节面，与尾骨相接，骶管（图 1-10）为椎管下端的延续部分，由各骶椎的椎孔连合而成，纵贯骶骨全长，长度为 64～66.8mm。有上、下 2 口，上口的矢状径为 13.4～14mm，横径为 31mm，下口（骶管裂孔尖端）的矢状径平均为 5mm。骶管骶后的侧壁，有 4 个椎间孔，骶管借此孔与骶前、后孔相通蛛网膜下隙至 S_1 即终了。骶管容积为 25～28ml。骶管内软组织主要有硬脊膜囊、椎内静脉丛和小动脉、骶神经根和骶神经节、脂肪组织和疏松结缔组织等。

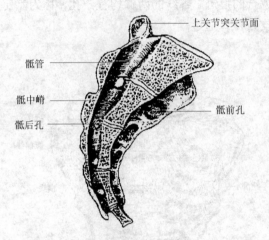

图 1-10　骶管侧面观

男女骶骨是有差异的：通常男性者横径较小，纵径较长，弯曲度较大，耳状面较长。女性骶骨短而宽，横径较大，弯曲度较小，向后倾斜 S_1 椎体较小，耳状面略短。

（三）尾骨

尾骨（图 1-11、图 1-12）为三角形的小骨块，通常是由 4 个尾椎愈合而成。向前下方，上宽下窄。幼年时，尾椎彼此分离，成年后相互愈合。

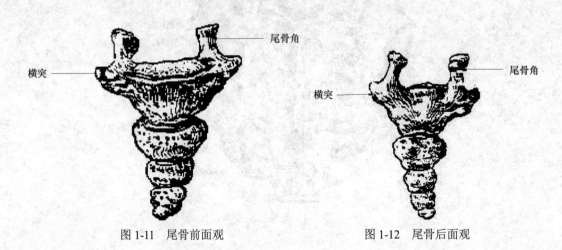

图 1-11　尾骨前面观　　　　　图 1-12　尾骨后面观

第 1 尾椎最大，有椎体、横突及退化的椎弓。椎体的上面构成尾骨的底部，有一卵圆形关节面，与骶骨尖相关节，其间有纤维软骨盘。关节面的后外侧，有 2 个向上的突起，称为尾骨角，相当于腰椎的椎弓根及上关节突，与骶骨角之间由韧带围成裂孔，相当于最末一对椎间孔，有骶神经通过。横突发育不全，自椎体两侧伸向外下方，与骶骨的下外侧角之间也由韧带围成一孔，有骶神经的前支通过。

第 2 尾椎比第 1 尾椎小，有椎体及横突的遗迹，两侧及后面有微小的结节，为退化的椎弓。第 3 及第 4 尾椎则退化成结节状的小骨块。尾骨上有重要肌肉及韧带附着，后有臀大肌、肛门括约肌附着于尾骨尖端的前方，肛提肌附着于尾骨尖端的后方；骶尾韧带环绕骶尾关节，骶尾前韧带及直肠的一部分附着于尾骨前面。尾骨的两侧有尾骨肌、骶结节韧带及骶棘韧带附着。其尖部有肛门外括约肌腱附着。

四、腰骶尾部的连结

腰骶尾部连结有不动关节的韧带连结，多与颈、胸部韧带相延续。关节连结、椎体间椎间盘连结 3 种形式。

（一）韧带连结

1. 前纵韧带

在椎体前面，位于椎体和椎间盘前方，上端起于底部和第 1 颈椎前结节，向下经寰椎前结节及各椎体的前面，止于骶椎的上部。韧带的宽窄与厚薄都不相同，于胸椎部及各椎体前面的部分均较窄而略厚。于颈腰两部和椎间盘前面的部分则相反。前纵韧带由 3 层并列的致密的弹性纵行纤维构成，浅层纤维可跨越 4～5 个椎体；中层纤维跨越 2～3 个椎体；而深层纤维仅连结相邻的 2 个椎体。前纵韧带与椎间盘及椎体的上、下缘紧密相连，但与椎体之间则连结疏松。前纵韧带有限制脊柱过度后伸的作用，能帮助防止因体重作用而增加腰部弯曲的趋势。前纵韧带还有防止椎间盘向前突出的作用。

2. 后纵韧带

后纵韧带（图 1-13）在椎管内椎体后方，细长而坚韧，起自 C_2 向下沿各椎体的后面至骶管，与骶尾后深韧带相移行。韧带的宽窄与厚薄各部也不同，于颈椎、上部胸椎及椎间盘的部分较宽；而下部胸椎、腰椎和各椎体的部分则相反。在较宽处，韧带的中部较厚而向两侧延展部较薄，故椎间盘向两侧突出者较多。后纵韧带含浅、深 2 层纤维，其浅层纤维可跨越 3～4 个椎体，深层呈"八"字形跨越一个椎间盘连于相邻的两椎体，"八"字弧形边缘部分紧靠椎弓根部，有椎体的静脉通过，后纵韧带有限制脊柱过度前屈的作用。

3. 黄韧带

黄韧带（图 1-14）又名弓间韧带，呈膜状，走行于相邻两椎板之间，主要由黄色弹性纤维构成。在上附着于上一椎弓板下缘的前面，向外至下关节突构成椎间关节囊的一部分，再向外附于横突的根部，向下附着于下一椎板上缘的后面及上关节突前下缘的关节囊，其正中部有裂隙，有少许脂肪填充，连结椎骨后静脉丛与椎管内静脉丛的小静脉丛中通过。在外侧黄韧带与椎间关节的关节囊相融合，并参与椎间关节囊前部的构成，它的侧缘则成椎间孔的软性后壁。因此，除椎间孔和后方正中线的小裂隙外，黄韧带几乎充满整个椎弓间隙，占据椎管背侧 3/4 的面积。此韧带由上而下增强，胸椎部的窄而略厚，以腰椎部的最厚，为 2～3cm，黄韧带限制脊柱的过度前屈，同时也有维持身体直立姿势的作用。

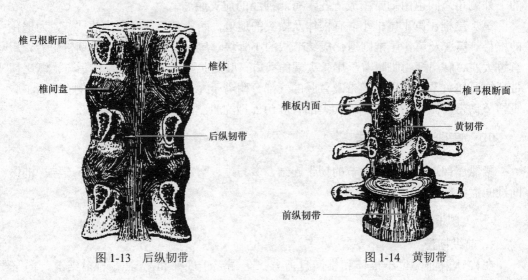

图 1-13　后纵韧带　　　　　　　　　　　　图 1-14　黄韧带

4. 棘上韧带

起自 C_7 棘突，细长而坚韧，向下沿各椎骨的棘突尖部，止于骶中嵴；向上移行于项韧带，外侧与背部的腱膜相延续；前方与棘间韧带愈合。各部的宽窄与厚薄不同，其中以 T_3～T_5 的尤为薄弱，腰椎的棘上韧带发育较好，于中线相接而附着于棘突末端的后方及两侧，能限制腰椎过度前屈，其深部纤维与棘突相连，其浅层纤维可跨越 3～4 个椎骨的棘突；中层可跨越 2～3 个；随年龄增长，可出现纤维软骨化并有部分脂肪浸润，或出现囊性变。棘上韧带具有限制脊柱前屈的作用。

5. 棘间韧带

位于棘突间，较薄，不如棘上韧带坚韧，主要由致密排列的胶原纤维构成，杂以少量弹性纤维。沿棘突根部至尖部连结相邻 2 个棘突，前方与黄韧带愈合，后方移行于棘上韧带。

棘间韧带的厚度由胸部至腰部逐渐增加，在腰部最为发达，其纤维方向可与直立时肌肉过度收缩相对抗。在下腰部，棘间韧带有稳定腰椎的作用。

棘间韧带的纤维分 3 层，两侧浅层纤维由上一棘突下缘斜向后下，附着于下一棘突上缘和黄韧带，中层纤维由后上向前下。棘间和棘上韧带均有限制脊柱过度前屈的作用。脊柱前屈超过 90°时，竖脊肌松弛，仅由韧带维持脊柱姿势。

6. 横突间韧带

位于 2 相邻的横突之间，其颈椎部常缺如，胸椎部的呈细索状，腰椎部的发育较好，该韧带分内、外两部。在上腰椎横突间隙，外侧部发育不良，仅为薄的筋膜层，在下 2 个腰椎横突间隙，参与构成髂腰韧带，内侧部作腱弓排列，保护脊神经后支和血管，其厚度由上向下逐渐增厚，在 L_5 与 S_1 间，横突间韧带即髂腰韧带的腰骶部。

7. 髂腰韧带

位于 $L_4 \sim L_5$ 横突及髂嵴与骶骨上部前面之间，其纤维相当于腰背筋膜的深层，由 $L_4 \sim L_5$ 横突呈放射状散开，前部纤维附着于髂嵴内唇的后面，偶尔形成一硬的镰刀形纤维束。髂腰韧带为宽而坚强的纤维束，是覆盖盆面腰方肌筋膜的加厚部分。其内侧与横突间韧带和骶髂后短韧带相混，由于 L_5 在髂嵴平面以下，可抵抗身体重量所引起的剪力，这个韧带具有限制 L_5 旋转、防止它在骶骨上做前滑动作的作用。当 L_5 横突的位置低于髂嵴水平时，髂腰韧带对 L_5 起着吊带作用。这样，两侧髂腰韧带可以承担部分负重作用。

8. 腰骶韧带

上部与髂腰韧带相连起自 L_5 椎体与横突，纤维呈扇形，向下附于髂骨和骶骨的盆面，与骶髂前韧带相混，它的内侧锐缘有第 5 腰神经的前支通过。腰骶连结位于腰骶角的顶点，身体的重量很容易使 L_5 向前滑脱，正常时因为关节突关节、椎间盘的存在以及髂腰韧带的维持而得以防止这种倾向。如因外伤或发生变异，这些支持组织变软弱时，可以引起关节不稳。腰骶连结为人体躯干和下肢的桥梁，负重大，活动多，遭受外伤机会较多，有时可发生关节突骨折或腰部急性损伤。90%多发于骶关节或骶髂关节。

9. 骶尾关节周围的韧带

（1）骶尾前韧带 位于骶骨及尾骨的前面，是前纵韧带向下的延续部，沿骶骨及尾骨的前面下降。

（2）骶尾后深韧带 为后纵韧带的延续部，沿 S_5 椎体的后面下降，于 Co_1 的下缘与终丝及骶尾后浅韧带愈合。

（3）骶尾后浅韧带 为棘上韧带的延续部，自骶管裂孔的边缘，沿尾骨的后面下降。此韧带经过骶管裂孔的上方，几乎完全封闭该孔。骶管麻醉时，刺针通过此韧带后有明显的落空感，提示已进入骶管。

（4）骶尾外侧韧带 相当于横突间韧带。连结骶骨外侧缘的下端与 Co_1 尾椎横突之间。上方与骶结节韧带愈合；与骶骨外侧缘之间，围成一孔，有第 5 骶神经的前支通过。

（二）关节连结

1. 关节突关节

又称椎间关节，属于滑膜关节，由上、下相邻关节突的关节面构成，从 $C_2 \sim S_1$，每 2 个相邻椎骨间左、右各有 1 个关节突关节。关节面表面覆盖一层透明软骨，关节囊附着于关节软骨周缘，颈椎的关节囊较松弛，胸椎部的紧张，腰椎者则较厚。前方有黄韧带加强，后方为部分棘间韧带加强。关节囊韧带主要为胶原纤维，背侧较薄。在下腰部，关节囊下部有坚强纤维性结构至椎弓板，并部分为棘间韧带所代替，前部几乎全为黄韧带构成。在上腰部，关节囊附着线在关节突边缘的内侧约 $1 \sim 2mm$ 处。越向下越靠内，在腰骶部几乎至其内侧13mm。

关节囊滑膜层呈光滑半透明状，贴在纤维层内面，不易分开，滑膜层约1/3起自关节软骨边缘，约2/3滑膜起点至关节软骨有一定距离，滑膜起点与关节软骨缘间由结缔组织连结，关节腔狭小密闭。滑膜层在相邻关节面之间 2 层突入形成滑膜皱襞，伸至关节腔内，滑膜皱襞根部连滑膜层。

关节突关节构成椎间孔的后界，不同平面腰椎间盘的后面与关节突的关系有差异。当直立时，在下腰部，特别是 $L_5 \sim S_1$ 或 $L_4 \sim L_5$，椎间盘的后面与下脊柱骨的关节突前面相对，这部分椎间盘正常位于椎间管的下部。

关节突关节由脊神经后内侧支所发关节支支配，内侧支恰在横突根的近侧，继而在上关节突之上，乳突及副突之间，偶被此骨化的乳突副韧带覆盖，发出 2 个关节支。近侧支小，在关节突下方勾住骨，供应关节小面；另一个比较大的降支行向下内，支配下关节囊的上内侧，还有一附加支，恰在横突间筋膜之前，至上关节小面的上部。如此每个内侧支至少供给同一平面和下一平面的 2 个椎间关节。而每个椎间关节至少接受 2 个脊神经后支发出的关节支。关节小面如果肥大或不对称，可使椎间孔相对变小，神经受压，可引起关节小面综合征。

2. 腰骶连结

由 L_5 椎体与骶骨底以及 L_5 两侧下关节突与 S_1 上关节突的关节面构成。具有关节腔和关节囊，关节面上覆盖有透明软骨，关节面的方向较其他腰椎的关节面倾斜，近似额状位，这样就可以防止 L_5 在骶骨上向前滑动，同时在运动上具有较多的灵活性。$L_5 \sim S_1$ 之间的椎间盘较其他腰椎间的椎间盘为厚，前侧较后侧尤厚，以加大腰椎前凸。

腰骶连结周围的韧带大致与其他腰椎间关节相同，前、后纵韧带向下分别止于骶骨的前、后，在椎弓板之间以及棘突之间也有黄韧带、棘间韧带和棘上韧带。此外，尚有髂腰韧带和腰骶韧带，在位置上相当于横突间韧带。

3. 骶尾关节

位于 S_5 椎体与 Co_1 椎体之间，借椎间盘及韧带相连构成。其椎间盘呈卵圆形，薄而较软，前后较厚，两侧较薄，中部常有一小腔。

骶尾关节可有轻微的屈伸运动，肛提肌收缩时，这个关节略微前屈，增大肛门直肠交接处的屈曲度，以控制大便的排出。肛提肌松弛时则微微后伸，则有助大便的排出，但过度后伸可以引起尾骨角的骨折。臀部摔伤都会扭伤或撕伤骶尾周围韧带。由于坐的动作、排便等可持续地拉伤已经损伤了的韧带，可使损伤成为慢性。骶尾关节亦脆弱，常伴有尾骨半脱位。

4. 尾椎间的连结

幼年时，尾椎间主要借骶尾前韧带和骶尾后深韧带相连；于 $Co_1 \sim Co_2$ 之间，可见到明显的椎间盘。随着年龄的增长，尾椎间的连结逐渐骨化融合成骨结合。尾骨韧带是一束纤维组织，由尾骨尖伸至皮肤，在肛门后中线形成一个凹陷。

（三）椎间盘

1. 椎间盘的解剖结构

脊柱由 32 块椎骨构成。$C_1 \sim C_2$ 间和骶椎、尾椎间无椎间盘组织，椎间盘仅有 23 个。椎间盘由软骨终板、纤维环和髓核 3 部分构成，通过薄层的透明软骨与椎体相连（图 1-15）。

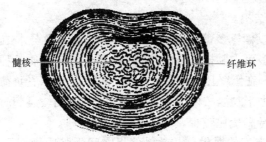

髓核　　　　　　　　　　　　　　　　纤维环

图 1-15　椎间盘的切面解剖

（1）软骨终板　软骨终板与其他软骨细胞一样为圆形细胞。软骨终板在椎体上、下缘各一个，位于椎体骺环（骺环在成人为椎体周围的骨皮质骨环）之内，平均厚度 1mm，中心区稍薄，呈半透明状。

软骨终板有很多微孔，是髓核的水分和代谢产物的通路。在婴幼儿软骨终板的上、下面有毛细血管穿过，出生后 8 个月血管开始闭合，到 20～30 岁完全闭合，在成人时属于无血管组织。同一椎体的上、下软骨终板面积是不同的。

（2）纤维环　纤维环分为外、中、内 3 层。外层由胶原纤维带构成；内层由纤维软骨带构成。细胞排列与分层的纤维环方向是一致的，各层之间有粘合样物质，彼此之间牢固地结合在一起，而不互相交叉穿插。外层纤维环细胞呈梭形，细胞核呈雪茄形，内层纤维环细胞呈圆形，类似软骨样细胞，不定形的基质增加。纤维环的前侧和两侧部分最厚，约为纤维环后侧部分的两倍。虽然后侧部分较薄，但也有 12 层纤维。外层纤维位于两个椎体骺环之间。内层纤维位于两个椎体软骨终板之间。中、外层纤维环通过 Sharpey 纤维连于骺环。纤维环后侧多为内层纤维，附着在软骨终板上。最内层纤维进入髓核内并与细胞间质相连接，与髓核之间无明显界限。

纤维环前侧部由前纵韧带加强，纤维环后侧由后纵韧带加强，由于此部较薄，各层之间粘合样物质亦少，不如前、外侧部分坚实。在纤维环的前侧部分，内、中、外层纤维各自平行斜向两椎体之间，纤维相互交叉重叠呈 30°～60°角。纤维环的后侧部分纤维则以更复杂的分层方式排列。整个纤维环是同心环状多层结构，外周纤维比较垂直，接近软骨终板时几乎呈平行纤维。纤维环的相邻纤维层相交叉排列。纤维连接上下相邻椎体，使脊柱在运动时作为一个整体，纤维环很坚固，紧密附着在软骨终板上，使脊柱保持稳定性。如脊柱外伤时，巨大力量使纤维环广泛撕裂，可引起椎体间脱位。纤维环的特殊排列方向，可以使相邻椎体有轻度活动，但运动到一定限度时，纤维环紧张，又起节制的作用，限制上下两椎体的旋转运动。

（3）髓核　幼儿期的髓核比较软而大，位于椎间盘中央，与椎体无接触。髓核细胞形态各异，细胞核呈椭圆形。细胞可单独一个存在，也可呈 6 个以上为一组。椎体后面的发育较前面快，因此至成年时，髓核位于椎间盘偏后部。髓核约占椎间盘横断面的 50%～60% 的面积。幼儿期椎间盘内层纤维环行包绕在脊索细胞的周围。10 岁后脊索细胞消失，仅有软而呈胶冻样的髓核。12 岁时髓核几乎完全由疏松的纤维软骨和大量的胶原物质构成。伴随着年龄增长，胶原物质由纤维软骨逐渐所取代。小儿髓核结构与纤维环分界明显，老年时髓核水分减少，胶原纤维增粗，纤维环与髓核两者分界不明显。成年人髓核由软骨细胞样细胞分散在细胞间质内，此处有比较致密的、分化不好的胶原纤维网状结构。

每层胶原纤维覆以糖氨多糖和硫酸软骨素，使髓核具有与水结合的能力。年龄不同，水的含量也不同，最多可占髓核总量的75%~90%。细胞间质各种成分结合在一起，形成立体网状胶样结构。在承受压力下，髓核使脊柱均匀地承受负荷。一般正常人的身高一日之间有变化，是由于与髓核内水分的改变有关。晚间较晨起时矮1.5~2.4cm。老年时髓核含水量减少，身高变化较少。

椎体的松质骨有丰富的血供，与软骨终板之间无坚质骨相隔。压力的改变可使椎体内的液体进行交换。直立时压力加大，躺下时压力减小，液体营养经软骨终板渗透至髓核。

椎间盘的细胞密度较大多数组织细胞密度低，细胞的分布不均匀。在软骨终板由浅至深，纤维环由外至内，细胞数逐渐减少。软骨终板及外层纤维环细胞最多，特别邻近于椎体海绵质骨处，髓核处细胞最少。软骨终板的细胞密度相当于髓核细胞密度的4倍，纤维环的细胞密度是髓核的细胞密度的2倍。椎间盘的软骨终板，纤维环和髓核的细胞和基质各有其特点。在透明软骨盘与髓核间可以清楚地看到界限，而在软骨终板与纤维环之间无明确的界限。

2. 腰椎间盘的神经支配

在纤维环的后部，有很多无髓鞘神经纤维，在后纵韧带也有少量相似的神经纤维，这些神经纤维称为窦椎神经，起源于背根神经的神经节远端，经过椎间孔出椎管后，重新进入椎间孔，下行至硬膜外，分布于此神经起始部下两节段的后纵韧带和椎间盘的后面。椎间盘后外侧部由灰质交通支的分支支配。椎间盘的后侧由灰质交通支的分支和腹侧支的直接分支支配（图1-16）。

椎间盘组织内有神经末梢，是一种比较复杂的有髓鞘和无髓鞘的感受器。围绕在椎间关节囊的周围和纤维环的腹侧面。有许多游离神经纤维和神经网在前、后纵韧带和外层纤维环内。

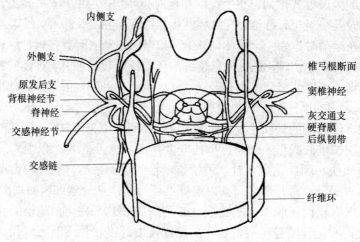

图1-16　窦神经在椎管内的分布

3. 腰椎间盘与邻近重要结构的关系

（1）与软组织的关系　椎间盘侧方与起于腰椎横突的腰大肌相邻，在腰大肌内侧缘有输尿管，紧贴腰椎侧方有交感神经链。腰椎间盘的后方结构与椎体一并构成椎管的前壁。椎间盘纤维环后侧中央部分与后纵韧带相连，两侧无后纵韧带加强，故椎间盘突出多发生在一侧。后侧椎间盘与椎管结构有密切的关系。当腰椎间盘突出时，可以影响椎管内脊椎动静脉的循环，或使神经从椎间孔出椎管。

（2）与血管的关系　椎体和椎间盘的前面是后腹壁的中央部分。前纵韧带由上而下逐渐增宽，附着和覆盖在椎体和椎间盘的前方。膈肌右侧起自于 L_1～L_3 椎体及椎间盘侧方，左侧起自于 L_1～L_2 椎体及椎间盘侧方。椎间盘前侧最重要的结构为中线附近的大动静脉。腹主动脉与 L_1～L_3 椎间盘相邻。腹主动脉在 L_4 椎体下缘分叉为髂总动脉。左侧髂总动脉在中线偏左与 L_4 椎间盘相邻。髂总静脉与 L_1～L_4 椎间盘相邻，L_5 椎间盘不与上述大动静脉贴近，但前面有骶中动、静脉通过，两侧有左、右髂总动静脉，并有骶前血管丛位于它的前方。

（3）腰椎间盘、椎间孔与神经根的关系　脊髓的背根神经纤维和腹根神经纤维，在背根神经节的远端处组合在一起，成为混合神经干，经椎间孔出椎管。腰神经背根神经节大部分在椎间孔外，但骶神经背根神经节位于骶管内。腰神经在椎间孔外分为背侧支和腹侧支。背侧支分为内侧支及外侧支。内侧支向后至背部的肌肉，外侧支成为皮神经分布于皮肤。L_1～L_3 脊神经和皮神经构成臀上皮神经，L_4～L_5 脊神经则无皮神经发出。腹侧支参与腰骶丛。骶神经的腹侧支和背侧支在骶管内，前者经骶骨的骶前孔进入盆腔，后者经骶后孔出骶管。腰骶神经的腹侧支，有1根或数根分支与交感神经干相连。腹侧支亦发出返支，经椎间孔进入椎管内分布于脊膜上，构成纤细的脊膜分支。

神经根在椎间孔处最易受压。椎间孔的纵径（上下径）较横径（前后径）大。L_4 和 L_5 神经，平均直径为 7mm 左右；L_4 椎间孔纵径为 19mm，横径 7mm；L_5 椎间孔纵径为 12mm，横径 7mm。当小关节突滑膜肿胀、骨性增生、椎间盘突出等时，均可使椎间孔变狭窄，小于神经根的直径，从而压迫腰骶神经根引起腰骶神经根受压相应的症状。腰神经根自马尾神经发出，经椎间孔出椎管前在椎管内行走一定的距离。神经根在硬膜的前壁两侧穿出。一般情况下，L_3～L_4 椎间盘突出，压迫 L_4 神经根；L_4～L_5 椎间盘突出，压迫 L_5 神经根；L_5～S_1 椎间盘突出，压迫 S_1 神经根。如腰椎间盘突出较大并且偏于椎管中央部分，则大部分马尾神经受压，单根腰或骶神经根受压症状表现不明显。

五、腰骶尾部的软组织

（一）皮肤

腰部皮肤较厚而致密，有较丰富的毛囊和皮质腺，皮下组织内含有许多结缔组织束与皮肤相连，移动性小，皮肤张力线在纵行肌范围为横向，过纵行肌外缘后转为稍斜向下方。骶尾部的皮肤厚而有弹性，但在骶骨背面凸出部分皮肤较薄。腰骶尾部皮肤的神经来自第 12 胸神经和腰骶尾神经后支的分支。

（二）筋膜

1. 浅筋膜

腰骶尾部的浅筋膜是皮下筋膜同相邻区浅筋膜层的连续，致密而厚实，通过结缔组织纤维束与深筋膜相连，其结缔组织纤维分隔形成的小房含大量脂肪。浅筋膜层中有皮神经和皮血管，它们都是小支，发自深层的神经和血管。

2. 深筋膜

深筋膜即固有筋膜，骶尾区的深筋膜薄弱，与骶骨背面骨膜相愈着。深筋膜分浅、深2层，浅层很薄弱，是一层薄的纤维膜，上续胸廓背面的深筋膜浅层，侧方连腹前外侧壁的深筋膜，向下附着于髂嵴，并和臀筋膜延续，内侧方于人体正中平面附至各腰椎棘突、骶中棘和连各棘突游离端的棘上韧带。腰部深筋膜浅层薄弱，深层较厚，与背部深层筋膜相续，呈腱膜性质，合称胸腰筋膜。

腰背筋膜在胸背部较为薄弱，覆于竖脊肌表面。向上连接于项筋膜，内侧附于胸椎棘突和棘上韧带，外侧附于肋角和肋间筋膜，向下至腰部增厚，并分为前、中、后3层（图1-17）。

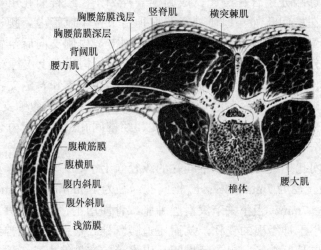

图1-17 胸腰筋膜

（1）前层 又称腰方肌筋膜，覆盖于腰方肌前面，内侧附于腰椎横突尖，向下附于髂腰韧带和髂嵴后份，上部增厚形成内、外侧弓状韧带。前层在腰方肌外侧缘处同腰背筋膜中、后层愈合，形成筋膜板，由此向外侧方，是腹横肌的起始腱膜。

（2）中层 位于竖脊肌与腰方肌之间，内侧附于腰椎横突尖和横突之间韧带，外侧在腰方肌外侧缘与前层愈合，形成腰方肌鞘，向上附于第12肋下缘，向下附于髂嵴，此层上部附于第12肋和L_1横突之间的部分增厚，形成腰肋韧带（图1-18）。此韧带的锐利边缘是胸膜下方返折线的标志。

（3）后层 在竖脊肌表面，与背阔肌和下后锯肌腱膜愈着，向下附着于髂嵴和骶外侧嵴，内侧附于腰椎棘突、棘上韧带和骶正中嵴，外侧在竖脊肌外侧缘与中层愈合，形成竖脊肌鞘，后层与中层联合成一筋膜板续向外侧方，至腰方肌外侧缘前层也加入，共同形成腹横肌及腹内斜肌的腱膜性肌肉起始。腹横肌的起始腱膜比腹内斜肌的筋膜起始

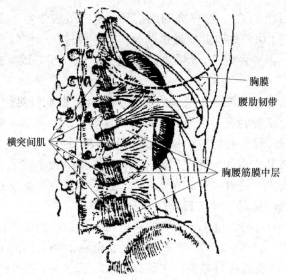

图 1-18　腰肋韧带

宽很多。由上可以看出，腰背筋膜即是间隔各肌的筋膜，也是一些骨骼肌腱膜性肌肉起始的附着部位。腰背筋膜后层在髂后上棘连线以上与竖脊肌总腱间隔以少量疏松结缔组织及脂肪形成腰背筋膜下间隙，腰神经后外侧皮支穿行其中。腰部活动度很大，在剧烈活动中胸腰筋膜可被扭伤。

（三）腰骶尾部肌肉

分布于腰骶尾部的肌肉主要有有背阔肌、下后锯肌、竖脊肌、横突棘肌、腰方肌、腰大肌、腰小肌等。

1. 竖脊肌

竖脊肌又名骶棘肌，是背肌中最强大的肌肉，此肌下端起于骶骨背面、腰椎棘突、髂嵴后部和腰背筋膜，在腰部开始分为 3 个纵行的肌柱上行，内侧者称为棘肌，中间者叫最长肌，外侧者叫髂肋肌。

（1）棘肌　该肌位于最内侧，紧贴棘突的两侧，较上述二肌薄弱，又分为胸棘肌、颈棘肌和头棘肌。胸棘肌位于胸背面的中部，起自总腱和下部胸椎棘突，肌束一般越过 1～2 个棘突，抵止于上部胸椎棘突；颈棘肌较胸棘肌弱小，位于项部。胸棘肌具有伸脊柱胸段的作用；颈棘肌具有伸脊柱颈段的作用。头棘肌多与头半棘肌合并，止于枕骨下项线。棘肌受脊神经（$T_2 \sim L_1$）后支支配。

（2）最长肌　在髂肋肌的内侧及深侧，自下而上也分为 3 部，即胸最长肌、颈最长肌和头最长肌。除起于总腱外，还起自全部胸椎及 $C_5 \sim C_7$ 横突，止于全部胸椎横突和其附近的肋骨、上部颈椎横突及颞骨乳突。一侧收缩时，使脊柱向同侧屈曲；两侧收缩，则竖直躯干。胸和颈最长肌受脊神经（$C_4 \sim L_5$）后支支配，头最长肌受脊神经（$C_1 \sim L_4$）支配。

（3）髂肋肌　此肌为外侧肌束，自下而上又分为 3 部，即腰髂肋肌、胸髂肋肌和颈髂肋肌，这 3 部肌肉互相重叠。腰髂肋肌起自竖脊肌的总腱，向上分为 6～7 束，肌纤维向上，借许多肌束止于下 6 个肋骨肋角的下缘。胸髂肋肌及颈髂肋肌均至于上 6 个肋骨止点的内侧，最后止于 C_4～C_6 横突的后结节。全肌虽然分为 3 部，但纤维相重叠，外形上没有分开，是 1 块肌肉。此肌通过肋骨作用于脊柱，一侧收缩时，使躯干向同侧屈曲；两侧收缩时，则竖直躯干。髂肋肌受脊神经（C_8～L_1）后支支配。

2. 横突棘肌

横突棘肌由多数斜行的肌束组成，被竖脊肌所覆盖，其肌纤维起自下位椎骨的横突，斜向内上方止于上位椎骨棘突。由浅入深可分为 3 层，即半棘肌、多裂肌和回旋肌。横突棘肌两侧同时收缩，使脊柱伸直；单侧收缩时，使脊柱转向对侧。

（1）半棘肌　按其止点和分布位置，分为胸半棘肌、颈半棘肌和头半棘肌，胸半棘肌起于下位胸椎横突尖，跨过 4～6 节脊椎骨，止于上位数个胸椎和下位数个颈椎棘突尖，为脊椎骨旋转肌，受脊神经（T_1～T_{11}）后支支配。

（2）多裂肌（图 1-19）　位于半棘肌的深面，为多束小的肌性腱束，形状类似半棘肌，但较短，分布于 S_4～C_2 之间。在骶部，起自骶骨后面、髂后上棘及骶髂后韧带；在腰部，起自乳突；在胸部起自横突；在颈部，起自下位 4 个颈椎的关节突。跨过 1～4 个椎骨，止于上位数个棘突的下缘。肌束长短不一，浅层者最长，止于上 3～4 个棘突，中层者止于上 23 个棘突，深层者止于上一个棘突。多裂肌是脊椎的背伸肌，可以加大腰椎前凸，在颈、胸部，尚可以防止脊椎向前滑脱。多裂肌受脊神经（C_3～S_5）后支支配。

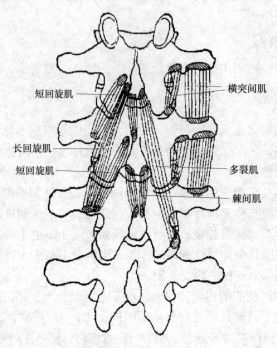

图 1-19　多裂肌及回旋肌

（3）回旋肌（图 1-19）　在多裂肌的深面，连结上、下 2 个椎骨之间或越过 1 个椎骨，分颈回旋肌、胸回旋肌和腰回旋肌。为节段性小方形肌，起自各椎骨横突上后部，止于上一椎骨椎弓板下缘及外侧面，直至棘突根部，回旋肌在胸段比较发达，每侧有 11 个，数目可有变化。回旋肌受脊神经（$T_1 \sim T_{11}$）后支支配。

3. 腰方肌

腰方肌（图1-20）位于腹腔后壁腰椎的两旁，腰背筋膜中层、后邻竖脊肌；前方借腰背筋膜前层与腹横筋膜相隔，为长方形的扁肌，下端较宽。起自髂嵴后部的内唇、髂腰韧带及下方3～4个腰椎横突。肌纤维斜向内上方止于第12肋骨内侧半下缘和上方4个腰椎横突及T_{12}椎体。此肌可增强腹后壁，若两侧收缩时则降低第12肋，还有协助伸脊柱腰段的作用，一侧收缩时使脊柱侧屈，两侧收缩时可以稳定躯干。腰方肌受腰丛（$T_{12} \sim L_3$）支配。

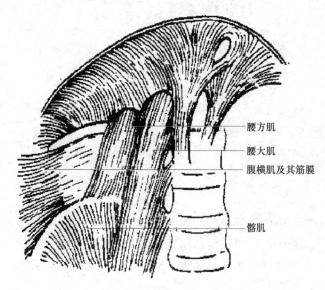

腰方肌
腰大肌
腹横肌及其筋膜
髂肌

图1-20　腰方肌

4. 腰大肌

腰大肌（图1-21）位于腰椎侧面，脊柱腰段椎体与横突之间的深沟内，呈纺锤状。起自T_{12}椎体下缘至L_5椎体上缘和椎间盘的侧面，以及全部腰椎横突肌束向下逐渐集中，联合髂肌的内侧部，形成一个肌腱，穿过腹股沟韧带与髋关节囊之间（肌腔隙），贴于髂耻隆起的前面及髋关节囊的前内侧而下行，止于股骨小转子。腰大肌收缩时，可屈曲大腿并旋外，当大腿被固定时，则屈脊柱腰段而使躯干前屈。受腰丛的肌支（T_{12}、$L_1 \sim L_4$）支配。

腰大肌起始处有一系列腱弓，腱弓与上位腰椎之间的裂隙为腰动脉、腰静脉和腰交感干的交通支的通道。

5. 腰小肌

此肌肌腹很小，呈棱形，肌腱较长，位于腰大肌的前面，上端起自T_{12}椎体及L_1椎体的侧面，下端止于髂耻隆起，并以腱移行于髂筋膜和耻骨梳韧带。此肌收缩时，使脊柱腰段屈向同侧（与腰大肌共同作用），并紧张髂筋膜；腰小肌受腰丛的肌支（$L_1 \sim L_2$）支配。

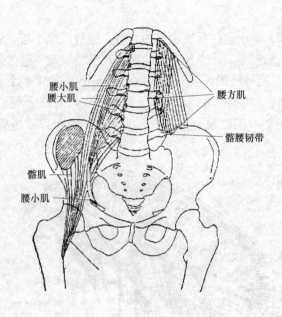

图 1-21　腰大肌

6. 肛提肌

肛提肌（图 1-22）是位于骨盆底的成对扁肌，向下、向内左右连合成漏斗状，封闭骨盆下口的大部分。两侧肛提肌的前内侧缘之间留有一个三角形的裂隙，即盆膈裂孔。男性有尿道通过，女性有尿道和阴道通过。肛提肌按纤维起止及排列不同，又可分为 4 部分，由前向后外，依次分述如下：

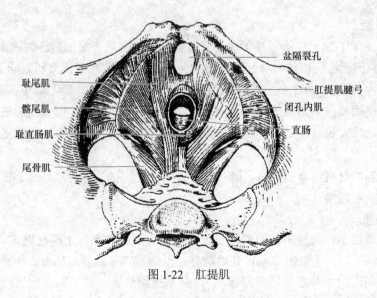

图 1-22　肛提肌

（1）耻骨阴道肌　男性为前列腺提肌。居内侧部，起自耻骨骨盆面和肛提肌腱弓的前份，肛提肌腱弓张于坐骨棘与耻骨体的后面之间。肌纤维沿尿道及阴道两侧排列，并与尿道壁和阴道壁的肌层交织，然后同对侧的肌纤维构成"U"形襻围绕阴道，其作用协助缩小阴道。在男性，此肌纤维经前列腺尖的两侧，向后止于会阴中心腱，其作用是悬吊固定前列腺。

（2）耻骨直肠肌　位于中间部，起自耻骨盆面和肛提肌腱弓的前份，肌纤维向后止于肛管侧壁、后壁及会阴中心腱，在盲肠肛管移行处，两侧肌束构成"U形襻，是肛门直肠环的主要组成部分。

（3）耻尾肌　位于外侧部，起自耻骨盆面及肛提肌腱弓的中份，止于骶、尾骨侧缘及肛尾韧带。

（4）髂尾肌　位于后外侧部，起自肛提肌腱弓的后份和坐骨棘盆面，止于尾骨侧缘及肛尾韧带（肛门和尾骨之间的结缔组织束）。

肛提肌的作用是构成盆底，提起盆底，承托盆腔器官，并对肛管和阴道有括约作用。由肛神经及阴部神经（$S_2 \sim S_4$）支配。肛提肌个体差异很大，有的肌束粗而密，有的则细而疏，肌束间可出现裂隙，其间仅由盆膈上、下筋膜所封闭，偶尔经此裂隙会发生阴疝。衡量肛提肌发育正常与否，可以将骶尾连结与耻骨联合最高点之间的连线，即耻尾线作为鉴别标志。若骨盆直肠终于此线以上者即为发育不良，反之则为正常。肛提肌或上述神经的损伤可导致大便失禁、直肠脱垂或女性生殖道脱垂、会阴疝等。

7. 尾骨肌

尾骨肌位于肛提肌后方，紧贴骶棘韧带的上面，起自坐骨棘盆面，向后呈扇形分开，止于尾骨及骶骨下部的侧缘。尾骨肌参与构成盆底，承托盆腔脏器，并对骶骨和尾骨有固定作用。单侧收缩时，可使尾骨向前外侧运动；两侧肌同时收缩，则可使尾骨向前移动。由于骶尾关节在中年以后常常骨化成不动关节，故尾骨肌也因而失去运动关节的作用。由骶神经前支（$S_4 \sim S_5$）支配。附着于骶、尾骨外侧缘的肌肉痉挛性收缩可致尾骨痛。

六、腰骶尾部的血管

腰骶尾部血管有肋下动脉和静脉，腰动脉和静脉，髂腰动脉和静脉，骶正中动脉和静脉，骶外侧动脉和静脉及臀上、下动脉和静脉等。

（一）动脉

1. 肋下动脉

左、右肋下动脉起自胸主动脉，越 T_{12} 椎体向外侧行走，经过内脏大、小神经与交感干、胸膜、膈的后方。右肋下动脉行经胸导管和奇静脉之间，左肋下动脉从半奇静脉后方通过，继而，左、右肋下动脉越腰膈肋外侧弓进入腹后壁，伴随肋下神经沿第 12 肋下缘继续行进，经过腰方肌深面。然后，左、右肋下动脉穿过腹横肌起始腱膜，横过腰上三角上份，进至腹横肌与腹内斜肌之间继续前行，最后同腹壁上动脉、下位肋间后动脉和腰动脉吻合。

肋下动脉起始后不久发出后支。后支通过由肋颈（上方、下方）、椎体（内侧方）

和肋横突上韧带（外侧方）围成的间隙后行，分出脊支。脊支经椎间孔进入椎管，分支供应椎骨、脊髓及其被膜，并同邻位和对侧的脊动脉支吻合。分出脊支后，后支伴第12胸神经后支越过横突，也进入腹后壁，分为肌支和皮支，肌支供应腰方肌和竖脊肌。皮支随第12胸神经后支的皮支分布。

2. 腰动脉

腰动脉一般每侧4支，自腹主动脉的背侧壁发出，因腹主动脉位于中线的稍左方，所以左腰动脉较右腰动脉略短。左、右腰动脉发出后，向外横过腰椎体的前面和侧面。腰动脉贴腰椎穿腰大肌腱弓行向后外侧方，经过腰交感干的后方，走行至相邻横突之间，进入腹后壁。右腰动脉在下腔静脉的后方通过，第1、2右腰动脉且行经乳糜池和膈肌右脚的后方，左侧的第1腰动脉则经过膈肌左脚之后。此后，左、右腰动脉都在腰大肌和腰丛的后方行向外侧，越过腰方肌。越过腰方肌的方式是：第1～3腰动脉越过肌的后方，第4腰动脉则一般是从前方越过该肌。在腰方肌的外侧缘，腰动脉穿过腹横肌起始腱膜，进至此肌与腹内斜肌之间，相互间以及同下位肋间动脉、肋下动脉、髂腰动脉、旋髂深动脉和腹壁下动脉之间进行吻合。腰动脉同肾动脉之间在肾脂肪囊内吻合，是肾动脉闭塞时向肾提供侧支循环的重要血管。

各腰动脉在椎间孔的前外侧分为数支，其中以前支、后支和脊支较为恒定。

（1）前支　即腰动脉干的延续。

（2）脊支　较细小，1～4支不等，当腰动脉经过横突之间时发出，经椎间孔入椎管，营养脊髓及其被膜，并与来自其他动脉的脊支吻合。

（3）后支　向后与腰神经后支伴行，经相邻横突之间至腹后壁内侧份肌及皮肤后点的管径同前支相近，甚或更粗，在横突间分为升、降肌支。升肌支沿横突根部下缘转向内侧，分出关节上、下动脉，主支主要分布于竖脊肌的内侧份、多裂肌、横突棘肌、棘突间肌、椎弓及其突起等。降肌支分布于竖脊肌、横突间肌和横突等。将腹后壁内侧份（自后正中线至竖脊肌外侧缘）纵分成内侧半和外侧半时，内侧半小部分由升肌支供血。内侧半的外侧大部分由降肌支供应，而外侧半几乎全部是由腰动脉前支在横突尖附近向后发出的外侧肌支所供养。升、降肌支间吻合丰富，但升降肌支的分支很少同对侧的相应支形成吻合，所以，椎旁肌的血液应是单侧性的。

3. 髂腰动脉

自髂内动脉或髂总动脉发出，行向外侧方，经过闭孔神经与腰骶干之间，继而经过腰大肌的深面，至小骨盆入口上分为腰支和髂支。

（1）腰支　沿腰大肌背侧上升，除营养腰大肌、腹横肌和腰方肌外，尚发脊支经 L_5 与 S_1 间的椎间孔进入椎管，至马尾及脊髓被膜，并与其他脊支相吻合。

（2）髂支　向外经腰大肌和股神经的后方，然后穿过髂肌，经过髂肌和髂骨之间沿髂嵴至髂前上棘，沿途发1支至髂骨外，并分支营养髂肌及邻近的骨膜，与末位腰动脉、臀上动脉、旋股外侧动脉、旋髂深动脉和闭孔动脉的髂支等吻合。

4. 骶正中动脉

自腹主动脉末端背侧壁发出，在 L_4～L_5、骶骨和尾骨的前面下降，终于尾骨球。其在行进过程中被腹膜覆盖。左髂总静脉和交感神经的腹下丛自其前面经过。其在腰骶部分支如下：

（1）腰最下动脉　向两侧经髂总动脉的后外侧至骶骨外侧部后分支，最后终于髂肌。行进过程中发出背侧支，穿过 L_5 与 S_1 间至臀大肌，与腰动脉和臀上动脉吻合。

（2）骶外侧支　通常为髂内动脉的第 2 分支，为成对的小支，并在骶骨两侧成对下行，向外与髂内动脉的骶外侧动脉吻合。此外，尚发出小的脊支至骶管及骶骨背面。

5. 骶外侧动脉

常由上、下 2 支组成。上支向内经第 1 骶前孔入骶管，发出小支营养骶管内容物，末支出骶后孔营养骶骨背面的皮肤及肌肉，并与臀上动脉吻合。下支较大，斜向内下越过骶丛和闭孔内肌表面，至骶前孔内侧缘与交感神经干之间下降，至尾骨前面与骶正中动脉和对侧同名动脉吻合。沿途发出脊支，从第 2～4 骶前孔进入骶管。其分支和分布同上支。

（二）静脉

腰部静脉多与同名动脉伴行。右肋下静脉同右腰升静脉联合成一干，此干是奇静脉的最大属支，左肋下静脉同左腰升静脉合干后汇入半奇静脉。髂腰静脉注入髂总静脉的末端或者髂内静脉。骶正中静脉为 2 支小静脉，最后合成一干，注入左髂总静脉或左、右髂总静脉的交角处。骶外侧静脉多为 2 支，沿骶骨盆面上升，以横干与骶正中静脉结合共同构成骶前丛。

脊椎有椎外静脉丛和椎管内静脉丛，2 个静脉丛的分布大致与椎管内外动脉丛的供应分布相同。椎外静脉丛还由前组和后组组成，因此腰椎的静脉回流可分为 4 组：前组、后组、椎管内静脉丛和椎间孔——神经根管静脉丛。前组以腰静脉为主，回流椎体前方及外侧穿支的属支，同时回流由节段动脉的后支（肌支和椎板支）供应区的静脉血，最后回流入下腔静脉或髂总静脉。后组以关节间静脉和上关节静脉为主，位于 2 个椎肋沟内。但在棘突间相互交叉吻合，接受脊椎附件的静脉回流，回流入椎间孔静脉丛。最终汇合到腔静脉及奇静脉的腰支和肋间支。椎管内静脉丛具有重要的功能和解剖意义，前内静脉丛有两条主要的纵行静脉，亦与穿过椎间孔的椎外静脉相通。椎管内静脉丛的血回流到颅内后颅凹边缘丛和基底丛，能接受盆腔及腹腔的血流，因而成为体循环静脉中的一部分。此静脉丛是一系列无规律的，无静脉瓣的硬膜外静脉窦，静脉被包埋在硬膜外的脂肪内，并受胶原纤维网保护，血管壁薄。

硬膜外静脉丛形成复杂的脊椎静脉丛的一部分。椎管内的静脉丛行走方向主要是垂直方向，一般由 4 条或 4 组纵形静脉组成，前后各 2 条或 2 组，前 2 条主要沿椎体的后面纵行行进，正好位于椎弓根的内侧，在椎体和椎间盘的后外侧和后纵韧带上。后侧静脉与黄韧带相邻偏于正中，前后侧静脉通过与椎体相对的一组静脉环互相交通。前侧静脉丛的某些分支穿过后纵韧带与椎体静脉丛交通。硬膜外静脉丛亦与硬膜内丛相通。硬膜外静脉丛经过椎间孔汇入肋间静脉或腰静脉（图 1-23）。

但是，这些静脉窦无瓣膜，因此不能精确地确定它的血流方向，它们最大的特点是根据胸腔及腹腔内的压力变化来调整血液的方向。硬膜外静脉丛起着腔静脉及奇静脉的伴行或辅助作用。硬膜外静脉丛的另一辅助功能是起吸收震荡的作用，在脊柱运动时，能帮助缓冲脊髓的震荡。

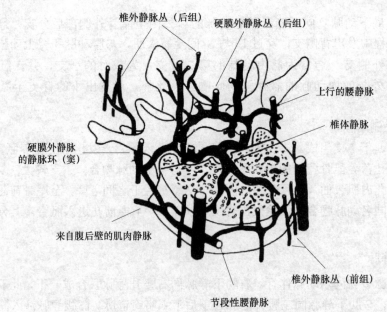

图 1-23　腰椎静脉系统

七、腰骶尾部神经

腰骶尾部神经有第 12 胸神经、各腰神经的后支、在腰大肌内的腰丛及其分支，骶、尾神经，以及腰、盆部交感干等。

（一）腰神经的后支

腰神经后支较细，于椎间孔处在脊神经节外侧从脊神经发出后向后行，经上关节突和横突根部上缘之间的骨纤维孔，至横突间韧带内侧缘分为后内、外侧支（图 1-24）。腰神经后支通过的骨纤维孔位于椎间孔的后外方，开口向后，与椎间孔的方向垂直。其内侧界为下位椎骨上关节突的外侧缘，上外侧界为横突间韧带的内侧缘，下界为下位椎骨横突的上缘。骨纤维孔的体表投影相当于同序数腰椎棘突外侧的下述上、下位点连线上。上位点在第 1 腰椎平面后正中线外侧 2.3cm，下位点在第 5 腰椎平面后正中线外侧

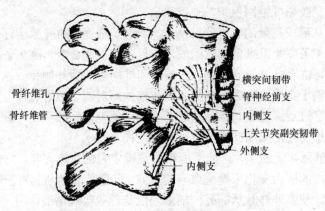

图 1-24　脊神经后支及其分支

3.2cm。此 2 点连线同深层的多裂肌间隔一致，可据此作为手术进入腰部骨纤维孔的标志，第 1～4 腰部骨纤维约与同序数腰椎棘突平齐，第 5 腰部骨纤维孔则略低于 L_5 棘突平面。骨纤维孔断面横径小，纵径大，呈长圆形。有时为横行的纤维束分隔成 2～3 个小管，其内分别有神经和血管通行。

1. 后外侧支

第 1～3 腰神经后外侧支较粗，出骨纤维孔后斜向下外侧方，在接近下位椎骨横突后面中份处进入竖脊肌，然后自不同部位穿出该肌。第 4、5 腰神经的后外侧支渐细，且较短，出骨纤维孔后斜向下外侧方，越下位椎骨横突后面的外侧份进入竖脊肌，终为数支。后外侧支在不同部位均有吻合，但以肌内吻合较多见。

如以正中平面为纵坐标，左、右 2 侧髂嵴最高点连线为横坐标，后外侧支由竖脊肌穿出的位置，则第 12 胸神经的后外侧支，于 L_2～L_3 间平面穿出，在髂嵴最高点连线上方 1cm 左右，距中线 60～70mm。第 1、2、3 腰神经后外侧支在 L_3～L_4 椎平面穿出，在髂嵴最高点连线下 3～10mm，距中线 60～70mm。外侧支穿出后，通常贴竖脊肌表面下行一段距离，至下一个棘突平面再穿出腰背筋膜后层。

后外侧支的分支分布于椎间关节连线外侧方的结构，如腰背筋膜、竖脊肌、横突间韧带和髂腰韧带等。此外，第 12 胸神经的后外侧支及第 1～3（4）后外侧支，还分出皮支在竖脊肌内、外经过重新组合，于竖脊肌外侧缘邻近髂嵴处穿出腰背筋膜后层，组成臀上皮神经，越髂嵴抵达臀区皮肤，亦可到达股骨大转子平面。臀上皮神经以 3 支型最为多见，约占 56%，它们在不同平面贯穿包括腰背筋膜后层在内的不同结构浅出，进至臀区。一般说来，自高位到低位，穿出点由外侧向内侧依次排列，即高位穿出者在外侧，低位穿出者居内侧。竖脊肌外侧缘附于髂嵴处向内侧、外侧方各 20mm 的髂嵴上缘范围，是臀上皮神经越过髂嵴最集中处，93% 的臀上皮神经经此处下行。臀上皮神经穿出深筋膜的部位，被筋膜固定，跨过髂嵴后，则行于浅筋膜中，愈向下，位置愈浅。当躯干做旋转运动时，皮肤和浅筋膜等浅层结构活动度大，深层结构活动度小。臀上皮神经的损伤可导致腰腿痛（图 1-25）。

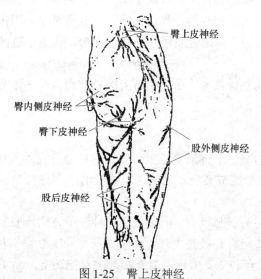

图 1-25 臀上皮神经

2. 后内侧支

腰神经后内侧支自后支分出后，行经横突间韧带内侧缘与下位椎骨上关节突根部外侧缘之间，绕上关节突的外侧缘走向后下内侧方，横过横突的后面，进入乳突与副突之间的骨纤维管。出管后，斜向下内侧方，至椎弓板后面，再向下越过 1～3 个椎骨，分布于椎间关节连线内侧方的结构（如棘间肌、多裂肌、椎间关节囊、黄韧带、棘上韧带、棘间韧带等）。第 5 腰神经后内侧支在骶翼的骨沟中分出，转向后内侧下方，经骨纤维管到达骶中嵴侧方，终止于多裂肌等。

腰神经后内侧支通过的骨纤维管长 5～6mm，内径为 2.1～3.9mm，距正中线 2mm 左右，位于腰椎乳突与副突之间的骨沟处，自外上斜向内下，由上、下、前、后 4 壁构成。上壁为乳突，下壁为副突，前壁为乳突副突间沟，后壁为上关节突副突韧带；管的前、上、下壁为骨质，后壁为韧带，有时后壁的韧带骨化，形成完全的骨管。骨纤维管的体表投影在同序数腰椎棘突下外方的上、下位 2 点连线上，其上位点在第 1 腰椎平面后正中线外侧约 2.1cm，下位点在第 5 腰椎平面后正中线旁开约 2.5cm。

如此骨纤维管的入口呈裂隙状，或上关节突副突韧带骨化，使骨纤维管变成一个完整的骨管，均易使腰神经后内侧支受挤压而引起腰腿痛。与腰神经后内侧支伴行的血管表面有来自腰交感干的纤维包绕，形成神经丛，也同样会受到挤压。

后内侧支在骨纤维管内呈扁圆形，直径为 0.8～1.3mm。神经及伴行血管周围充满疏松结缔组织。由于后内侧支在走行过程中紧邻椎间关节及横突间韧带，又须通过骨纤维管，故腰椎椎间的关节病变、韧带损伤或骨纤维孔内径的改变，均可能刺激、压迫该神经而引起后正中旁一侧疼痛和压痛，疼痛可放射至椎间关节多裂肌、棘间韧带、棘上韧带和黄韧带等部位。由于后内侧支前段恒定行于下位椎骨上关节突外侧，封闭及手术时，该处可为寻找后内侧支的理想部位。

可见，腰神经后支及其分支之间均有广泛吻合，组成腰后丛，1 个内侧支或外侧支常含有附近 2～3 个脊髓节的纤维成分。腰神经后支及其分出的内、外侧支在各自的行程中，都分别经过骨纤维孔、骨纤维管或穿胸腰筋膜裂隙。在正常情况下，这些孔、管或裂隙有保护通过其内的血管神经的作用，但由于孔道细小，周围结构弹性减弱，上腰部活动度大等，则易拉伤，或因骨质增生使孔道变窄，压迫通过的血管和神经，而导致腰腿痛。

在横突背面可以找到外侧支，在上关节突的外侧面或其内下方可找到内侧支，在椎间孔处可以找到后支。

（二）腰神经前支

腰神经的前支，由上而下逐渐变粗大。第 1 胸神经分支加入腰丛者占 50%。第 1～4 腰神经的前支，大部分组成腰丛。而第 4 腰神经的小部分与第 5 腰神经合成腰骶干，参与骶丛的组成。

各腰神经前支在组成腰丛以前，同腰交感干神经节之间连有灰交通支。灰交通支细长，伴腰动脉围绕椎体走行，被腰大肌所遮覆。灰交通支联系 2 种神经的形式不规则，1 个腰交感神经节可以有和 2 支腰神经前支相连的灰交通支，而 1 支腰神经前支也可以有灰交通支连于 2 个腰交感神经节；此外，也可常见于灰交通支连于腰交感干。除灰交通支外，第1、2或第3腰神经前支，都有连至腰交感链的白交通支。每一腰神经可拥有1～5支交通支，1支腰神经可同数个腰交感神经节相连。

1. 腰丛

腰丛（图1-26）由第1～3腰神经前支及第4腰神经前支的大部组成。第1腰神经可能接受第12胸神经束的1束纤维。腰丛位于腰方肌的内侧缘，腰大肌后侧，腰椎横突前侧。

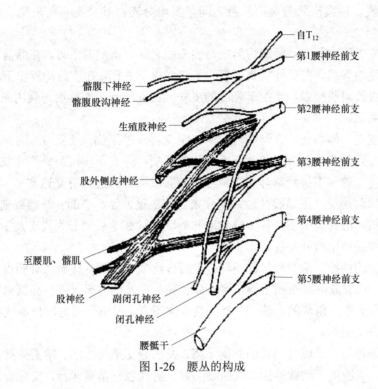

自T₁₂

第1腰神经前支

髂腹下神经

髂腹股沟神经

生殖股神经

第2腰神经前支

股外侧皮神经

第3腰神经前支

第4腰神经前支

至腰肌、髂肌

股神经　副闭孔神经

闭孔神经

第5腰神经前支

腰骶干

图1-26　腰丛的构成

腰神经前支构成腰丛的方式在不同个体间有差别，一般情况下，第1腰神经前支在第12胸神经发支加入后，分为上、下2支，上支较粗，又分成髂腹股沟神经和髂腹下神经；下支较细，同第2腰神经前支的1支合并形成生殖股神经。第2腰神经前支余部、第3腰神经前支全部和第4腰神经参与腰丛的构成，均分为腹侧支和背侧支。腹侧支联合成闭孔神经，有时，第3、4腰神经前支的腹侧支还另外形成一副闭孔神经。第2、3腰神经的背侧支各分一小部和一大部，2者的大部与第4腰神经的背侧支形成股神经，小部则合并成股外侧皮神经。另外，腰丛还发出肌支。

（1）髂腹股沟神经　髂腹股沟神经较细小，含有第1腰神经的纤维，常有第12胸神经的纤维加入。髂腹股沟神经出现于腰大肌的外侧缘，与髂腹下神经共干，位于该神经的下侧。沿腰方肌前面，肾的后面，经髂嵴内唇后部的内侧，继沿髂肌前面前进，当其行近髂嵴前部时，则穿腹横肌；又于髂前上棘下侧稍前处，穿腹内斜肌，进入腹股沟管。沿精索的外下侧下降，穿出腹股沟管皮下环至浅筋膜，分布于大腿上部内侧的皮肤。并发支分布于阴茎根部及阴囊部的皮肤，称为阴囊前神经，在女性分布于阴唇的皮肤，称为阴唇前神经。髂腹股沟神经的分支有肌支和交通支。其中肌支分布于该神经所经过的腹壁肌。髂腹股沟神经经腹内斜肌与腹横肌之间时，常与髂腹下神经的前皮支有交通支。髂腹股沟神经可以与髂腹下神经共干，向前行至腹横肌与腹内斜肌之间，2 条神经才开始分开。有时髂腹股沟神经缺如，则由髂腹下神经或生殖股神经代替。

（2）髂腹下神经　髂腹下神经起于第 1 腰神经，亦有第 12 胸神经的纤维加入。自腰大肌上部外侧缘突出，斜经肾下部的背侧，在腰方肌的腹侧，髂嵴上方，穿过腹横肌后部的腱膜，经腹横肌与腹内斜肌之间，发出分支。其分支有前皮支、外侧皮支及交通支。

①前皮支　即腹下支，经腹内斜肌与腹横肌之间，斜向前下方。在髂前上棘内侧约 2cm 处穿出腹内斜肌，在腹外斜肌腱膜的下侧向内下方行，在腹股沟管皮下环的上侧约 3cm 处穿出腹外斜肌腱膜，支配耻骨区的皮肤。此支经行于腹横肌与腹内斜肌之间时，发肌支至该两肌。

②外侧皮支　即髂支，在髂嵴前、中 1/3 交界处的上侧，于第 12 胸神经外侧皮支的后侧，穿腹内斜肌及腹外斜肌，下降于浅筋膜层，分布于臀区后外侧皮肤。

③交通支　髂腹下神经常与肋下神经及髂腹股沟神经之间有交通支。

（3）生殖股神经　生殖股神经大部分来自第 2 腰神经，小部分纤维束来自第 1 腰神经。穿腰大肌，沿其前面下降。于髂总动脉外侧、输尿管后侧分为股支及生殖支 2 支，即腰腹股沟神经和精索外神经。

①腰腹股沟神经　沿髂外动脉下降，经腹股沟韧带深侧，在股血管鞘内，沿股动脉外侧达股部；至腹股沟韧带稍下侧，穿股血管鞘前壁及阔筋膜，或自卵圆窝穿出，成为皮神经，分布于股三角部的皮肤。有时在腹股沟下方，发出分支与股外侧皮神经的前支和股神经的皮支交通。

②精索外神经　于髂外动脉的外侧下降，发出分支至腰大肌。精索外神经下降经腹股沟管腹环，绕腹壁下动脉外侧，入腹股沟管。男性者与精索伴行，支配提睾肌，并分支至阴囊的皮肤；女性者与子宫圆韧带伴行，并分支至大阴唇的皮肤。

（4）股外侧皮神经　股外侧皮神经来自第 2、3 腰神经前支的后股。出现于腰大肌外侧缘，斜向外下方，经髂肌前面，在髂前上棘内侧的近旁，穿经腹股沟韧带深侧至股部；经缝匠肌的前面，或穿过该肌上部，分为前、后 2 支。先在阔筋膜的深面行走，继穿出阔筋膜，至浅筋膜内。

①前支　在髂前上棘下侧约 10cm 处，穿出阔筋膜下降，常分为 2 支，分布于大腿前外侧，直达膝关节的皮肤。其终末支可与股神经的股前皮神经及隐神经的髌下支，形成髌神经丛。

②后支　在前支的稍上方，穿出阔筋膜，又发出分支，分布于大腿外侧部的皮肤。

（5）股神经　股神经为腰丛中最大的一支，由第 2～4 腰神经前支的后股组成。穿腰大肌，在该肌下部外侧缘穿出，在髂筋膜后面，沿髂肌前面下降，经腹股沟韧带深面的肌腔隙至股部，于股三角内，先分为前、后 2 股，再各分为肌支和皮支。其分支如下：

①在腹股沟韧带以上所发的肌支，至髂肌，并发细支至股动脉。

②股神经前股的终末支常为 2～3 支，有至耻骨肌、缝匠肌的肌支及股前皮神经，股前皮神经可分为股中间皮神经及股内侧皮神经 2 部分。

③股神经后股的终末支有 6 个分支，包括隐神经（即股神经中最长的皮神经），其他为支配股四头肌的肌支和膝关节肌支。

（6）闭孔神经　闭孔神经（图 1-27）起于第 2～4 腰神经前支的前股，来自第 3 腰神经的纤维最多、第 2 腰神经的纤维最少。闭孔神经行于腰大肌内侧缘，在髂总动脉后侧、骨盆入口的后部，穿盆筋膜入小骨盆，沿骨盆侧壁，在髂内动脉与输尿管外侧，贴闭孔内肌及其筋膜内侧，经腹膜下组织间，于闭孔血管上侧前进，至闭孔膜的下部，与闭孔血管共同穿闭膜管至股部。在闭膜管内，分为前、后 2 支。

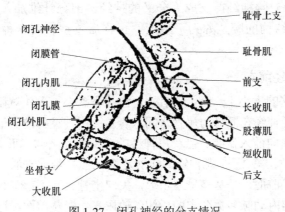

图 1-27　闭孔神经的分支情况

①前支　为浅支，于闭孔外肌的前侧下降，经行于短收肌及耻骨肌、长收肌之间。在长收肌下缘有分支与隐神经、股内侧皮神经的分支结合，于缝匠肌下侧加入缝匠肌下丛，其行径中发出关节支、肌支、皮支及至股动脉的分支。在近闭孔处发关节支至髋关节；可发出至股薄肌、长收肌及短收肌的肌支；皮支粗细不定，有时缺如，在股中部经股薄肌与长收肌之间穿至浅层，支配肌内侧下 2/3 的皮肤；至股动脉的分支分布于股动脉下部。

②后支　为深支，穿闭孔外肌的上部，于短收肌及大收肌之间下降，其分支有肌支和关节支。肌支至闭孔外肌、大收肌的斜纤维部及短收肌。至闭孔外肌的肌支，发自闭膜管内。至短收肌支，当其前支不发支支配时，则由后支发支支配，或前、后支均有分支至该肌。关节支常发一细长的膝关节支，穿大收肌的下部向后行，或穿大收肌被股深动脉交通支穿行的收肌腱裂孔向后，至腘窝。在腘动脉的深侧，并与之并行下降，穿腘窝底的腘斜韧带入膝关节，分布于膝关节囊、交叉韧带及附近结构。

③副闭孔神经　副闭孔神经为一小支，起于第 3、4 腰神经前支的前股，沿腰大肌内侧缘下降，跨过耻骨上支，在耻骨肌深侧分成 3 支。一支自耻骨肌的深面进入该肌；一支为关节支，入髋关节；另一支可与闭孔神经的前支连结。有时副闭孔神经为唯一支配耻骨肌的神经。

④肌支　至腰小肌的肌支起于第 1 腰神经。至髂肌的肌支，起于第 2、3 腰神经。

至腰大肌的肌支，起于第2、3腰神经，有时亦起于第4腰神经。至腰方肌的肌支，起于第12胸神经至第4腰神经。

2. 腰骶干

此干由第4腰神经前支的一小部和第5腰神经前支的全部合成。位于腰大肌深侧，贴近骶翼；经髂总动脉及静脉后侧，至闭孔神经内侧；其与闭孔神经之间，隔以髂腰动脉。下行入骨盆，与第1、2骶神经连结，形成骶丛上干。

第4腰神经前支常称为分叉神经，此神经分叉成2部分，一部分加入腰丛，另一部分加入骶丛。有时这种结构可发生变异，第3腰神经前支就成为分叉的神经，即第3腰神经前支为参加腰丛的最下位神经，并分出部分纤维进入骶丛；或第3、4腰神经前支都分成2部分，分别参加腰丛或骶丛，这种结构的腰丛称为上移型，又称前置型；有时第5腰神经前支成为分叉的神经，部分纤维加入腰丛，另一部分纤维参加骶丛，这种结构的腰丛称为下移型，也称后置型。而这种变异必然引起骶丛结构相应的改变。

（三）骶、尾神经前支

骶神经的各前支的大小不一，上部者大，愈往下愈小。上4对骶神经的前支，经骶前孔入骨盆，第5骶神经在骶骨与尾骨之间入骨盆。尾神经的前支最小，自第1尾骨残留横突的下侧，弓曲向前入盆腔。骶、尾神经的前支相互结合，形成骶丛和尾丛。

骶丛是由腰骶干、第1～3骶神经的前支及第4骶神经前支的一部分构成。此丛位于盆腔后壁，梨状肌前面。骶丛略呈三角形，尖向坐骨大孔下部集合，向下移行于坐骨神经。在盆筋膜及髂内动脉多数分支的后侧，输尿管于骶丛前面经过，其间隔以髂内动脉和静脉的分支；右侧骶丛前面可与回肠下段接触，左侧骶丛前面有乙状结肠。臀上动脉及臀下动脉，穿过骶丛自盆腔至臀部。臀上动脉夹在腰骶干及第1骶神经之间，或第1、2骶神经之间。臀下动脉则夹在第1与第2骶神经之间，或第2、3骶神经之间。骶丛的分支由此丛的前股、后股或前、后股混合发出。骶丛分支有股后皮神经、臀内侧皮神经、梨状肌神经、臀上神经、臀下神经、股方肌神经、闭孔内神经、坐骨神经及阴部神经等。

尾丛主要由第5骶神经及尾神经的前支构成，第4骶神经前支以一小支加入其中。第5骶神经前支自骶管裂孔穿出后，在骶角的下侧绕骶骨外侧转向前，穿尾骨肌到达盆面，与第4骶神经前支的降支结合，形成小干，在尾骨肌的盆面下行。尾神经前支经骶管裂孔穿出后，绕尾骨的外侧缘，穿尾骨肌，在该肌盆面与上述第4、5骶神经的分支所合成的干相结合，形成尾丛。并自此丛分出肛尾神经，穿骶结节韧带，分布于尾骨附近的皮肤。

（四）骶神经及尾神经后支

由上向下逐渐变细。上4对骶神经的后支，经骶后孔穿出；而第5骶神经后支，在骶尾后韧带之间经骶管裂孔穿出。上3对骶神经的后支，其穿出之处被多裂肌覆盖，分为内、外侧支。

1. 外侧支

上3对骶神经后支的外侧支相互之间，并与最末腰神经后支的外侧支之间，在骶骨背面结合成袢。自此袢发支至骶结节韧带后面，又形成第 2 对神经袢，再分出 2~3 支皮支，称为臀内侧皮神经，穿臀大肌及深筋膜，达浅筋膜内，分布于自髂后上棘至尾骨尖端的臀部内侧皮肤。其浅层的分支可与腰神经后支交通。

2. 内侧支

内侧支细小，终于多裂肌。

第 4、5 骶神经的后支则无分支。其相互间，并与第 3 骶神经后支及尾神经相结合形成袢，并发出分支分布于尾骨部的皮肤。

尾神经的后支在骶管内与前支分开后，经骶管裂孔并穿过骶管下部的韧带外出。该神经的后支亦无分叉，与最末骶神经后支结合形成袢，并自袢发出分支分布于尾骨部的皮肤。

（五）腰交感神经干

腰部交感神经干位于腹膜后的腹膜外组织内，在脊柱的前外侧，沿腰大肌的内侧缘下行，亦有交感干被此肌内侧缘覆盖。腰部交感干的位置接近正中线，其上端经膈的内侧腰肋弓，与胸交感干相连；下端经髂总血管后侧入盆腔，与交感干的盆部相连结。腰动脉及静脉一般在其后面。右侧腰交感干沿下腔静脉外侧下降或部分被此静脉覆盖，左侧则在腹主动脉外侧。两侧交感干均与上述血管旁的淋巴管及淋巴结相接触。

腰神经节较小，形态不规则，呈卵圆形或扁平状，一般为 4 个。左、右 2 侧神经节的大小、数目以及交通支的大小常不对称。节间支较粗，常为 2~3 支，左、右侧神经节之间还有横支相连结，此横支经过主动脉及下腔静脉的后侧。腰神经节分支有内脏支、血管支及灰交通支等。

1. 内脏支

一般有 4 支，自腰神经节或节间支发出。第 1 腰内脏神经为起自第 1 腰神经节的细支，一部分连结于腹腔丛或肠系膜间丛（即腹主动脉丛）的上部，另一部分连结于肾丛；第 2 腰内脏神经起自第 2 腰神经节或第 2、3 腰神经节，神经干较粗。连结于肠系膜间丛的下部；第 3 腰内脏神经以 2~3 小根起自第 2、3 腰神经节或节间支，经髂总血管的前面，连结上腹下丛的上部；第 4 腰内脏神经起自第 4 腰神经节，为腰内脏神经中的最小支，经髂总血管之后侧，连结上腹下丛的下部或腹下神经。

2. 血管支

各腰神经节均发支至腹主动脉丛，自此向下连于髂总动脉丛。还有自第 3、4 腰内脏神经发细支至髂总动脉，并包围动脉形成丛，延续于髂内、外动脉丛。髂外动脉丛还接受生殖股神经来的小支。此外，许多节后纤维，自腰神经节经灰交通支至腰神经，穿经股神经，随股神经分支分布。股动脉除近侧接受髂外丛的小支外，该动脉其余部分及其分支，尚接受股神经肌支、皮支及隐神经来的缩血管纤维。穿经闭孔神经的节后纤维分布至闭孔动脉，动脉的近侧部，接受闭孔神经后支、闭孔神经膝盖节支及隐神经来的小支；腘动脉的其余部分，接受胫神经及其关节支来的小支。

3. 交通支

各腰神经均具灰交通支，并且 1 支腰神经可具有 2 个灰交通支，或 1 支灰交通支分叉连结邻近的 2 支腰神经。有时可有 1 支腰神经接受多数灰交通支，最多者可达 5 条。

节前纤维所形成的白交通支，只见于第1、2腰神经，有时第3、4腰神经也可存在。在腰部交通支内或在腰神经前根内常可见中间神经节。

此外，腰神经节还发出分支分布于椎骨及其韧带。

（六）盆骶尾部交感神经干

在盆部，交感神经干是由骶部和尾部相合而成，此部的交感神经干位于骶骨前侧，骶前孔的内侧。上与腰部连结，下端在尾骨前侧，左、右交感干会合，终于单一的尾神经节，又称奇神经节。

在骶部，交感神经干一般有4个神经节，尾部体积较小，只有1个尾神经节。神经节之间以节间支串联成干。2侧骶交感神经节之间也有横支相连。

骶部的交感神经节，称骶神经节，无白交通支，其节前纤维可经下3个胸神经和上2个腰神经的白交通支至交感干；在干内下行至骶神经节，交换神经元。各神经节均有灰交通支至骶、尾神经。

骶神经节有如下分支：

1. 内脏支

（1）自第1、2骶神经常发细支参加盆神经丛（即下腹下丛）或腹下神经。

（2）自连结2侧交感干的襻上发细支分布于尾骨球。

（3）少数有直接的小支，至骨盆入口处的输尿管及直肠的后面。

2. 血管支

（1）至骶中动脉，形成骶中动脉丛。

（2）第1、2骶神经节发出节后纤维，以小支间接地经下腹下丛及腹下神经的分支，或经骶丛的分支至髂内动脉。小部分是直接至髂内动脉。

（3）经臀上、下神经及阴部神经的交感纤维至其相伴行的动脉。

（4）经坐骨神经的交感纤维分布至腘动脉及其以下的下肢动脉。

支配下肢动脉的交感神经节前纤维，来自脊髓胸下部的3个节段及腰上部2或3个节段，经白交通支达胸下部及腰上部的交感干神经节换元；少数纤维沿交感干下行至骶部上2或3个神经节内换元。自胸下部及腰上部神经节换元的节后纤维，经股神经分布至股动脉及其分支。自骶上部2~3个神经节换元的节后纤维，大部分经灰交通支集中于第1骶神经，然后经坐骨神经及胫神经，分布于腘动脉及其以下的下肢动脉，胫后动脉近侧部，接受腘肌支分出的小支，而该动脉主要是接受胫神经及其股支来的小支。腓动脉接受胫神经及拇长屈肌支来的小支，胫前动脉近侧部，接受来自腘肌支或胫骨后肌支的小支；而该动脉的主要神经支配，是来自腓深神经或其至胫骨前肌支的小支。足底动脉接受胫神经的分支，而此动脉的远侧部，接受足底内侧及外侧神经的小支。足背动脉接受腓深神经的小支。

第二节　女性乳房应用解剖

女性乳房为哺育婴儿的器官，位于胸前壁浅筋膜内，其深层为胸大肌、前锯肌、腹外斜肌筋膜、胸肌筋膜及腹直肌前鞘上端的外面，在第 2～6 肋之间。乳房的中央有乳头，位于第 4 肋间隙或第 5 肋水平。乳头周围环形区皮肤的色泽较深，为乳晕（图 1-28）。乳头和乳晕的皮肤均较薄弱，易于损伤，哺乳期尤应注意，以防感染。

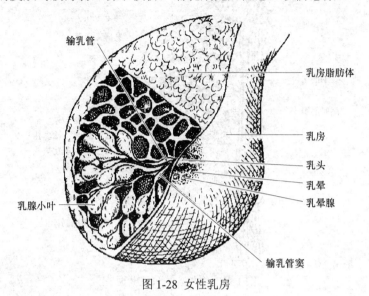

图 1-28 女性乳房

1. 女性乳房结构

女性乳房主要由脂肪组织和乳腺构成（图 1-29）。

（1）脂肪组织 乳房内的脂肪组织包于乳腺周围，呈囊状，称为脂肪囊，或称为乳房脂肪体。脂肪囊中有不同走向的结缔组织纤维束，由腺体基底部连于皮肤或胸部浅筋膜，形成分隔乳腺叶的隔障和支柱，称为乳房悬韧带，对乳房的位置有固定作用。乳腺癌患者，由于该韧带相对缩短，牵引皮肤向内凹陷，致使皮肤表面出现多数小凹，呈类似于橘皮样的改变。

（2）乳腺 乳腺为复泡管状腺，由 15～20 个叶组成。叶外有结缔组织包绕。叶内又被结缔组织分隔形成若干小叶，乳腺导管分小叶内导管、小叶间导管和总导管（输乳管）三级，小叶内导管上皮由单层立方或柱状上皮构成，后两者由复层柱状上皮构成，并与表皮乳头上皮相连续。

乳腺结构与年龄和功能状态有关，青春期开始发育，妊娠末期及授乳期可分泌乳汁，称为活动期乳腺，无分泌功能的乳腺，称为静止期乳腺。静止期乳腺导管不发达，一般缺少腺泡，排卵后在孕酮和卵泡素的作用下，导管末端增生扩大形成少量腺泡，结缔组织和脂肪组织含量丰富。妊娠期乳腺受大量激素作用而迅速增大。卵泡素促进导管增生，孕酮可使腺泡数目增多，腺泡呈圆形或卵圆形，大小不等，上皮为立方或矮柱状。哺乳期乳腺，在催乳素作用下，腺体更加发达，腺泡和导管大量增生，结缔组织减少，脂肪细胞可以消失。小叶内充满不同分泌周期的腺泡。断乳后，腺上皮停止分泌，贮积的乳汁渐被吸收，腺泡缩小，细胞变性而自溶，或被巨噬细胞吞噬而清除。结缔组织和脂肪细胞增生，腺体又恢复至静止状态。绝经期后，卵巢激素水平下降，腺体萎缩退化，大部分腺泡和导管逐渐消失。整个腺体逐渐被结缔组织所代替。

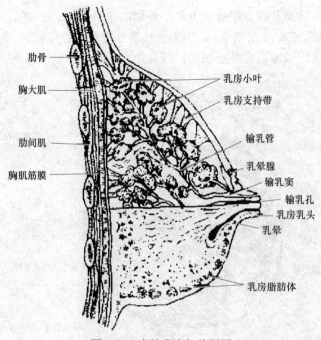

肋骨

胸大肌

肋间肌

胸肌筋膜

乳房小叶

乳房支持带

输乳管

乳晕腺

输乳窦

输乳孔

乳房乳头

乳晕

乳房脂肪体

图 1-29　女性乳房矢状断面

2. 乳房血管分布

乳房血管分为浅、深两组。浅静脉在乳头周围皮下组织内形成乳头静脉丛。因乳房皮肤较薄，故静脉在体表清楚可见。浅静脉汇入腋静脉及胸廓内静脉；深静脉与同名动脉伴行汇入较大的静脉。

3. 乳房淋巴循环

乳房淋巴很丰富，相互吻合成淋巴管丛。乳头和乳晕皮肤内的淋巴管丛，汇入乳晕下丛。深淋巴管起自腺泡周围间隙，在叶间隙和输乳管壁内合成淋巴管丛。深淋巴管除与皮肤的浅淋巴广泛吻合外，主要沿输乳管向乳头聚集，并同乳晕下丛连接。乳房外侧部及中部淋巴管可引流入腋淋巴结的胸肌群（前群）、肩胛下群（后群）及中央淋巴结，进而引入锁骨下淋巴结；乳房上部的淋巴管贯穿胸大肌，注入腋淋巴结的尖淋巴结或直接流入锁骨下淋巴和胸肌间淋巴结；乳房内侧部的淋巴管，一部分沿胸廓内动脉穿支，穿胸壁流入胸骨淋巴结或与胸膜淋巴管吻合，另一部分与对侧乳房的淋巴管相吻合。乳房下部和内侧部的淋巴管与腹直肌鞘上部的淋巴管丛交通。此外，乳房淋巴管与膈和肝的淋巴管也常有吻合。

由于乳房的淋巴回流主要流入腋淋巴结，故乳腺炎或乳房癌肿，多首先侵及腋淋巴结，使之肿大。临床查体时可以触知。

4. 乳房神经分布

主要由锁骨上神经分支及第 4～6 肋间神经前皮支的乳房内侧支和该肋间神经的外侧皮支的乳房外侧支分布。交感神经纤维沿胸外侧动脉和肋间动脉分布至乳房，分布于乳房皮肤、血管、乳头和乳晕的平滑肌及腺组织等。乳腺的分泌活动受卵巢和垂体激素的控制。

第三节　女性盆部临床应用解剖

女性盆腔内，前为膀胱，后为直肠，二者之间是子宫、卵巢、输卵管和阴道。

一、女性内生殖器官

（一）子宫

子宫为空腔器官，呈倒置梨形，成年妇女子宫长 7～8cm，宽 4～5cm，厚 2～3cm，重约 50g，宫腔容量约 5ml。位于宫腔中央，依靠圆韧带、阔韧带、主韧带、宫骶韧带 4 对韧带的作用固定。子宫上部较宽称子宫体，上端隆突部分称子宫底，宫底两侧为子宫角，与输卵管相通，子宫下部较窄呈圆柱状称子宫颈。子宫体与子宫颈之间子宫狭部，非孕期长约 1cm，分娩时可伸展拉长 7～10cm，成为产道的一部分。子宫壁很厚，由外层浆膜层、中层肌层、内层黏膜层即子宫内膜组成，子宫内膜从青春期到更年期，受卵巢激素的影响，有周期性改变并产生月经（图 1-30）。

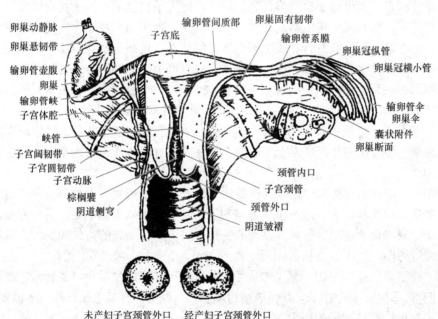

图 1-30　女性内生殖器解剖图（前面观）

（二）卵巢

卵巢位于子宫底的后外侧，与盆腔侧壁相接，为女性生殖腺、左右各一，灰红色，呈扁平的椭圆形。成年卵巢大小约为 4cm×3cm×1cm，重约 5～6g。表面由单层立方上皮覆盖，称生发上皮，卵巢分皮质及髓质，外层皮质含有不同阶段的卵泡，内层为髓质，居中心，含有血管、淋巴管及神经。卵巢的功能主要是产生卵子和分泌性激素。

卵巢是由卵巢动脉和子宫动脉的卵巢支供血。子宫动脉和卵巢动脉的卵巢支，从卵巢门进入髓质，形成螺旋状分支，并呈辐射状伸入皮质，在卵泡膜和黄体内形成毛细血管网，再由毛细血管网集合成微静脉，然后在髓质内汇成小静脉，经卵巢门离开。小静脉在卵巢系膜内构成卵巢静脉丛，最后汇集成卵巢静脉，与同名动脉伴行。左侧卵巢静脉注入左肾静脉，右侧者直接注入下腔静脉。卵巢的神经来自卵巢神经丛和子宫神经丛。

1. 卵巢的周期性变化

在正常成年妇女的卵巢中，每月都有数个始基卵泡发育，但只有一个卵泡发育成熟。其余的自行退化（这个退化过程叫卵泡闭锁）。这一系列变化与月经周期有相应的关系，称卵巢的周期性变化，包括卵泡的发育、排卵、黄体形成和退化。

2. 卵巢的内分泌功能

卵巢能分泌雌激素、孕激素和少量的雄激素，这 3 种激素的基本结构与胆固醇相似，故称为类固醇激素或甾体激素。它们合成的基本途径都是统一的，只是因不同组织中酶系统的差别决定其所合成的激素，此外睾丸、肾上腺皮质也能分泌甾体激素。

（1）雌激素　由卵泡内膜细胞、颗粒细胞和黄体细胞所分泌，此外肾上腺皮质亦能分泌少量雌激素。能促进子宫发育，肌层增厚，促进子宫收缩；使子宫内膜增厚。能促进输卵管发育，增强其平滑肌蠕动，利于细胞输送。使阴道上皮增生、角化、成熟、黏膜增厚。促进第二性征的发育。能协同垂体促卵泡素促进卵泡发育，使卵泡内膜细胞和颗粒细胞合成黄体生成素受体，以支持黄体生成素调节卵泡的内分泌功能，并有助于卵巢积聚胆固醇以合成性激素。通过对下丘脑 GnRH（促性腺激素释放激素）的作用，能抑制垂体 FSH 的分泌，促进 LH 的分泌，进而间接调节卵巢的功能。

（2）孕激素　主要由黄体的黄体细胞所分泌，卵泡颗粒细胞及肾上腺皮质亦能分泌少量孕激素。孕激素的作用主要在于子宫，并且先要有雌激素作用为基础，但也能拮抗雌激素的作用。

雌激素、孕激素的协同作用表现在雌激素促进女性生殖器官及乳腺发育，而孕激素则在雌激素作用的基础上，进一步使乳房和子宫发育，为妊娠作准备。另一方面，在子宫的收缩、输卵管的蠕动、子宫颈黏液的变化、阴道上皮细胞的角化和脱落，以及钠和水的排泄等方面，二者又有拮抗作用。

（3）雄激素　主要来源于肾上腺皮质，卵巢间质亦可产生极少量雄激素。雄激素能促进外阴部、阴毛、腋毛生长，并促进蛋白质合成，少女青春期生长迅速与雄激素有关。大量雄激素可拮抗雌激素的作用。

（三）输卵管

为一对细长的管状器官，全长约 7.4～13.2cm，直径（外径）约 0.5cm。输卵管位于子宫底的两侧，子宫阔韧带的上缘内，外端达卵巢的上方，游离于腹腔内。每侧输卵管有两个开口，一个开口于子宫腔，另一个开口于腹膜腔。

输卵管环绕卵巢的上下端和前缘，在卵巢系膜、卵巢固有韧带与输卵管之间，有由子宫阔韧带形成的输卵管系膜，其内含有至输卵管的血管、淋巴管和神经等。

左输卵管与小肠和乙状结肠相邻；右侧者与小肠和阑尾（蚓突）接触。因此，临床上，右侧输卵管炎与阑尾炎的鉴别诊断比较困难，其原因是由于二者的解剖位置很接近。

腹腔内的腹膜经骨盆上口向下移行于盆腔内的腹膜，并被覆于盆腔各壁和盆腔脏器，形成许多皱襞和凹陷。由于女性盆腔内子宫和阴道的存在，直肠前面的腹膜向前返折到阴道后壁的上部（阴道后穹），并向上盖于子宫颈和体的后面，继而绕过子宫底，沿子宫前面下降至子宫峡部转至膀胱。在直肠与子宫之间腹膜移行形成的凹陷称直肠子宫陷凹，陷凹的底距肛门约 5.5cm，为站立和坐位时女性腹腔的最底部位，腹膜腔内的炎性渗出液、脓液和血液，常因重力作用聚集于此。在子宫前面与膀胱上面之间，腹膜返折形成的浅凹，称膀胱子宫陷凹。子宫前、后面的腹膜在子宫旁侧愈合成子宫阔韧带，并延至盆侧壁。

二、盆腔韧带

盆腔韧带有连接盆腔器官并支持各器官位置的功能，主要是由结缔组织增厚而成，有的韧带中含有平滑肌（图 1-31、图 1-32）。

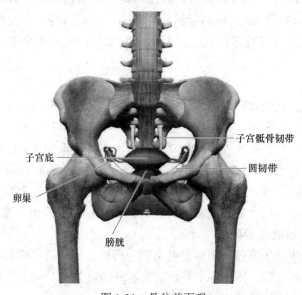

图 1-31　骨盆前面观

1. 主韧带

又称子宫颈横韧带。位于子宫两侧阔韧带基底部，从内侧子宫颈阴道上部的侧方，向外侧达骨盆壁。其中含有宽厚的结缔组织和平滑肌纤维，与盆膈膜的上筋膜相连，这一部分组织非常坚韧，对维持固定子宫颈的位置起主要作用。其上缘为子宫动、静脉。

2. 圆韧带

从两侧子宫角的前面，输卵管起始部的内下方开始，在阔韧带内向前下方伸展到骨

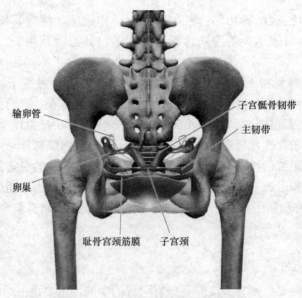

图 1-32　骨盆后面观

盆侧壁，再经腹股沟管止于大阴唇内。其作用是维持子宫前倾位置。此韧带呈扁圆索状，较坚硬，全长 12～14cm，由结缔组织和来自子宫肌纤维的平滑肌组成，其内有细小的血管、淋巴管及神经纤维。其作用是将子宫颈向后及向上牵引，协助维持子宫正常位置。

3. 阔韧带

呈翼状，由两层腹膜及其内的结缔组织所组成。从子宫两侧开始，向外直达骨盆侧壁，将骨盆腔分为前后两部，其上缘内侧 2/3 覆盖输卵管，外侧的 1/3 由输卵管伞端向外上方延展到骨盆侧壁，称之为骨盆漏斗韧带，因支持卵巢，故又称卵巢悬韧带。其中有卵巢的动静脉和淋巴管通过。在输卵管以下，卵巢附着处及卵巢固有韧带以上的部分，称为输卵管系膜。阔韧带后层与卵巢相接处，称为卵巢系膜。其余的大部分称为阔韧带基底部。在子宫和子宫颈两侧的阔韧带内，有多量疏松结缔组织，称为子宫旁组织。

4. 膀胱宫颈与膀胱耻骨韧带

盆腔腹膜外组织在子宫颈、阴道前壁两侧与膀胱之间，增厚成为纤维束，形成膀胱宫颈韧带。输尿管的最后一段埋存于其中。在膀胱与耻骨弓后壁之间亦有筋膜相连，形成膀胱耻骨韧带，有支持膀胱底的作用。

5. 子宫骶骨韧带

自子宫颈后上侧方相当于子宫颈内口处开始，向后绕过直肠两侧，呈扇形止于第 2、3 骶椎前的筋膜上。此韧带内含有结缔组织和少量平滑肌。

三、盆腔腹膜、筋膜、肌肉

1. 盆腔腹膜

系指覆盖盆壁及盆腔器官的腹膜。前腹壁腹膜向下行至膀胱顶，继续向后向下覆盖膀胱上面及后壁，在子宫与膀胱之间形成浅的腹膜皱褶，称为子宫膀胱凹。再顺序经子宫底、子宫后壁、阴道后壁顶部反折至直肠前壁，形成较深的凹陷，称为子宫直肠窝，继续上行覆盖直肠上部及两侧盆壁，大约在第 3 骶椎水平，腹膜从直肠转折到骶骨前面沿中线上行，超出骶骨岬与后腹膜相连。盆腔腹膜于子宫两侧形成阔韧带。骶骨上部的腹膜后，有疏松的结缔组织，其中含有骶前神经和淋巴、血管等。子宫直肠窝为盆腔最低部位，若腹腔内有渗出液、血液或脓液时，常集聚于此处。它与阴道后穹窿仅隔一层阴道壁，故临床上可采用后穹窿穿刺，检查积液的性质，以明确诊断。

2. 盆腔筋膜

盆腔内各器官的外围，皆有一层坚实的筋膜包裹，筋膜层位于腹膜和该器官的肌层之间，并与盆膈的筋膜相连。它对维持盆腔器官正常位置有一定的作用，子宫和阴道的筋膜来源于盆膈的筋膜，在子宫颈周围此筋膜坚韧有力，其两侧与主韧带及子宫骶骨韧带相连，当上行至子宫体时，逐渐变薄而不明显。直肠阴道筋膜位于阴道后壁与直肠前壁之间、子宫直肠窝以下和盆膈以上。

3. 膀胱筋膜

后下方较厚，前侧方与侧脐韧带及膀胱上动脉相连，附着在耻骨联合后面。膀胱下部的筋膜，有加强耻骨和子宫颈之间的作用，在相当尿道内口处，膀胱筋膜与阴道筋膜相融合。在后方，膀胱筋膜与直肠筋膜较薄且疏松，至直肠上部逐渐变得不明显。

4. 盆腔肌肉

骨盆前侧壁为闭孔内肌（起于骶骨的前面，经坐骨大孔，止于股骨大转子尖），骨盆出口为多层肌肉及筋膜构成的骨盆底。

四、盆腔血管

女性生殖器官的血流主要来自卵巢动脉、子宫动脉、阴道动脉及阴部内动脉（图 1-33、图 1-34）。

1. 卵巢动脉

由腹主动脉前壁分出，左侧可来自左肾动脉，在腹膜后沿腰大肌前缘向下行至盆腔，并跨越输尿管及髂外动脉的外侧，然后经骨盆漏斗韧带向内再经卵巢系膜达卵巢，并在输卵管系膜内分出若干支供应输卵管。

2. 子宫动脉

系髂内动脉的分支，在腹膜后沿盆腔侧壁向下向前走行，经阔韧带基底部、子宫旁组织到达子宫外侧，在距子宫颈（内口水平）2cm 处跨过输尿管，此后分出两支：第 1 支为子宫颈阴道支，分布到子宫颈、阴道及膀胱的一部分，第 2 支为子宫体支，走向子宫峡部，并沿子宫外侧蜿蜒上行，至子宫角处分为子宫底支、卵巢支及输卵管支，分布于输卵管。

3. 阴道动脉

系髂内动脉的一个分支，分布于阴道中下段前后两面，与子宫动脉的阴道支和阴部内动脉的分支相吻合。因此，阴道上段由子宫动脉的子宫颈阴道支供给，中段由阴道动脉供给，下段主要由痔中动脉和阴部内动脉供给。

4. 阴部内动脉

是髂内动脉前干的终支，经坐骨大孔的梨状肌下孔穿出骨盆腔，绕过坐骨棘的背面，再经坐骨小孔到达会阴及肛门，阴部内动脉分出 4 支：痔下动脉，供给直肠下段及肛门部；会阴动脉，分布在会阴浅部；阴唇动脉，分布在阴唇；阴蒂动脉，分布到阴蒂及前庭球。

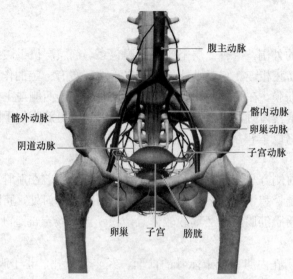

图 1-33　骨盆前面观

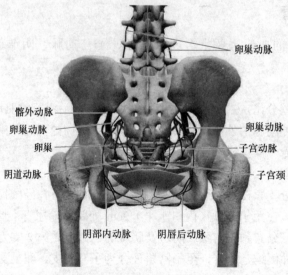

图 1-34　骨盆后面观

五、盆腔神经

1. 内生殖器官

主要由交感神经与副交感神经所支配。交感神经在腹主动脉前面形成含有神经节的腹主动脉丛。自上而下再分出：

（1）卵巢丛 经卵巢门进入卵巢，并在阔韧带内形成小支，分布于输卵管。

（2）骶前神经丛 又称上腹下神经丛，由腹主动脉丛的主要部分形成，在骶骨岬前方下行进入骨盆腔，分布于子宫、直肠和膀胱。

（3）下腹下神经丛 位于直肠壶腹后面，分为左右两束，其中少量神经纤维分布于子宫，主要部分形成骨盆神经丛。

（4）骨盆神经丛 除由上述交感神经纤维所组成外，还有来自第 2、3、4 骶神经的副交感神经纤维。大部分盆腔各器官由骨盆神经丛支配，如子宫体、子宫颈、阴道、直肠及膀胱上部等。生殖器官除了有离心传导的交感、副交感神经外，也有向心传导的感觉神经，能将子宫的冲动传向中枢，从而可以反射性引起子宫收缩。

2. 外生殖器官

外阴部皮肤及盆底随意肌系由阴部神经支配。阴部神经由第 2、3、4 骶神经的分支组成，与阴部内动脉并行，在坐骨结节内侧下方分成 3 支：

（1）会阴神经 又分深浅两支，分布在会阴、大阴唇及会阴部肌肉，如会阴深、浅横肌、球海绵体肌、坐骨海绵体肌等。

（2）阴蒂背神经 为许多的小支，分布于阴蒂及包皮。

（3）肛门神经 又称痔下神经，分布于肛门周围。

第二章

常见妇儿科疾病生物力学

一、腰椎的运动学

腰骶部的生物力学主要涉及腰椎和椎间盘，临床上发生最多的也就是这些部位的退行性病变。根据结构与功能相适应的原则，要求动作灵活，活动范围大的结构必须轻巧、灵便；而负重量大的结构必须稳定、牢固。而人体 $L_4 \sim L_5$ 约承担了全身体重的 80%左右，对于直立行走的人类来说，腰椎除了稳定、牢固的同时，也必须能够灵活地适应人的各种活动。

人体脊柱的活动非常复杂，与颈椎、胸椎不同的是，腰椎需要承受很大的载荷，因此腰椎的稳定性就显得非常重要。除此之外，腰椎还具有屈伸、扭转侧弯等多方面的运动功能。在人体腰椎和骨盆的运动构成了躯干的活动。

脊柱的运动学特性主要取决于其关节表面的几何形状和关节间软组织的力学性能。脊柱的活动靠主动肌与拮抗肌的共同作用而产生，而单个活动节段的活动范围并不是很大，正是由于脊柱是由很多个活动节段组成，所以整体而言其活动幅度就加大了。

（一）脊柱活动的生理范围

脊柱的节段运动幅度称为脊柱运动范围。在脊柱生物力学中，将运动范围划分为两个区：中性区和弹性区。其中，中性区代表前屈和后伸，左侧弯和右侧弯；弹性区则表示从零载荷至最大载荷的脊柱运动范围。

根据 White 和 Panjabi（1978 年）的研究，脊柱的屈伸活动范围在上胸段为 4°，中胸段为 12°；而腰椎屈伸活动范围自上而下呈进行性增大，至腰骶段可达 20°。侧屈活动范围以下胸段最大，达 8°～9°，而腰骶段仅有 3°，上胸段和其他腰段则均为 6°。轴向旋转范围以上胸段最大，达 9°，向下逐渐减小，至下腰段由于脊柱活动的复杂性，临床上难以测定单个活动节段的活动范围，数值很小仅为 2°，但在腰骶段又增至 5°。

腰椎活动节段的屈伸活动范围从上至下逐渐增大，而侧弯范围除腰骶关节大致相等外，轴向旋转范围又以腰骶关节为最大，但总的来看明显小于屈伸和侧弯，这主要是由关节突的关节面方向所决定的。腰椎关节突关节的关节面与横截面几乎成 90°角，与冠状面成 45°角（图 2-1）。此种排列方式使腰椎几乎不能轴向旋转，而只能作屈伸和侧弯活动。

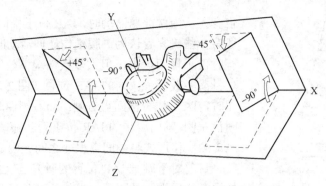

图 2-1 腰椎关节图关节面的方向示意图

在脊柱的运动分析中，一般将椎骨视为不变形体，亦称刚体，将椎间盘、韧带看成是可以伸缩的可变形体。脊柱节段运动就是相邻上下两椎骨间的相对运动，属于三维运动，一共有 6 个自由运动度，需要用 6 个独立变量来描述，其中 X 轴为冠状轴，沿此轴出现前屈后伸和左右侧向平移；Y 轴为纵轴，沿此轴出现纵向压缩、轴向牵张和顺、逆时针旋转；Z 轴为矢状轴，沿此轴出现左右侧屈及前后平移，此 3 轴相互垂直。

（二）脊柱的共轭现象

脊柱活动的另一特点是具有共轭现象，或者称为耦合现象。所谓共轭现象是指同时发生在同一轴向上的平移和旋转活动，或指沿一个方向完成旋转或平移活动的同时伴有沿此轴向的旋转或平移运动的现象。如脊柱发生侧屈的同时必然伴有脊柱的旋转。在脊柱生物力学中，通常将与外载荷方向相同的脊柱运动称为主运动，把其他方向的运动称为耦合运动。如当脊柱承受轴向旋转力时，脊柱的轴向旋转运动称为主运动，而伴随的前屈或后伸及侧弯运动称为耦合运动。耦合作用意义相当重要，意味着一个脊柱运动单位出现异常运动，可能其他邻近的运动单位也会出现异常运动。

脊柱的活动不仅仅是单方向的，而是多方向活动的耦合，不同方向移位运动之间，不同方向角度运动以及移位运动与角度运动之间均可出现耦合。

正常情况下，脊柱在各方向上的运动均有其固定的共轭运动。腰椎存在着多种共轭运动形式，其中最明显的一种是侧屈活动（Z 轴旋转）和屈伸活动（X 轴旋转）之间的共轭。另外还有侧屈活动与轴向旋转活动（Y 轴旋转）之间的共轭、平移运动与轴向旋转之间的共轭两种形式，其中前者的共轭关系与颈椎和上胸椎相反，棘突转向凹侧。

病理情况下，共轭运动的方式和运动量均可能发生改变。如脊柱侧凸的患者不仅表现为明显的脊柱侧凸畸形（X 轴旋转），同时大多数还伴有轴向旋转畸形（Y 轴旋转）。

（三）脊柱的瞬时旋转轴

脊柱相邻两椎体在平面运动的每一瞬间均有一旋转中心即瞬时旋转中心。数个连续的瞬时旋转中心构成瞬心轨迹。通常采用瞬时旋转轴（IAR）来表示瞬时旋转中心。我们可以用瞬时旋转轴的位置和旋转量来完整描述平面运动。当脊柱发生前屈时，其 IAR 位于椎体终板的中部，而每一种脊柱运动都有不同的 IAR，每一种运动又是由平移和旋转组成，这些运动产生不同的 IAR，且互相关联。

早在 1930 年，Calve 和 Galland 曾提出腰椎屈伸运动时，其 IAR 位于椎间盘的中心；

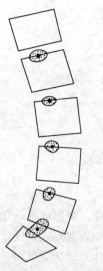

图 2-2　正常腰椎 IAR 位置示意图

也有人认为做前屈活动时，IAR 位于椎间盘的前部区域。还有一些研究者认为，腰椎作屈伸活动时，其 IAR 虽然有时位于椎间盘内，但大多数情况下位于椎间盘之外。是目前多数学者认同的 IAR 位置（图 2-2）。当腰椎左侧屈时，IAR 位于椎间盘右侧；而右侧屈时，IAR 位于椎间盘左侧；轴向旋转的 IAR 位于后部髓核和纤维环区域。IAR 的位移形式与椎间盘退变之间无明显关系。

目前对于腰椎 IAR 位置的研究已经日益引起了国内外学者的重视，是因为如果能找到腰椎正常与异常 IAR 的不同，那么就能研究解释腰椎疼痛和形态学变化的起因，并使 IAR 定位成为一种疾病诊断和临床研究的有效方法。例如正常椎间盘在矢状面和冠状面上的 IAR 都分布在一个相对集中的区域内。然而，当椎间盘发生退变时，IAR 的分布呈明显的离散趋势，这样就自可能通过 IAR 的异常轨迹来对椎间盘退变和其他疾病作出诊断。但只有在活体测量技术达到一定精确度和具有可重复性之后，才能使其成为一种可用于临床的诊断技术。Seligman（1984年）在实验中采用电子计算机计数技术来测定 IAR，使准确度大大提高，并指出 IAR 轨迹的改变是退变性腰椎间盘病变的早期特征之一，同时还发现腰椎后部结构被破坏后 IAR 向前方移动。

二、腰椎的运动力学

腰椎的运动力学包括静力学和动力学两方面的内容。腰椎的静力学主要是对平衡状态下的腰椎载荷和不同体位时腰椎载荷的静力学分析；而动力学则主要分析运动过程中作用于腰椎的载荷。

由肌肉的活动、韧带及自身的体重所提供的内在张力以及外部载荷产生了整个脊柱的载荷，一方面，韧带、椎间盘及椎骨将所承受的载荷传向临近部位，并通过变形将能量储存；另一方面，在保持身体的平衡的同时，通过肌肉的收缩也给脊柱施加了一定量的载荷。腰椎是脊柱的主要承载部位，并且是疼痛的好发区。

（一）腰椎的静力学

腰椎的静力学主要涉及平衡状态下的载荷以及不同体位时受到的影响。

（1）腰椎的生理曲度　脊柱处于静力状态时呈现出生理弯曲，表现在：胚胎和婴幼儿脊柱的生理曲度表现为后凸；直至出生后 13 个月，腰椎后凸消失；到 3 岁以后腰椎又形成继发前凸；8 岁时腰椎前凸已比较明显，10 岁时则与成人的曲度基本相同，此时原脊椎的原发后凸仅在胸椎和骶尾椎保存，以平衡脊柱的生理前凸。自此人体的生理曲度由侧面观表现为四个曲度，即颈椎前凸、腰椎前凸和胸椎、骶尾椎后凸。根据尸体标本的测量结果，腰椎生理前凸在未受到承载时平均曲度为 40°左右。活体测量时还发现充分前屈可使曲度降为 0°，而充分后伸腰椎可使曲度达到 80°。

脊柱曲度的生物力学意义在于增加脊柱抵抗纵向压缩载荷的能力，这一抵抗能力于脊柱曲度值的平方成正相关，可表示为 R=N²+1。其中 R 为有曲度脊柱的抵抗能力，N 为脊柱的曲度。当脊柱曲度 N=0 时，R=1；N=1 时，R=2；N=2 时，R=5；N=3 时，R=10。

人体的腰椎曲度为第 3 个曲度，即 N=3，据此计算可推算出腰椎所能承受的压缩载荷为腰椎平面以上体重的 10 倍。

脊柱的曲度还可用 Delmas 指数表示，Delmas 指数=脊柱高度/脊柱长度×100。正常 Delmas 指数为 94，称动力型脊柱；当脊柱曲度小时，Delmas 指数大于 96，称静力型脊柱。

（2）站立的不同姿势及维持因素　据研究，去肌肉的尸体脊柱在所承受的轴向压缩载荷超过 20N 时就会发生弯曲。位于腰椎后方的肌肉有骶棘肌、棘间肌、横突间肌等，前方主要有腹外斜肌、腹内斜肌、腹横肌和腹直肌等。这些肌肉为人体的站立提供了外源性支持。

人体直立时腰部的肌肉活动较弱，仅腹部肌肉有轻微活动，躯干的重力线通常在第 4 腰椎的腹侧通过，这说明重力线通常位于脊柱所有活动节段 X 轴的腹侧，从而使活动节段获得向前的弯矩。然而站立并不意味着绝对静止，重力线的任何移位都将产生弯矩，因而需要肌肉的间歇活动来维持。

骨盆的倾斜度改变也影响腰椎前凸的程度，从而影响肌肉的活动。当骨盆前倾增大时腰椎前凸加大；反之，骨盆后倾时腰椎前凸减小。随着骨盆的倾斜度的增大可使背肌活动增加，而骨盆倾斜度的减小可使背肌活动减弱。

（3）不同姿势时腰椎载荷具有十分明显的影响　当放松直立时，L₃ 平面承载约为该平面以上体重的 1.7 倍；有人测得 L₃～L₄ 椎间盘内压高达总体重的 60%，而当身体前屈时由于向前弯矩的增加使腰椎承载也随之增大。当人保持背端坐姿势而无靠背时，腰椎承载将超过放松直立时；有靠背坐时，腰椎承载则比无靠背时减低，这主要是由于靠背承受了一部分身体上部的重量。当人体仰卧时腰椎承载最小，这时体重所产生的载荷几乎消失，但肌肉仍能产生一些载荷；如行重力牵引又可进一步减轻载荷。当伸膝仰卧位，腰肌的紧张牵拉可对腰椎施加一定的压缩载荷；当垫高下肢以维持膝髋关节屈曲位时，腰肌松弛，载荷减轻。施加牵引可进一步减轻载荷，与下肢伸直腰肌紧张的情况下进行牵引相比，屈髋、屈膝位牵引力更能均匀有效地分布于整个腰椎。

在习惯于蹲坐的人群中腰椎间盘的退变非常少见。关节突关节在直立时承受了大部分剪切载荷，当椎间盘发生退变后关节突关节的承载作用就更加明显。腰椎前屈可使关节突关节承受压缩载荷减小甚至不承受压缩载荷而只承受剪切载荷，使其退变过程得以延缓。纤维环后部最容易发生退变和损伤，腰椎前屈可使纤维环后部的应力减小，纤维环前部虽然在腰椎前屈时应力达到最大，但由于这一部分较厚且刚度较大，发生椎间盘内压也随腰椎前屈而增加了 0.5 倍，但是尚不至于造成损伤。

腰椎间盘是人体中最大的无血管结构，其营养供给来自椎体的血管通过软骨终板的渗透和纤维环周围的血管。随脊柱受载增加，髓核内的液体通过软骨终板被排出，而受载减小时液体被吸入髓核。

腰椎前屈时可将髓核内更多的水分排出，从而加强液体的变换，同时液体更容易向纤维环的后部弥散，因而有利于营养的供给。

（二）腰椎的动力学

腰椎的动力学主要涉及到运动过程中作用于腰椎的载荷。无论是慢步还是较大强度的体力劳动，几乎所有的身体活动都会增加腰椎的载荷。在慢步行走或随意转体时可中度增加载荷。而在作一些训练活动时则可较明显地增加载荷。Cappozzo（1984 年）发现，以不同速度行走时，$L_3 \sim L_4$ 活动节段所承受的压缩载荷可达到体重的 0.2～2.5 倍。当脚离地的一刹那，载荷可达到最大，并于行走速度呈正相关。

（1）提物和携物是外界对脊柱施加载荷的最常见方式，完成这些动作时影响腰椎载荷大小的因素主要有：①物体至腰椎运动中心的距离，即重物力臂的长度；②身体上部重量的力臂长度；③物体的重量。减小腰椎载荷的最有效方法就是将所要提起的物体尽量靠近身体，这样可使物体与体重的力臂尽量缩短。

当身体前屈提物时，不仅物体重量所产生的力而且身体上部所产生的力均会在椎间盘上形成弯矩，进而导致腰椎载荷增大，这一向前的弯矩比直立时的弯矩要大。但有人认为腰椎的曲度的改变主要影响载荷的分布，而对载荷的大小并无明显影响。如果提物时载荷较大，由于纤维环前部的非线性特点其刚度将明显提高，从而防止了因椎间盘内压过高所致较薄弱的软骨终板发生骨折，所以腰椎前屈反而使提物尤其是反复提物活动的安全范围增大。

如前所述，采用作图法可以计算出提物时作用于腰椎某一点的载荷，但计算出的数值往往不够准确。按照计算结果，运动员举重时腰椎的载荷显然已超出椎体的骨折临界范围，因此人体中必定存在某些能够使腰椎载荷减轻的因素。一些作者根据腹内压的测量提出腹内支持作用可减轻腰椎载荷特别是因骶棘肌收缩而产生的载荷。

（2）腰背肌及腹肌锻炼对腰椎载荷的影响　脊柱的运动是由多个肌群协同控制的。腰背肌、腹肌乃至下肢肌等都可影响腰椎的负荷与运动。因此，锻炼对腰椎载荷的影响是引人注目的动力学课题。此时腰椎载荷可达到很高，这样如何能使训练有效，同时又避免因腰椎载荷过大而遭致损伤就显得非常重要。

在俯卧位时背部弯成弓形增强骶棘肌的活动，但当脊柱处于各种极端位置时其载荷对于脊柱结构所产生的应力要大于在中央处加载时。因此，应当避免这种过伸位。在做加强骶棘肌的训练时，最好是使椎体在最初就保持较为平衡的位置。

双侧直腿抬高通常用于腹肌的训练，但这种方法常常使腰肌的椎体部分活动加强而将腰椎拉向前凸，腹肌则较少得到活动。做仰卧起坐训练时，将髋、膝屈曲以限制腰肌活动虽能有效地活动腹肌，但也大大增加了对腰椎间盘的压力。正确的方法应是：做卷体动作时仅头与肩抬起而腰部不活动，此时腰椎的载荷要低于完全坐起时。如将两臂上举过头或两手抱于颈后则产生的力矩较大，这是因为身体上部的重心离开活动中心更远的缘故。

三、椎间盘的生物力学

椎间盘的生物力学特性是同时介于硬组织与软组织之间，因此，它既具有硬组织的弹性特征，也具有软组织的黏滞性。综合这两种特征，椎间盘便具有了黏弹特性。而此特性在椎间盘受力后，会因为材料的特征而使受力的大小有所不同。在负载速度较低的情况下，可以将椎间盘的黏弹性降到最低的影响。

椎间盘的厚度约占整个脊柱高度的 20%～33%，主要由髓核、纤维环和软骨终板三部分构成。髓核是一种液态团块，含有 70%～90% 的水分，主要由含有大量亲水性氨基葡萄糖聚糖的胶样凝胶组成，位于椎间盘的中央，但是在下腰椎则较偏向后方。随着人的逐渐衰老，椎间盘所含的水分逐渐降低。而当水分含量变化时，椎间盘的黏弹性就会改变。这些变化是椎间盘退变的基础。髓核凭借其内部的水分及电解质钠、钾离子浓度的调整，使得其本身具有很好的抗压能力。在受到压缩载荷时，髓核可以均匀地传递压力至纤维环内层，再传至纤维环外层。纤维环由纤维软骨组成，纤维软骨内有多层相互交叉的胶原纤维束。纤维环纤维与椎间盘平面呈 30° 角，相邻的两层纤维束的走向相互交叉，呈 120° 夹角。纤维环承受张力，使得椎间盘可以承受压力。

纤维环纤维的独特排列方向使得椎间盘具有在一定程度上的抗扭转能力。纤维环的内层纤维附于软骨终板，而外层纤维则直接止于椎体的骨性部分，这些纤维叫做 Sharpey纤维，在后部则与后纵韧带相编织。

在椎体与纤维环、髓核之间为软骨终板，由透明软骨构成。

椎间盘具有承受一定的负荷并对其所承受的负荷产生有效的缓冲作用，同时能制约过多的活动，这是其重要的生物力学功能。通常情况下，对于椎间盘的压力在起始受压时，会产生较大的变形，但随着载荷的逐渐增加，椎间盘本身的刚性便逐渐提升。在承受压缩载荷过程中，压缩载荷通过终板作用于椎间盘的髓核和纤维环，髓核内部产生的液压使纤维环有向外膨胀的趋势。外层纤维环承受了最大张应力，内层纤维环承受的张应力较外层小，但承受了一部分压应力。

在严重退变的椎间盘中，由于髓核含水量的减少，造成椎间盘黏滞性减少，而椎间盘的刚性增加。同时压缩载荷在椎间盘内的分布发生较大的变化，表现为终板中心的压力减小，周围的压力增高，相应纤维环外层的张应力减小，压应力增加，但纤维环承受了更大的应力。

椎间盘承受压缩载荷时，其所承受的最大载荷约为 14.7kN，压缩量约为原来厚度的35%。其中纤维环承受的压力为外压力的 0.5 倍，髓核内的压力为外压力的 1.5 倍，而后部纤维环的张应力是外压力的 4～5 倍。胸椎纤维环内的张应力要比腰椎的小，原因是胸椎与腰椎的椎间盘直径与高度之比不同。

在压缩载荷作用下所得到的椎间盘的载荷-变形曲线呈"S"形，表明椎间盘在低载荷时主要提供脊柱的柔韧性，并随负荷的增加使其刚度增大；在高载荷时则提供脊柱的稳定性。研究表明即使给予很高的压缩载荷也仅会造成椎间盘的永久变形，而不会造成纤维环的破裂和髓核突出，甚至在椎间盘后外侧作一纵行切口，也不会发生椎间盘的突出。在椎间盘承受载荷时，纤维环向前膨出最为明显，同等载荷条件下，退变的椎间盘纤维环膨出程度大于正常的椎间盘膨出程度。当加大压缩负荷直至超过限度，最先发生破坏的始终是椎体，而与椎间盘正常与否无关。这说明椎间盘突出，是由几种载荷类型综合作用的结果，而非单纯压缩载荷造成的。

腰椎的形变随载荷不同而有所变化，其屈伸运动范围从上至下是逐渐增加的，其中 L_5～S_1 节段屈伸运动最大。有学者研究发现，椎间盘在压力载荷下的形变大多发生于前方，而在前屈状态下，椎间盘内的髓核向后发生位移。除 L_5～S_1 节段的侧弯运动和轴向旋转运动较小以外，腰椎节段的侧弯运动和轴向旋转运动是相近的。$L_4\sim L_5$ 和 $L_5\sim S_1$ 节段承受的载荷最大，运动的幅度也最大，因此，临床上腰椎间盘突出大多发生在下段腰椎（$L_4\sim L_5$ 和 $L_5\sim S_1$）的位置。这与其独特的生物力学机制密切的相关。

屈曲或后伸活动时出现前后方向上的位移是构成腰椎运动的一个重要组成部分，常用于确定腰椎不稳。Pearcy 根据立体影像学的研究，认为腰椎正常的前向平移为 2mm。Posner 根据体外研究，建议把 2.8mm 作为正常前向平移的上限。在所有节段，后伸时平均后向平移为 1mm。Pearcy 观察到屈伸运动时耦合 2°的轴向旋转运动和 3°的侧弯运动，尤其是侧弯运动与屈伸运动的耦合更为显著。另外，侧弯运动伴有轴向旋转运动，且棘突移向同侧，这与颈椎、上位胸椎的棘突移向是相反的。

骨松质在被破坏前可压缩 9.5%，而骨皮质仅有 2%，这说明骨皮质在压缩负荷作用下更容易发生骨折。因此，在压缩载荷下，骨皮质首先骨折。如载荷继续增大，才出现骨松质破坏。

骨髓的存在有助于增加骨松质的抗压强度和吸收能量的能力，在较高的动力性载荷下，这种作用更有意义。骨松质能量吸收的机制是骨小梁间隙减小。因此，椎体内骨松质的功能不仅是与骨皮质外壳一起分担载荷，而且在高速加载时，是抵抗动力性载荷的主要因素。有研究表明，上腰椎的静、动态强度分别为 6.7kN 和 10.8kN，下腰椎的静、动态强度分别为 9.2kN 和 12.8kN，说明上、下腰椎椎体的强度有显著差异，椎体的动态强度高于静态强度。

在压缩载荷下，首先破坏的结构是终板。在静止状态下，在 40 岁以前，腰椎椎体可承受大约 800kg 的压缩应力，40~60 岁时降低至 55%，60 岁以后则进一步降低到 45%。当椎体因压缩而破坏时，终板总是首当其冲，其骨折形式可分为 3 种类型：依次为中央型骨折、边缘型骨折和全终板骨折。正常情况下椎间盘最易出现中心型骨折，压缩载荷使髓核产生液压力，该压力使纤维环的外层纤维拉伸并使终板中心承受压缩载荷，因应力与弯矩成正比，终板中心的弯矩最大，所以最可能首先骨折。载荷极高时导致整个终板骨折。终板及其附近骨松质的骨折可影响其本身的通透性，从而破坏椎间盘髓核的营养供给，即使骨折愈合后通透性亦仍然受到妨碍，从而导致椎间盘的退变。而这一薄弱区域也可能被髓核穿过向椎体内凸入，形成所谓 Schmorl 结节。当椎间盘退变时，髓核不能产生足够的液压，压缩载荷大部分传递到下一椎体的周围，以致终板四周骨折，而中心变形很小。

弯曲载荷对椎间盘有着明显的影响。腰椎的节段运动可以使椎间盘的部分承受拉伸载荷。例如当脊柱弯曲时，脊柱的一侧承受拉伸，另一侧承受压缩。因此，弯曲载荷在椎间盘产生拉伸和压缩应力，各作用于椎间盘的一半。Roaf（1960 年）观察到纤维环的膨出多半发生在脊柱弯曲的凸侧，前屈时向前膨出，后伸时向后膨出。研究表明椎间盘的拉伸刚度小于压缩刚度，椎间盘的损伤亦不是单纯压缩载荷可以造成的，而是由弯曲载荷、扭转载荷等多种载荷综合作用的结果。

1973 年，Farfan 等人提出扭转负荷是造成椎间盘损伤的主要原因之一。其研究发现，损害发生的扭转角在 14.5°~16°。扭转是引起椎间盘损伤诸负荷中的最主要类型，扭转载荷在椎间盘的水平面和竖直面上产生剪切应力，其应力大小与距旋转轴的距离成正比。

在椎骨-椎间盘-椎骨的轴向扭转试验中发现，通过对扭转载荷与扭转角度的记录，绘制出载荷-角度曲线，呈明显的"S"形，并可将曲线划分为 3 个节段：初始节段的扭角范围为 0°～3°，只需很小的扭矩即可产生，此时发生的损伤称为椎间盘的微损伤；在随后的 3°～12°扭角范围内，其扭矩与扭角存在着线性关系；扭转 20°左右时，扭矩达到最大，椎骨-椎间盘-椎骨试件破坏。一般而言，较大的椎间盘能够承受较大的扭矩，圆形的椎间盘要比椭圆形的承受强度要高。

椎间盘纤维环的组织解剖学特点决定了纤维环对抗扭转负荷的能力较弱，纤维环层间纤维相互交叉，其内外层纤维与椎间盘水平面约成 30°夹角。因此，当椎间盘承受扭转载荷时仅有其中一部分纤维；程度要比承受压缩载荷与拉伸载荷低得多。同样，外层纤维所受扭力要大于内层纤维，因而也就更容易发生断裂。有研究表明：当施加的扭矩增加到约 10～30N/m，相当于对压紧的关节突关节施加 250～500N 的力时，损伤就会发生。正常腰椎节段最大扭矩为 80.3N/m，而单纯腰椎间盘的最大扭矩为 45.1N/m，破坏形式为椎间盘破裂、椎体和关节突骨折。研究还发现正常椎间盘的破坏扭矩要比退变椎间盘的大 25%。

椎间盘在受到扭转负荷时，其外围部分产生相应的剪应力，并且剪应力的大小是从中央向外围逐渐增加的，所以，据此分析椎间盘的外围部分所产生的剪应力是最高的。当力沿水平方向作用于脊柱功能单位时，脊柱节段承受剪力，椎间盘内剪切应力也为水平方向。Warkolf（1976 年）对腰椎间盘的水平剪切刚度做了测定，测得其水平剪切刚度大约为 $260N/mm^2$，这一数值表示在正常腰椎节段上产生不正常的水平移位需要很大的力，进一步证实临床上纤维环的破坏不是纯剪切力造成的，而可能是弯曲、扭转和拉伸复合作用的结果。另外有学者报道腹肌协同收缩，可以增加 70%的剪力。

椎间盘在承担载荷时还具有黏弹特性，主要表现为松弛和蠕变现象。所谓蠕变系指在一段时间内在负荷持续作用下所导致的持续变形，也就是变形程度因时间而变化。而应力松弛或负荷松弛则指材料承受负荷后变形达一定程度时应力或负荷随时间而减低。

椎间盘的黏弹特性可吸收载荷能量并使载荷均匀分布，使其自身能够有效地缓冲和传递载荷。载荷量越大，所产生的变形就越大，蠕变率也就越高。已有研究发现，腰椎的前屈范围在正常情况下傍晚要比早晨大 5°左右，而通过在新鲜的尸体腰椎活动节段上施加前屈蠕变载荷以模拟一天的活动时发现，椎间盘的前屈范围加大，表明其抵抗前屈的能力明显减弱。这提示前屈载荷对椎间盘所产生的应力在早晨比其他时间大得多，腰椎也因此更容易受到损伤。

椎间盘的退行性改变对其自身的黏弹性有着非常明显的影响。当椎间盘发生退变后，蠕变率与初始松弛率均增加，达到平衡所需时间也相应缩短，达到平衡时的负荷也将减低。这说明椎间盘发生退行性改变后吸收和缓冲载荷能量及传递载荷的功能都相应减弱。

另外，椎间盘的黏弹特性还表现为具有滞后特性。滞后系指黏弹性材料在加负与卸负过程中的能量丢失现象；卸负后负荷-变形曲线如低于加负时，则表示有滞后现象出现。通过滞后这一过程，椎间盘可有效地吸收能量，而且载荷越大，滞后作用也越大，从而具有防止损伤的功能。椎间盘的滞后程度还与年龄、负荷量及节段有关。椎间盘变性后，水分减少，以致弹性降低，逐步丧失储存能量和分布应力的能力，抗载能力也因此减弱。当椎间盘第 2 次承载时，其滞后作用减小，这可能是椎间盘抵抗重复载荷能力很低的原因之一。

四、椎弓根和关节突的生物力学

力学实验表明，椎弓的破坏多发生于椎弓根和椎弓峡部，采用三维有限元方法分析亦证实这两个部位均为应力集中区域。但椎弓根部的损伤临床上非常少见，多数椎弓峡部裂患者亦无明显外伤，故目前多数意见认为腰椎椎弓峡部裂实质上系由局部应力异常增高所导致的疲劳骨折。脊柱节段的活动类型取决于椎间小关节面的取向，而小关节面取向在整个脊柱上有一定的变化。下颈椎的小关节面与冠状面平行，与水平面呈 45°，允许颈椎发生前屈、后伸、侧弯和旋转运动。胸椎的小关节面与冠状面呈 20°，与水平面呈 60°，允许侧弯、旋转和一定程度的屈伸。腰椎小关节面与水平面垂直，与冠状面呈 45°，允许前屈、后伸和侧弯，但限制旋转运动。

关节突除引导节段运动外，还承受压缩、拉伸、剪切、扭转等不同类型的负荷，其承受负荷的多少因脊柱的不同运动而变化。后伸时关节突的负荷最大，占总负荷的 30%（另外 70% 由椎间盘负荷）。前屈并旋转时关节突的负载也较大。以往腰椎关节突关节承受压缩负荷的作用常被忽视，但据椎间盘内压测定结果，关节突关节所承受的压缩负荷占腰椎总负荷的 18%。

关节突关节承受拉伸负荷主要发生在腰椎前屈时，当腰椎前屈至最大限度时所产生的拉伸负荷有 39% 由关节突关节来承受。此时上、下关节突可相对滑动 5～7mm，关节囊所受拉力为 600N 左右，而正常青年人关节囊的极限拉伸负荷一般在 1000N 以上，大约相当于人体重量的 2 倍。

当腰椎承受剪切负荷时，关节突关节大约承受了总负荷的 1/3，其余 2/3 则由椎间盘承受。但由于椎间盘的黏弹性受负后发生蠕变和松弛，这样几乎所有的剪切负荷均由关节突关节承受，而附着于椎弓后方的肌肉收缩使上、下关节突相互靠拢，又在关节面上产生了较大的作用力。还有人认为关节突关节只承受向后的剪切力，而在承受向前的剪切负荷时不起主要作用。

腰椎关节突关节的轴向旋转范围很小，大约在 1°左右。实验表明，当轴向旋转范围超过 1°～3°时即可造成关节突关节的破坏。因此有人提出，限制腰椎的轴向旋转活动是腰椎关节突关节的主要功能。

五、韧带的生物力学

韧带的主要成分为胶原纤维和弹力纤维，胶原纤维使韧带具有一定的强度和刚度，弹力纤维则赋予韧带在负荷作用下延伸的能力。韧带大多数纤维排列几乎平行，故其功能多较为专一，往往只承受一个方向的负荷。脊柱韧带的功能主要是为相邻脊椎提供恰当的生理活动，同时也可产生所谓"预应力"以维持脊柱的稳定。脊柱离体标本在牵拉负荷作用下仍保持一定的椎间盘内压，这种预应力在相当程度上来源于韧带的张力，以黄韧带最为突出。所有韧带均具有抗牵张力的作用，但在压缩力作用下疲劳很快。韧带强度与韧带的截面积密切相关。实验研究发现，韧带的疲劳曲线呈典型的三相改变。在初始相，施加轴向载荷就很容易牵拉韧带，此相是韧带的中性区，阻力很小就可以出现形变；接着随着载荷增大，韧带出现变形的阻力也增大，此相为弹性区。最后，在第三相，随着载荷增大，韧带迅速出现变形，此相发生临近破坏之前。在脊柱韧带中，腰椎韧带的破坏强度最高。另一点必须考虑韧带与骨的界面。界面部的破坏由这两种结构的相对强度决定。在严重骨质疏松患者，骨质破坏比韧带破坏更容易出现。

脊柱的韧带承担脊柱的大部分牵张载荷，它们的作用方式如橡胶筋，当载荷方向与纤维方向一致时，韧带承载能力最强。当脊柱运动节段承受不同的力和力矩时，相应的韧带被拉伸，并对运动节段起稳定作用。脊柱韧带有很多功能。首先，韧带的存在既允许两椎体间有充分的生理活动，又能保持一定姿势，并使维持姿势的能量消耗降至最低程度。其次，通过将脊柱运动限制在恰当的生理范围内以及吸收能量，对脊柱提供保护。第三，在高载荷、高速度加载伤力下，通过限制位移，吸收能量来保护脊髓免受损伤。

上述功能特别是能量吸收能力，随年龄的增长而减退。

一般认为，前纵韧带甚为坚强，与后纵韧带一起能够阻止脊柱过度后伸，但限制轴向旋转、侧屈的作用不明显。小关节囊韧带在抵抗扭转和侧屈时起作用。棘间韧带对控制节段运动的作用不明显，而棘上韧带具有制约屈曲活动的功能，研究发现棘上韧带具有很高的抗破坏强度，实际上结合它们与 IAR 的距离，此韧带在脊柱稳定性方面发挥重大的作用。横突间韧带在侧屈时承受最大应力，该韧带与侧屈活动的 IAR 相距较远，杠杆臂较长，故有良好的机械效益。在所有脊柱韧带中，黄韧带在静息时的张力最大，单纯切除黄韧带不会引起脊柱不稳定，但动态运动条件下尤其是屈曲和后伸时其确切的作用尚不清楚。有一点可以明确，脊柱不稳定会促进黄韧带的退变及骨化。

对脊柱的前纵韧带、后纵韧带、关节囊韧带、黄韧带和棘间韧带进行的破坏试验显示，前纵韧带和小关节囊最强，棘间韧带和后纵韧带最弱。破坏载荷的范围为 30～500N，腰段脊柱的韧带数值最大。刚度最大的结构是后纵韧带，棘上韧带有最大的破坏前变形量，而前纵韧带和后纵韧带的破坏变形量最小。

六、肌肉的生物力学

椎旁肌在维持脊柱直立姿势中起重要作用。在休息和活动时，没有完整的椎旁肌作用，脊柱动态的稳定性就无法保持。肌力为保持姿势的必需条件。神经和肌肉的协同作用产生脊柱的活动。主动肌引发和进行活动，而拮抗肌控制和调节活动。

与脊柱活动有关的肌肉可根据其所处位置分为前、后两组。位于腰椎后方的肌肉又可进一步分为深层、中间层和浅层 3 组。

（1）深层肌肉　包括起止于相邻棘突的棘间肌、起止于相邻横突的横突间肌以及起止于横突和棘突的回旋肌等。

（2）中间层肌肉　主要指起于横突、止于上一椎体棘突的多裂肌，也可将其划入深层肌肉。

（3）浅层肌肉　即骶棘肌，自外向内又可分为髂肋肌、最长肌和棘肌 3 组。前方的肌肉包括腹外斜肌、腹内斜肌、腹横肌和腹直肌等。

放松站立时，椎体后部肌肉的活动性很小，特别是颈、腰段。这时腹肌有轻度的活动，但不与背肌活动同时进行，腰大肌也有某些活动。支持躯体重量的脊柱在中立位具有内在的不稳性，躯体重心在水平面的移动，要求对侧有一有效的肌肉活动以维持平衡。因此，躯体重心在前、后、侧方的移位分别需要有背肌、腹肌和腰大肌的活动来保持平衡。

前屈包括脊柱和骨盆两部分运动，开始 60°运动由腰椎运动节段完成，此后 25°屈曲由髋关节提供。躯干由屈曲位伸展时，其顺序与上述相反，先是骨盆后倾，然后伸直脊柱。

腹肌和腰肌可使脊柱的屈曲开始启动，然后躯干上部的重量使屈曲进一步增加，随着屈曲亦即力矩的增加，骶棘肌的活动逐渐增强，以控制这种屈曲活动，而髋部肌肉可有效地控制骨盆前倾。脊柱完全屈曲时，骶棘肌不再发挥作用，被伸长而绷紧的脊柱后部韧带使向前的弯曲获得被动性平衡。

在后伸的开始和结束时，背肌显示有较强活动，而在中间阶段，背肌的活动很弱，而腹肌的活动随着后伸运动逐渐增加，以控制和调节后伸动作。但做极度或强制性后伸动作时，需要伸肌的活动。

脊柱侧屈时骶棘肌及腹肌都产生动力，并由对侧肌肉加以调节。在腰椎完成轴向旋转活动时两侧的背肌和腹肌均产生活动，同侧和对侧肌肉产生协同作用。

七、脊髓的生物力学

脊髓位于骨性椎管中，受到骨性椎管的保护，并受脊膜（软脊膜，蛛网膜和硬膜）、齿状韧带、脑脊液及脊神经根等软组织支持和保护。脊髓借齿状韧带附于硬脊膜囊。脊柱完全屈曲时，脊髓、神经根及齿状韧带均处于生理性牵张状态。后者由于向下倾斜，所受张力分解为 2 个分力，轴向分力与脊髓所受张力相平衡，可减少脊髓被牵拉，两侧的横向分力则相互平衡，可保持脊髓位于椎管近中线处。硬膜外脂肪和脑脊液通过吸收能量和减少摩擦亦可对脊髓提供保护。齿状韧带、神经根及脑脊液等均具有最大限度防止脊髓与骨性椎管的碰撞和减震作用。

脊髓的生物力学特性对其自身也有重要的保护作用。脊髓无软脊膜包裹时其特性有如半流体性黏聚体。包裹软脊膜的脊髓为一具有特殊力学特性的结构。如除去其周围的神经根、齿状韧带等各种周围组织，将脊髓悬吊起来，其长度可因其自身重量而延长10%。但此时如使其进一步变形，可突然出现非弹性阻力。即脊髓的载荷-变形曲线有两个明显的不同阶段。初始阶段，小于 0.01N 的拉伸力即可产生很大的变形，脊髓折叠或展开；第二阶段，相对较大的力只造成较小的变形，该阶段真正代表了脊髓的组织特性，此时脊髓的展开或折叠已达极限，脊髓组织直接承受外力，脊髓在断裂前可承受 20～30N。横断的脊髓可部分回缩，说明脊髓本身具有内在的张力。

脊柱在不同方向上活动时，骨性椎管的长度和有效横截面积也将随之改变。颈、胸、腰段椎管屈曲时伸长，前缘增加不多，后缘增加最多。而伸直时缩短，后缘最多。脊柱轴向旋转及水平位移时，椎管有效横截面积也有改变。脊柱前屈时，椎管长度增加，尸体研究表明，颈、腰段椎管长度可增加 28mm，但胸段椎管只增加 3mm。中立位时，脊髓和脊膜有轻微张力，脊柱屈曲时延长变为扁平，其横切面有轻微减少，脊髓变为紧张并藉其可塑性而前移。坐位或站位时，重力亦使脊髓前移。脊柱运动主要发生在颈、腰段，胸段较少，在 C_6、T_6、L_4 水平，脊髓及脊膜无任何运动，与椎管关系相当恒定。

椎管长度的改变总是伴有脊髓的相应改变。脊髓的折叠与展开性能可满足从脊柱完全伸直到完全屈曲所需的 70%～75% 的长度变化，其余的 25%～30%，即生理活动的极限部分，由脊髓组织本身的弹性变形来完成。脊髓在长度改变的同时，同样伴有横截面积的变化，后者于受压时增大而拉伸时减小。当脊髓由完全屈曲转为完全伸直时，其截面从接近圆形变为椭圆。屈曲头颈时可伴脊髓被牵拉延长，以 C_3～C_6 脊髓节段最明显，平均可延长原长度的 10.6%。

引起脊柱骨折脱位的暴力除屈曲、压缩和过伸外，还有轴性旋转。施于脊柱前、后方的压力，特别在过伸位时，脊髓中央部分遭受损伤最大。临床上脊柱创伤引起的脊髓损伤是个复杂的情况，与瞬间能量传递、椎管有效储备空间、血流损害及其他继发性损害等密切相关。脊柱周围肌肉保持紧张状态或较松弛者，脊髓更易损伤。在研究脊柱复杂损伤过程时，应以功能运动节段逐个进行载荷、位移和破坏形式的分析，并须确定瞬时旋转中心（IAR），决定活动节段受力后的位移方式。

第三章
骨与软组织的力学系统——人体弓弦力学系统

第一节　人体与力学的关系

一、人类的基本属性与力的关系

1 人类有两大属性。第一是人的自然属性，第二是人的社会属性。人的自然属性告诉我们，人为了生存，必须进行物质索取（比如衣食住行），人类为了延续必须自我再生产（性欲）；人的社会属性告诉我们，人的一切行为不可避免地要与周围所有的人发生各种各样的关系，比如生产关系、亲属关系、同事关系等等。现实社会中的人，必然是一个生活在一定社会关系中的人。这种复杂的社会关系就决定了人的本质，形成了人的社会属性。人类的这两大基本属性中离不开一个共同点，就是人的运动性。运动是物质的固有性质和存在方式，是物质的根本属性，世界上没有不运动的物质，也没有离开物质的运动。同时运动具有守恒性，即运动既不能被创造又不能被消灭，人类的一切行为都离不开运动。

2. 力是运动中不可缺少的最重要的元素。力是一个物体对另一个物体的作用，物体间力的作用是相互的，力可以改变物体的运动状态，也可以改变物体的物理状态。人生活在地球上，首先会受到地心引力的影响。要维持人体的正常姿势，包括卧姿、坐姿、站姿，就必须形成与重力相适应的解剖结构，其次，人体为了生存要劳动、运动，会受到各种力的影响。

3. 人体内部的解剖结构分为两大类，即固体物质和流体物质。固体物质包括各种软组织（如肌肉、韧带、血管、淋巴管、神经、腱鞘、滑囊、关节囊、筋膜、大脑、脊髓和各种内脏器官）和骨骼；流体物质包括血液和各种组织液。因此，人体内的力学系统就包括固体力学系统和流体力学系统。这两大系统所表现的力学形式是多种多样的，但是概括起来说，只有3种基本的力学形式，即拉力、压力、张力。

二、人体内的3种基本力学形式

力的反作用力，又称为应力。各种力作用于人体时，都有一个反作用力，所以在研究力对人体影响时，都采用应力这个概念，这样人体内的3种基本的力学形式称之为拉应力、压应力、张应力。

1. 拉应力

拉应力是方向沿一条线向两端方向相反的离心作用力（图3-1）。

2. 压应力

压应力是方向沿一条线方向相对的向心作用力（图3-2）。

3. 张应力

张应力是方向从一个圆的中心或一个球的中心向周围扩散的作用力（图3-3）。

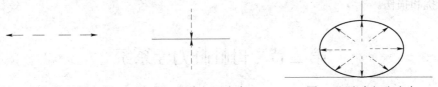

图3-1　拉力与拉应力　　　图3-2　压力与压应力　　　图3-3　张力与张应力

　　组成人体的各种物质从外部物理性质来分类，可分为刚体、柔体和流体。骨组织属于刚体，各种软组织，包括大脑、脊髓、各内脏器官、肌肉、韧带、筋膜、腱鞘、神经、滑囊、关节囊等都属于柔体，各种体液（包括血液）都属于流体。压应力主要作用于刚体。它是沿一条线方向的相对向心作用力，不管是刚体、柔体，还是流体都可能受到压力的影响，但主要是刚体；拉应力主要作用于柔体，它是沿一条线方向的离心作用力；张应力主要作用于流体，它是当流体在流动时，管腔容量小而流体的流量大而产生的张力或流体被堵塞、滞留而产生的作用力。人体的所有关节都是由骨性组织（刚体）构成它的主要部分，故关节大多受到压应力的影响；大脑、脊髓和内脏器官（柔体）在人体内都呈现悬挂式的，因受到地球引力的作用，它自身的重量就形成了对抗性的拉力，所以都受到拉应力的影响，其他的软组织（柔体）的两端或周边都附着在其他的组织结构上，因此也都受到拉应力的影响；而体液（包括血液）容易产生张力，在组织器官内都易受到张应力的影响。

三、人体对异常应力的3种自我调节方式

　　1. 当异常力学状态影响和破坏组织结构和生理功能时，人体通过自我调节进行纠正，恢复正常，这是最佳的结果。

　　2. 当异常力学状态影响和破坏骨关节时，人体通过对抗性的调节进行自我修复，即通过软组织的增生、硬化、钙化、骨化来对抗这种异常力学状态，阻止力的继续影响和破坏作用，但这种调节造成新的病理因素，形成新的疾病。如肌肉增生和各种软组织硬化、钙化、骨化最终形成骨质增生，引发临床表现。

　　3. 当异常的力学状态对人体的组织结构和生理功能产生较大强度的破坏时，以上两种调节方法已经无效，人体则被迫采取第3种调节方法，即适应性调节方法。这种调节只能保持一部分组织结构和生理功能不被破坏，而另一部分被破坏。比如，小儿髋关节半脱位长期得不到正确治疗和纠正，直至长大成人，人体就通过适应性的调节功能使髋臼变形，股骨头变形，股骨头外侧肌肉硬化和钙化，来保持髋关节的部分伸屈功能。

四、人体是一个复杂的力学结构生命体

根据人类的自然属性、社会属性及运动属性得知，人体是一个复杂的力学结构生命体，比如，人体为了生存和自我保护，人体的形体结构形成了类似于圆形外形，这种近似圆形的形体结构最大限度地保护了人体免受外界的损伤。同时，人体将重要的结构均置于身体的内部或者内侧，比如，人体将神经系统置于颅腔和椎管内，将心血管系统置于胸腔内，将四肢的重要神经血管置于肢体的内侧深层，以保证人体重要器官组织不受外界干扰和损伤。

第二节　骨杠杆力学系统

从物理学的知识得知，一个直的或者曲的刚体，在力的作用下，能围绕一固定点或者固定轴（支点）作转动，并克服阻力而做功。这个刚体在力学上称为杠杆。

人体的骨骼是支架，连接骨骼的软组织是维持这个支架保持正常位置和完成运动功能的纽带。骨骼本身不能产生运动功能，只有在软组织的牵拉作用下，才会完成运动功能。为了完成运动功能，人体根据其自身的特点形成了骨杠杆力学系统。所谓骨杠杆力学系统，是指骨相当于一硬棒（刚体），它在肌肉拉力（动力）作用下，围绕关节轴（支点）作用，并克服阻力而做功。为了完成不同的生理功能，人体形成了不同类型的关节连结，如单轴关节、双轴关节和多轴关节（图3-4），以保证关节能够沿冠状轴面进行屈伸运动，沿矢状轴面进行内收外展运动、沿垂直轴面进行内旋外旋以及环转运动。

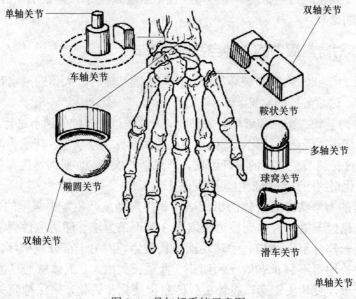

图 3-4　骨杠杆系统示意图

　　综上所述，运动是人体的根本属性之一，力是人体运动的基本元素。所以，人体的力学结构就成为我们研究人体的生理病理时一个重要部分。那么，人体运动系统的力学结构是什么？这些力学结构的组成成分有哪些？它们之间的关系如何？力学结构如何影响疾病的发生、发展和转归？针刀治疗的原理是什么？不搞清楚这些问题，就不可能从学术的高度来认识针刀神奇的疗效，不可能解释针刀治疗众多临床疑难杂症的机理，不可能将针刀医学作为一门新兴的医学学科进行推广应用。经过上万例的针刀临床实践，作者发现了人类运动的力学解剖结构是人体弓弦力学系统，并根据弓弦力学系统提出了慢性软组织损伤的病理构架理论——网眼理论，现分述如下。

第三节　人体弓弦力学系统

　　一副完整的弓箭由弓、弦和箭 3 部分组成，弓与弦的连结处称之为弓弦结合部，一副完整弓弦的力学构架是在弦的牵拉条件下，使弓按照弦的拉力形成一个闭合的静态力学系统。弦相当于物理学的柔体物质，主要承受拉力的影响；弓相当于物理学的刚体物质，主要承受压力的影响。射箭时的力学构架是在弦的拉力作用下，使弓随弦的拉力方向产生形变，最后将箭射出（图 3-5）。

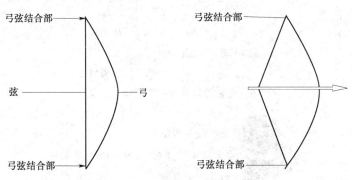

图 3-5　弓弦组成示意图

　　人类在逐渐进化过程中，各骨骼与软组织的连结方式类似弓箭形状的力学系统，作者将其命名为人体弓弦力学系统。通过这个系统，人体能够保持正常的姿势，完成各种运动生理功能。人体弓弦力学系统是以骨为弓，关节囊、韧带、肌肉、筋膜为弦，完成人体特定运动功能的力学系统。它由动态弓弦力学单元和静态弓弦力学单元和辅助装置 3 个部分组成。静态弓弦力学单元是维持人体正常姿势的固定装置；动态弓弦力学单元是以肌肉为动力，是人体骨关节产生主动运动的基础；辅助装置是维持人体弓弦力学系统发挥正常功能的辅助结构，包括籽骨、副骨、滑液囊等，籽骨、副骨的作用是在人体运动应力最集中部位，将一个弓弦力学单元分为两个，从而最大限度地保持该部位的运动功能。比如，髌骨是人体最大的籽骨，它将膝关节前面的弓弦力学系统一分为二，减少了股四头肌的拉应力，避免了股四头肌腱与股骨和胫骨的直接磨擦，尤其是膝关节屈曲超过 90°以后的肌肉与骨的磨擦。滑液囊的作用是在弓弦结合部周围分泌润滑液，减少软组织起止点与骨骼的磨擦。

人体弓弦力学系统分为 3 类，即四肢弓弦力学系统、脊柱弓弦力学系统和脊-肢弓弦力学系统。这 3 个弓弦力学系统相互联系，相互补充，形成了人体完整的力学构架。每个系统由多个单关节弓弦力学系统组成。由此可见，要理解人体弓弦力学系统，首先要掌握单关节弓弦力学系统（图 3-6），因为它是人体弓弦力学系统的基础。

一、单关节弓弦力学系统

1. 静态弓弦力学单元

骨与骨之间以致密结缔组织形成的关节囊及韧带连接方式称为关节连接。关节连接是人体保持姿势及运动功能的基本单位，是一个典型的静态弓弦力学系统。一个静态弓弦力学单元由弓和弦两部分组成，弓为连续关节两端的骨骼；弦为附着在关节周围的关节囊、韧带或/和筋膜，关节囊、韧带或/和筋膜在骨骼的附着处称为弓弦结合部（图 3-7）。

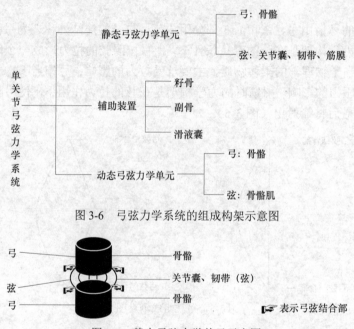

图 3-6　弓弦力学系统的组成构架示意图

图 3-7　静态弓弦力学单元示意图

由于关节囊、韧带及筋膜本身没有主动收缩功能，它们的作用是保持关节正常的对合面，同时又维持关节稳定性，所以，静态弓弦力学单元的作用是维持人体正常姿势的固定装置。

2. 动态弓弦力学单元

人体进化为直立行走，其关节连接的形状和关节受力方式也发生了变化。骨骼本身不能产生运动，关节是将骨骼连接起来的一种高度进化模式，只有骨骼肌收缩，才能带动关节的运动，从而完成关节运动，也就是说，正常的关节是运动的基础，肌肉收缩是运动的动力。我们的骨骼肌都是跨关节附着，即肌肉的两个附着点之间至少有一个以上的关节，肌肉收缩会使这些关节产生位移，完成特定的运动功能。一个动态弓弦力学单元包括一个以上的关节（静态弓弦力学系统）和跨关节附着的骨骼肌，骨骼肌在骨面的附着处称为弓弦结合部（图 3-8）。

由于动态弓弦力学单元以肌肉为动力，以骨骼为杠杆，是骨杠杆系统的力学解剖结构。骨骼肌有主动收缩功能，所以，动态弓弦力学单元是骨关节产生主动运动的力学解剖学基础。

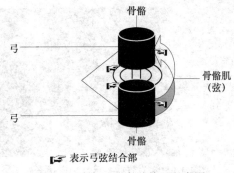

图 3-8　动态弓弦力学单元示意图

二、腰部弓弦力学系统

人体的腰部以单关节弓弦力学系统为基础，构成了众多的形状腰椎关节的正常位置。

1. 腰部静态弓弦力学单元

腰部静态弓弦力学单元以腰椎关节连结的骨为弓，以关节囊、韧带、筋膜为弦，维持腰椎关节的正常位置及静态力学平衡。腰椎关节如关节突关节、椎间盘等连结以及由韧带或者筋膜连结起来的棘突连结都属于腰部单关节静态弓弦力学单元。

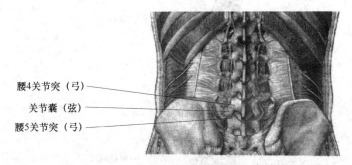

图 3-9　$L_4 \sim L_5$ 关节突关节的静态弓弦力学单元

图 3-9 显示一个 $L_4 \sim L_5$ 关节突关节的静态弓弦力学单元，它是以 $L_4 \sim L_5$ 关节突的骨骼为弓，以关节囊为弦，关节囊在骨骼的附着处称为弓弦结合部。各种原因引起关节囊受力异常，人体会通过粘连、瘢痕、挛缩来代偿这些过大的应力，导致关节囊增厚。如果这种异常应力不解除，人体就会在关节囊的附着处即弓弦结合部进行对抗性的调节，即在此处形成硬化、钙化、骨化，最终形成骨质增生。

2. 腰部动态弓弦力学单元

腰部动态弓弦力学单元以腰椎关节连结的骨为弓，以骨骼肌为弦，完成腰部运动功能及动态力学平衡。如关节突关节、腰椎间盘运动都属于单关节动态弓弦力学单元。

图 3-10 显示 $L_4 \sim L_5$ 回旋肌的动态弓弦力学单元。$L_4 \sim L_5$ 回旋肌起自 L_5 横突上后部，止于 L_4 椎骨椎弓板下缘及外侧面，直至棘突根部。这个动态弓弦力学单元的功能参与 $L_4 \sim L_5$ 的旋转功能，当一侧肌肉收缩 L_4 转向同侧，两侧肌肉同时收缩，加大腰屈。

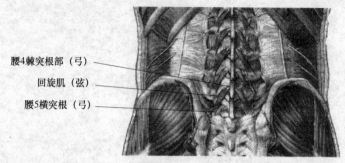

腰4棘突根部（弓）
回旋肌（弦）
腰5横突根（弓）

图 3-10 单关节动态弓弦力学单元

三、脊柱弓弦力学系统

脊柱是人体的中轴线，人体为了生存的需要，在脊柱的矢状面上逐渐形成了一个曲线形状，这就是脊柱弓弦力学系统，也就是我们常说的脊柱的生理曲度。脊柱弓弦力学系统由多个单关节弓弦力学系统组成，由颈段、胸段、腰段、骶尾段的弓弦力学系统组成（图 3-11）。

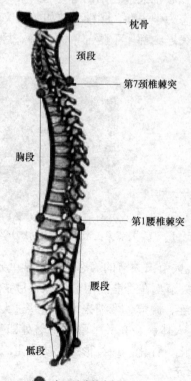

枕骨
颈段
第7颈椎棘突
胸段
第1腰椎棘突
腰段
骶段
● 表示弓弦结合部

图 3-11 脊柱弓弦力学系统

1. 颈段弓弦力学系统

以枕骨、颈椎为弓，连结颈椎的软组织如椎间关节的关节突关节韧带、颈椎间盘、项韧带、黄韧带、椎枕肌、前斜角肌、中斜角肌、后斜角肌、竖脊肌颈段等软组织为弦所形成的一个弓弦力学系统，颈段弓弦力学系统的功能是维持颈椎的生理曲度，完成颈部的部分运动功能，另一部分颈部的运动功能由脊肢弓弦力学系统完成。

2. 胸段弓弦力学系统

以胸椎及肋骨、胸骨为弓，连结这些骨骼的软组织如椎间关节的关节突关节韧带、肋横突韧带、黄韧带、前后纵韧带、胸段、胸椎间盘等软组织为弦所形成的一个弓弦力学系统，胸段弓弦力学系统的功能主要是维持胸椎的生理曲度，并参与胸椎在矢状面的运动功能。

3. 腰段弓弦力学系统

以腰椎为弓，连结腰椎的软组织如椎间关节的关节突关节韧带、腰椎间盘、前后纵韧带、黄韧带、髂腰韧带、竖脊肌腰段等软组织为弦所形成的一个弓弦力学系统，腰段弓弦力学系统的功能是维持腰椎的生理曲度，完成腰部的部分运动功能，另一部分腰部的运动功能由脊肢弓弦力学系统完成。

4. 骶尾段弓弦力学系统

以骶尾椎为弓，连结骶尾椎的软组织如骶棘韧带、骶结节韧带、竖脊肌腰段等软组织为弦所形成的一个弓弦力学系统，骶尾段弓弦力学系统的功能是维持骨盆平衡。

颈段、胸段、腰段、骶尾段的弓弦力学系统共同组成脊柱矢状面的整体弓弦力学系统，竖脊肌、项韧带、斜方肌等软组织在枕骨的附着处及第 7 颈椎的附着处为颈段的弓弦结合部，前纵韧带在第 1 胸椎、第 12 胸椎前面的附着处为胸段的弓弦结合部，竖脊肌、棘上韧带、背阔肌等软组织在第 1 腰椎、第 5 胸椎后面的附着处为腰段的弓弦结合部，骶棘韧带、骶结节韧带等软组织在骶椎侧面、坐骨结节、坐骨棘的附着处为骶尾段的弓弦结合部。

根据数学曲线变化规律，当一段曲线弧长一定时，这段曲线其中的一部分曲率变小，剩下的那一部分曲线的曲率会相应的增大。由于这些弓弦结合部都是脊柱矢状轴发生转曲的部位，所以，此部位的软组织尤其容易受到损伤。当弓弦结合部的软组织发生粘连、瘢痕、挛缩等损伤时，就会引起脊柱生理曲度的变化，引发颈椎病、腰椎病、颈-腰综合征等众多临床疑难病症。

四、脊-肢弓弦力学系统

躯干是人体的主干，人体要完成复杂的运动功能，如肢带关节（肩关节、髋关节）的运动，上、下肢同时运动，就需要围绕脊柱的多个关节的联合协调运动。从而形成了脊-肢弓弦力学系统。后者由多个单关节弓弦力学系统组成，分为胸廓与肢体弓弦力学系统及脊柱与肢体弓弦力学系统。脊-肢弓弦力学系统以脊柱为中心，相互协调，相互补充，保证了脊动肢动、肢动脊动的统一。这个弓弦力学系统从形状上看，类似斜拉桥的结构，斜拉桥的桥塔相当于脊柱，斜拉桥的桥面相当于肢带骨，连续斜拉桥的拉索相当于连结脊柱和肢带骨的软组织。桥塔和桥面相当于弓，拉索相当于弦（图 3-12）。

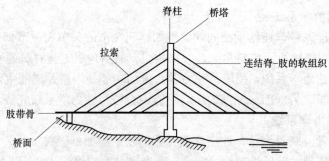

图 3-12　脊-肢弓弦力学系统示意图

根据斜拉桥的原理，我们得知，斜拉桥由桥塔、拉索和桥面组成。我们以一个索塔来分析。桥塔两侧是对称的斜拉索，通过斜拉索将桥塔和桥面连接在一起。假设索塔两侧只有两根斜拉索，左右对称各一条，这两根斜拉索受到主梁的重力作用，对桥塔产生两个对称的沿着斜拉索方向的拉力，根据受力分析，左边的力可以分解为水平向向左的一个力和竖直向下的一个力；同样的右边的力可以分解为水平向右的一个力和竖直向下的一个力；由于这两个力是对称的，所以水平向左和水平向右的两个力互相抵消了，最终主梁的重力成为对桥塔的竖直向下的两个力，这样力又传给索塔下面的桥墩了。斜拉索数量越多，分散主梁给斜拉索的力就越多。

脊柱与肢带骨的连结类似于斜拉桥的力学原理，脊柱两侧肌肉、韧带、筋膜等软组织的正常应力是维持脊柱和肢带骨的正常力学传导的必要元素。如果这些软组织受到异常的拉应力，就会造成脊柱的移位。换言之，脊柱的错位不是脊柱本身引起的，而是由于脊柱两侧软组织的应力异常导致的。当脊柱一侧的软组织的拉应力异常，脊柱就会向拉力侧倾斜，在影像学上就会发现脊柱在矢状面、冠状面、垂直面出现单一的或者多方向的移位表现。而且一侧的软组织的拉应力异常引起了脊柱的移位，必然引起对侧的软组织的拉应力异常。

与颈椎病有关的脊柱与肢体的弓弦力学系统：一是以颈椎、肩胛骨为弓，肩胛提肌为弦的动态弓弦力学单元，二是以脊柱、肱骨、肩胛骨为弓，斜方肌、背阔肌为弦的动态弓弦力学单元，三是以颈椎横突、肋骨为弓，前、中、后斜角肌为弦的动态弓弦力学系统。以斜方肌、背阔肌的动态弓弦力学单元为例，当斜方肌、背阔肌慢性劳损，人体在修复过程中在肌肉的起止点形成粘连、瘢痕，造成局部的应力异常，根据斜拉桥的力学原理，必然引起颈椎在冠状面的受力异常，最终引起颈椎侧弯，引起颈椎病的临床表现；同时，由于斜方肌与背阔肌有部分相同的起点，斜方肌的损伤后期会引起背阔肌慢性劳损，背阔肌又是腰部的脊肢弓弦力学系统，当背阔肌损伤应力异常以后，必然引起腰椎弓弦力学系统的代偿，严重者引起腰椎错位，引发腰神经根的卡压，引起下肢神经压迫的临床表现。这就是颈-腰综合征的病理机制。

综上所述，我们可以得出以下结论：

（1）人体的弓弦力学系统是物理学的力学成分在人体骨关节与软组织之间的具体表现形式，是人体运动系统的力学解剖结构，它的基本单位是关节，一个关节的弓弦力学系统包括静态弓弦力学单元和动态弓弦力学单元及其辅助结构。

（2）由于人体骨关节周围软组织起止点的不同，在同一部位的骨骼上可以有一个或者多个肌肉、韧带的起止点。起于同一部位的肌肉、韧带可止于不同的骨骼，起于不同骨骼的多条肌肉、韧带等软组织也可止于同一骨骼。各部分的弓弦力学单元相互交叉，形成人体整体弓弦力学系统。

（3）脊柱弓弦力学系统对维持脊柱的生理曲度具有重要意义，脊柱前、后面软组织损伤是引起脊柱生理曲度变化的始发原因。

（4）脊-肢弓弦力学系统找到了脊柱与四肢的力学传导的路径，从力学层面实现了脊柱与四肢的统一。动、静态弓弦力学单元的关系可归纳为四句话，即动中有静，静中有动，动静结合，平衡功能。

（5）弓弦力学系统组成部分的慢性损伤，必然引起弓弦组成部的受力异常。在弓弦力学系统中，应力集中的部位首先是弓弦结合部即软组织的起止点，其次是弦即软组织的行经路线，最后是弓即骨关节。这就是为什么骨关节周围的软组织损伤在临床上最为多见，其次才是软组织行经路线的损伤，最后是骨关节本身的损伤如骨质增生、创伤性关节炎、骨性关节炎等。

（6）弓弦力学系统的创立，阐明了慢性软组织损伤及骨质增生等临床疑难杂症的病理机制和疾病的病理构架，完善和补充了针刀医学基础理论，将针刀治疗从"以痛为腧"的病变点治疗提升到对疾病的病理构架治疗的高度上来。解决了针刀治疗有效率高、治愈率低的现状，为针刀治愈困扰全人类健康的慢性软组织损伤性疾病，骨质增生症提供了解剖力学基础。

第四章
常见妇儿科疾病的病因病理学理论

第一节　慢性妇科疾病病因病理学理论

一、慢性内脏疾病病因病理学理论

（一）慢性内脏疾病的概述

1. 中医学对慢性内脏疾病的认识

经络学说中的督脉和足太阳膀胱经，循行于脊背正中及两侧部位。历代医学家认为督脉为"阳脉之海"，总督一身之阳气。足太阳膀胱经中五脏六腑均有腧穴走行于背部，《难经正义》记载："五脏之俞皆在背，肺俞在第三椎下，心俞在第五椎下，肝俞在第九椎下，脾俞在第十一椎下，肾俞在十四椎下，又有膈俞者，在七椎下，皆夹脊两旁，各同身寸之一寸五分，总属足太阳经也。"又注说："胃俞在十二椎间，大肠俞在十六椎间，小肠俞在十八椎之间，胆俞在十椎之间，膀胱俞在十九椎之间，三焦俞在十三椎之间。又有心包俞在四椎之间，亦俱夹脊两旁，各同身寸之一寸五分总属足太阳经也。"因而背部的督脉线可作为治疗疾病的中枢治疗线。中医学中有很多治疗内脏疾病所选用的腧穴通常都在背部。如中医的 17 对华佗夹脊穴，专用来治疗顽固的内脏疾病。根据现在的解剖学研究，这些夹脊穴都在相应椎体的横突上，这就是最早脊柱相关疾病的诊断与治疗。

2. 西医学对慢性内脏疾病的认识

西医学主要从慢性病和脊柱相关疾病去研究慢性内脏疾病。

（1）慢性内脏疾病

定义　慢性内脏疾病即慢性非传染性疾病，是一类起病隐匿，病程长且病情迁延不愈，缺乏确切的传染性生物病因证据，病因复杂，且有些尚未完全被确认的疾病的概括性总称。美国疾病控制与预防中心对此病的定义是进行性的、不能自然痊愈及很少能够完全治愈的疾病。

特点　一般是指不由微生物引起，而是由于生活方式、环境因素为主因所引起的疾病。通常其病因不明，潜伏期长，病理改变不可逆，需要长期治疗和指导，严重损害人类健康。

分类　主要以心脑血管疾病（高血压、冠心病、脑卒中等）、糖尿病、恶性肿瘤、慢性阻塞性肺部疾病（慢性气管炎、肺气肿等）、精神异常和精神病等为代表。

除此之外，慢性内脏疾病还包括内分泌及代谢疾病，偏头痛，脊髓损伤，动脉栓塞及血栓症，哮喘，消化性溃疡，慢性肝炎，胃肠机能性障碍，慢性胆道炎，慢性肾炎，关节炎，多发性肌炎，骨质疏松症，干眼症等疾病。其病变部位几乎涉及到全身各大系统的组织和器官。

（2）脊柱相关疾病　脊柱相关性疾病是由于脊柱区带内椎周软组织损伤造成脊柱力学平衡失调，直接或者间接刺激和压迫周围的血管、脊髓和植物神经，引起相应的内脏器官和其他器官出现的临床症状和体征。目前已了解的慢性内脏疾病中至少有 40 多种与脊柱的平衡失调有关，涉及到循环、消化、呼吸、泌尿、生殖、内分泌、神经等多个系统。其病理特征为脊柱小关节在矢状位、冠状位和水平位上发生单一或者复合错位。其临床表现错综复杂，症状体征不一致。治疗方面以物理治疗为主：如整脊、针灸、理疗、牵引、中药等均有效果，但易复发。

3. 针刀医学对慢性内脏疾病的认识

从西医学对慢性病的定义中不难看出，几乎各大系统中内脏器官的慢性疾病都归属于慢性病的范围，但各个器官疾病之间缺乏内在联系。脊柱相关疾病论认为脊柱错位造成的神经血管压迫是引起内脏疾病的常见原因之一，其中又以脊柱错位后导致植物神经的功能紊乱所造成内脏疾病最为多见。但临床上常常出现治疗的部位与植物神经的分布不相吻合，如肩部做推拿手法，腰痛好了，在胸段、腰段、针灸、推拿心律失常缓解了，在骶尾部针刀，针灸，手法治疗，头晕、恶心减轻了。这显然不符合植物神经的分布规律。

针刀医学在大量临床实践以及对人体组织进行重新分类的基础上提出了慢性内脏疾病的新概念。慢性内脏疾病是指内脏弓弦力学解剖系统受损所引起的内脏器官功能性或/和器质性的慢性损害后所产生的临床症候群。它的病理基础是内脏弓弦力学解剖系统力平衡失调后引起的内脏病。针刀通过松解内脏弓弦力学解剖系统弓弦结合部及弦的应力集中部的粘连、瘢痕和挛缩，使内脏恢复正常位置，内脏的功能也就得到恢复。针刀医学从力学角度出发，人体组织分为两部分，即硬组织和软组织。硬组织就是骨骼，除骨骼以外的组织都是软组织，包括了肌肉、韧带、筋膜。软组织的力学性能有其共性，那就是它们主要承受拉应力的影响。任何内脏都不是悬空的，它一定通过韧带、筋膜等软组织与骨关节连接在一起，所以，相关骨关节的移位是引起内脏移位的基础。慢性内脏疾病概念的提出，从力学角度阐明了如下几个方面的问题：首先，骨关节与内脏存在力学解剖连接；其次，骨关节疾病是引起内脏疾病的原因之一；最后，针刀等物理疗法的治疗原理是通过调节软组织的力学平衡，纠正内脏错位，从而恢复内脏的功能。

（二）慢性内脏疾病的病因

人们在长期的生活工作实践过程中，逐渐发现脊柱及其周围软组织的病变可引起人体许多系统的疾病，中西医都意识到了它的存在，只是没有明确系统地论述，并将其应用到临床诊断和治疗中去。

针刀医学在临床研究中，将形象思维和抽象思维两种思维方法加以归纳、演绎，并将这些已总结出来的经验，又应用到实践中，加以反复验证，并通观中西医关于人体生理、病理的已知研究结果以及用目前知识无法解释的生理、病理现象，而提出了慢性内脏疾病的新概念。针刀医学对于慢性内脏疾病的认识将内脏疾病与人体力学解剖结构紧密结合起来，首次从力学层面去研究慢性内脏疾病发生与人体骨关节错位的内在联系，并通过内脏弓弦力学系统研究慢性内脏疾病发生发展的规律。在此基础上，应用针刀治愈了众多中西医都无法解决内脏病疑难杂症。所以这一新概念不是无根之木、无源之水，它深深地扎根于现代科学的基础上，来源于中、西两大医学体系的源头。

1. 内脏弓弦力学解剖系统

人类在进化过程中，为了生存，形成了类似弓箭形状的力学解剖系统。脊柱是人体的中轴线，在脊柱的矢状面上逐渐形成了一个曲线形状，这就是脊柱弓弦力学系统，也就是常说的脊柱生理曲度。脊柱弓弦力学系统由多个单关节弓弦力学解剖系统组成，由颈段、胸段、腰段、骶尾段的弓弦力学解剖系统组成脊柱弓弦力学解剖系统。脊柱弓弦力学解剖系统通过肩胛骨和髋骨与四肢弓弦力学解剖系统连接，所以以脊柱骨、肩胛骨、髋、四肢骨为弓，通过软组织将其连接起来就形成了脊——肢弓弦力学解剖系统。内脏位于颅腔、胸腔、腹腔和盆腔内，它们通过弦即软组织（肌肉、韧带、筋膜等）与颅骨、脊柱骨、肩胛骨、髋骨连接引起构成内脏弓弦力学解剖系统。后者的作用是保证各内脏的正常位置，并维持各内脏的运动功能，从而保证了内脏器官的正常生理功能。

2. 内脏弓弦力学解剖系统力平衡失调是引起慢性内脏疾病的直接原因

通过前面章节的阐述，我们已经知道，脊柱位置的异常可导致依靠脊柱来维持自身稳定的内脏的位置发生改变，从而引起相应的慢性内脏疾病。脊柱的位置异常包括脊柱生理曲度的改变，脊柱各关节的错位。下面我们就来具体分析脊柱位置的异常是如何引起慢性内脏疾病的（图4-1）。

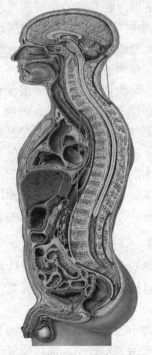

图 4-1　脊柱生理曲度示意图

脊柱的生理曲度在数学中属于曲线的范畴。所以，它的变化也是按照数学曲率的变化规律而变化的。数学的曲率规律规定：是当一段曲线弧长一定时，这段曲线其中的任何一段曲度的变化，都是会由另外两个曲度（或以上）变化来代偿和调节。也就是说，一段曲线的曲率变小，剩下的两个（或以上）曲线的曲率会相应的增大。

内脏的位置也必须适应脊柱的曲度。所以当各种原因引起脊柱周围的软组织或者脊柱的损伤后，受损部位脊椎的应力平衡失调，人体就会对按照曲线的变化方式对受损脊椎进行代偿和修复，从而引起脊柱生理曲度的变化，如这种变化发生在胸段脊柱，就会导致胸廓变形，从而导致胸腔中的内脏器官（心、肺等）错位，心、肺等器官长期在异常位置，必然引起内脏功能的异常，从而引起内脏疾病的发生；同理，这种变化发生在胸腰结合部和腰段脊柱，就会牵拉膈肌，导致胸腹腔内脏器官的错位，心、胸腹腔器官长期在异常位置，必然引起内脏功能的异常，从而引起内脏疾病的发生。针刀整体松解调节了脊柱周围软组织力平衡失调所形成的粘连、瘢痕和挛缩，进而纠正脊柱的错位，恢复了脊柱的生理曲度，也使错位的内脏恢复到正常位置，这样，内脏的生理功能也就恢复了正常。

比如，临床上慢性支气管炎的病人，多为驼背，除了慢性气管炎的临床表现外，在脊柱影像学上可发现颈段或胸段或腰段生理曲度发生改变，以及脊柱小关节错位的表现。这就是脊柱弓弦力学系统的变形，引起胸廓的变形，导致肺脏的弓弦力学解剖系统力平衡失调，肺不能正常扩张收缩，痰液积聚在肺及支气管中，不能排除，严重的引起肺部感染。每年都要定期定时使用抗生素，但病情越来越重，最终因为呼吸衰竭而危及生命。针刀整体松解术通过松解颈段、胸段、胸腰段弓弦结合部的软组织，调节了脊柱的生理曲度和胸廓的错位，从而使肺脏能够重新扩张，残气量减少，痰液顺利排除，为慢性支气管炎的治疗开辟了一条绿色通道，避免滥用抗生素所造成的严重后遗症，使慢性支气管炎的治愈率显著增加。

同样，其他内脏器官的慢性疾病最基本的原因也是由于各自内脏弓弦力学解剖系统力平衡失调所致。

综上所述，脊柱弓弦力学系统、脊-肢弓弦力学解剖系统的粘连瘢痕和挛缩导致脊柱生理曲度的变化，脊柱小关节错位，骨盆错位，随着病情发展，最终导致内脏弓弦力学解剖系统的力平衡失调，造成内脏器官的错位，从而引起慢性内脏疾病。因此，内脏弓弦力学解剖系统的力平衡失调是引起慢性内脏疾病的根本原因。

（三）常见慢性内脏疾病的病理机制

内脏弓弦力学解剖系统力平衡失调后，人体通过自我代偿和自我调节，对受损的内脏弓弦力学解剖系统进行修复，在弓弦结合部（骨与软组织的附着部）产生粘连、瘢痕和挛缩，导致弦的拉应力失调，引起弓的变形，最终导致内脏错位，出现内脏功能异常的临床表现。以慢性盆腔炎的病理机制加以描述。

慢性盆腔炎的病理机制：

1. 子宫

从子宫的弓弦力学解剖系统可以看出，子宫前有膀胱，后有直肠，子宫周围有多条韧带将子宫固定在盆腔中，并保持子宫的前倾前屈位。子宫的位置对膀胱及直肠的位置也有影响。如果固定子宫的韧带受到异常应力的牵拉，就会引起子宫的错位，导致子宫的功能异常，又由于子宫前邻膀胱，后邻直肠，子宫的错位必然会引起膀胱及直肠的错位，出现膀胱及直肠的功能异常。什么原因是引起固定子宫的韧带受到异常应力呢？通过分析子宫的弓弦力学解剖系统，当由于各种原因引起骶骨或者骨盆的错位和变形，就会牵拉固定在骶骨及骨盆壁上固定子宫诸韧带的附着部，导致其应力异常出现韧带错位（图 4-2）。

2. 慢性盆腔炎

一直是临床上的疑难病症，发病率居高不下。西医学认为慢性盆腔炎是女性内生殖器及其周围结缔组织、盆腔腹膜的慢性炎症，严重者引起不孕。它的病因一是急性盆腔炎未能彻底治疗，二是由外生殖器的炎症向上蔓延而来，三是邻近器官的炎症或身体其他部位的感染传播引起，四是不注意经期卫生，经期下水田劳动或游泳，长期少量病菌不断侵入，久而久之就能引起慢性盆腔炎。临床表现为月经紊乱、白带增多、腰腹疼痛、尿频、尿急、尿痛、大便异常及不孕等，临床检查子宫常呈后位，活动受限或粘连固定。治疗手段上以使用抗生素治疗为主，而临床上常常发现众多的患者找不到致病的细菌和病毒。目前大部分患者处于久治不愈的局面。通过分析子宫弓弦力学解剖系统，当各种原因引起腰骶段脊柱弓弦力学解剖系统异常，会引起腰骶段脊柱或/和骨盆的错位，

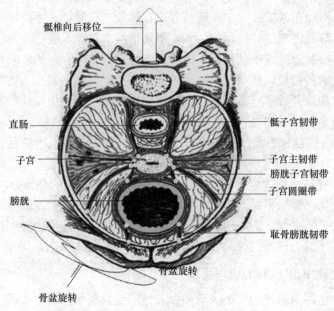

图 4-2　子宫弓弦力学解剖系统示意图

从腰骶段 X 线片上可以发现腰椎生理前屈异常，或者骨盆的倾斜，表现为腰腹疼痛；腰骶段脊柱错位或者骨盆倾斜导致固定子宫的韧带受到异常牵拉，从而导致子宫错位，使子宫不能保持在前倾前屈位，表现为月经紊乱、白带增多、不孕；而且子宫的错位又引起相邻的膀胱和直肠错位，表现为尿频、尿急、尿痛、大便异常。通过针刀整体松解腰骶段脊柱弓弦力学系统的粘连和瘢痕，恢复腰骶段脊柱弓弦力学系统及骨盆的力学平衡，消除固定子宫韧带的异常应力，使子宫、膀胱、直肠恢复正常，此病即可以短时间内治愈。

通过本节的论述，可以理解到慢性软组织损伤的病理因素广泛存在于各个系统的慢性疾病中，包括慢性内脏疾病这一疑难病症。这对于认识慢性内脏疾病的本质是极为重要的。

（四）慢性内脏疾病病因病理学理论对针刀治疗的指导作用

由于对慢性内脏疾病的病因及病理机制不清楚，目前临床上对慢性内脏疾病可选择的治疗方法非常有限，故疗效欠佳。针刀医学关于慢性内脏疾病的病因病理学理论明确了慢性内脏疾病的发生发展规律，为针刀治疗奠定了形态病理学基础。针刀治疗就是通过松解相关弓弦结合部的粘连、瘢痕，达到调节连接内脏的软组织的力学性能，恢复内脏的正常位置和功能，从而达到治疗疾病的目的。

二、脊柱区带病因病理学理论

（一）脊柱区带概述

脊柱区带是根据脊柱的分布来命名。脊柱区带上至上项线，下至尾骨，外至竖脊肌外缘及骶髂关节线，包括脊神经后内外支、自主神经、椎旁交感神经节及脊髓投影线所在区域。脊柱相关疾病多发生在该区。

1. 中医学对脊柱区带的认识

传统中医学已经初步认识到了脊柱区带的功能。比如，在华佗夹脊穴针灸，可以治疗许多顽固的内脏疾病。这些穴位大多在相应椎体后关节囊内线，与脊神经、自主神经、椎旁神经节都有一定联系。

2. 西医学对脊柱区带的认识

脊柱区带能引起相关内脏出现病理性改变的相关组织有肌肉、韧带、关节囊、神经和骨性组织等。脊柱区带和内脏自主神经连接的主要组织结构有交通支、窦椎神经等。通过这些组织结构就会把脊柱区带信息传递到有关内脏的自主神经，从而引起内脏功能改变，导致许多脊柱区带相关疾病及临床疑难病。

由于肌肉、韧带、筋膜、关节囊等软组织在脊柱区带内极易劳损，损伤在自我修复的过程中形成新的病理因素，即肌筋膜粘连、瘢痕挛缩，形成肌筋膜结节。这些病理因素在适当的深度和部位压迫、牵拉相应神经，造成神经功能障碍，从而直接影响内脏器官的功能。

因自主神经节大多位于脊柱的两侧及前方，如果小关节出现紊乱、椎体出现移位，必然牵拉和挤压有关的自主神经节，同样引起自主神经功能障碍，从而导致有关脏器的病变。

3. 针刀医学对脊柱区带的认识

针刀医学通过对脊柱区带相关疾病的病因病理学研究认为，脊柱稳定性下降是引起脊柱区带相关疾病的根本病因，针刀通过恢复动态平衡，促使信息传导的通路恢复正常而使疾病得以治愈。

（二）脊柱区带的范围

上起枕外隆凸的上项线，下到尾椎末端，两侧在颈部棘突中线旁开 2cm，在胸、腰、骶部在棘突中线旁开 3cm。

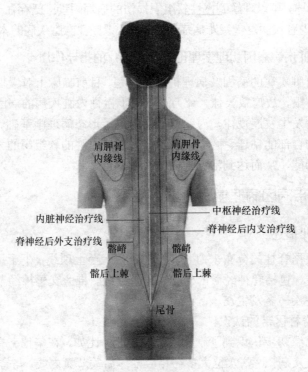

图 4-3　脊柱区带的范围

脊柱区带相关疾病诊疗区的划分：

（1）脑部疾病相关诊疗区（脑病区）定位　由上项线双侧颞骨乳突上缘，下至 C_3 棘突下的倒置三角区。

（2）交感疾病相关诊疗区（平衡区）定位　C_4 棘突上缘与 C_7 棘突下缘，外至竖脊肌外缘线大约 6cm 三角区内。

（3）肺部疾病相关诊疗区（肺病区）定位　由 C_7 棘突下至 T_3 棘突下，外至竖脊肌外缘肩胛内纵行线，大约 6cm 处，两条横线的连线构成长方形区。

（4）心脏疾病相关诊疗区（心病区）定位　由 T_3 棘突下至 T_6 棘突下，外至竖脊肌外缘线，大约 6cm 处，两条横线的联线，所构成的长方区。

（5）肝胆疾病相关诊疗区（肝胆病区）定位　从 T_6 棘突下至 T_9 棘突下，外至竖脊肌外缘线，大约 6cm 处长方区，包括右肩胛下角区。

（6）胃部疾病相关诊疗区（胃病区）定位　从 T_9 棘突下至 T_{12} 的棘突上，至竖脊肌外缘线，大约 6cm 左右处，两条横线的连线。

（7）肾脏疾病相关诊疗区（肾病区）定位　双侧肋脊角处，由 T_{12} 棘突上缘至 L_3 棘突上缘，外至竖脊肌外缘线，大约 6cm 处的长方区。

（8）肠道疾病相关诊疗区（肠病区）定位　从 L_3 棘突下到 L_5 棘突下，至竖脊肌外缘线，大约 6cm 处的长方区。

（9）生殖疾病相关诊疗区（生殖病区）定位　由 L_5 棘突水平线下缘，外至双侧骶髂关节，下至尾骨端的自然骨性倒置三角区。

（三）脊柱区带相关疾病的病因

脊柱区带相关疾病的发生，外因和内因都很重要，二者相互关联。不同的外力可以引起不同的伤病；而同一外力在不同的条件下，损伤的部位、性质、程度又有所不同。因此各种致病因素作用于人体所引起脊柱区带的疾病是多种多样的，病变的机制也是异常复杂的。外因分为直接暴力、间接暴力、慢性劳损、感受风寒湿邪；内因主要与年龄、体质、解剖结构、职业等有关。

肌肉、韧带、筋膜、关节囊等软组织在脊柱区带内是极容易劳损的，根据慢性软组织损伤病因病理的理论可以推知，损伤后在自我修复过程中形成新的病理因素，即粘连、瘢痕、挛缩、堵塞，这四大病理因素在适当的深度和部位极有可能卡压、牵拉区带内的神经末梢，造成这些神经末梢功能障碍，这些功能障碍通过和内脏植物神经相连接的通道，直接影响内脏器官的功能。根据电生理线路的理论，影响植物神经功能的实质就是植物神经电流量的变化。另外，如果这四大病理因素发生在某一脏器的电生理线路上，使电生理线路上的电流量发生变化，那将直接影响内脏的功能。

（四）脊柱区带相关疾病的病理机制

脊柱骨性组织因为植物神经节大多位于脊柱的前面及其两侧，如果椎体的位置发生变化，必然牵拉或挤压有关的植物神经节，同样引起植物神经的功能障碍，从而导致有关脏器的疾病。

脊柱区带相关疾病的发病往往由于脊柱稳定性的下降造成。脊椎的稳定性指脊椎在生理载荷下无异常应变和无脊柱功能单位的过度活动。正常人体脊柱稳定性系由两大部分来维持：

（1）内源性稳定　包括椎体、附件、椎间盘和相连韧带结构，为静力性平衡；

（2）外源性稳定　主要为脊柱周围肌肉韧带的调控，它是脊柱运动的原始动力，为动力性平衡。以上各个组成部分发生异常，都可使脊柱的正常功能失调。其中椎旁肌肉在稳定系统中起着较重要的作用，脊柱的稳定是由其前部及后部结构的完整性及其周围肌群的正常肌力所维持。因而脊柱区带相关疾病的发病往往由于内源或者外源性失稳造成，即筋骨肉的病变为主。

此外，脊柱的特殊解剖结构与脊柱区带相关疾病的发生有密切关系。脊柱是人体的主干，直立是"柱"、横卧是"梁"，四肢与头颅均直接或间接地附着在脊柱上，任何部位的负重、受冲击或压迫，其外力均可传达到脊柱。同时脊柱也是全身的主要平衡机构，身体任何部分的动作，都需通过它的适当调整才能平衡地进行。脊柱的特殊解剖结构是脊柱易于损伤的内因，脊柱的骨错缝、筋出槽以及六淫、七情、瘀血等因素是脊柱区带相关疾病的诱因，在以上两个因素的共同作用下，形成脊柱区带相关疾病最主要、最直接的因素。脊柱区带相关疾病的发生与年龄、个人体质、职业也有一定的关系。脊柱病变的发生节段常位于活动与相对静止区域的交接处。脊柱区带相关疾病虽然临床表现错综复杂，但就其病理过程来说有其内在的联系，主要是脊柱失稳，导致脊柱小关节错缝，影响了信息传导的通路，从而出现了临床症状。

（五）脊柱区带病因病理学理论对针刀治疗的指导作用

网眼理论认为脊柱区带相关疾病首先是脊柱动、静态弓弦力学单元的弦的应力异常后引起脊柱单关节弓弦力学系统应力异常，然后引起脊柱弓弦力学系统的弓变形，再引起脊-肢弓弦力学系统的应力异常，人体通过粘连、瘢痕、挛缩来代偿这些过大的应力，导致脊柱各关节的关节囊增厚，在关节囊、韧带、筋膜的行经路线及其附着处形成粘连、瘢痕、挛缩，如果这种异常应力不解除，人体脊柱（弓）就只能在软组织异常应力情况下生长、发育，从而导致脊柱相关疾病，引发临床表现。由此可见，脊柱区带相关疾病的基本原因不是骨骼（弓）的问题，而是附着在骨骼上的软组织（弦）的应力异常，导致脊柱的力学传导障碍，最终引起脊柱相关区带疾病。

因此，针刀的主要治疗方法就是在脊柱区带疾病病因病理学理论的指导下松解有关病变的软组织，消除粘连、挛缩、瘢痕、堵塞等病理因素，恢复脊柱的稳定性，使受牵拉、卡压的神经末梢生理功能得以恢复，从而使电信号传导通路保持畅通，配合手法整复使椎体的移位得到纠正，最后使植物神经功能和电生理线路的电流量恢复正常，从而在根本上解除了某些顽固性内脏疾病的病因，也就使这些内脏病得到了根本的治疗。

三、经络理论在针刀治疗中的作用

（一）常见经筋病灶表现特点

经筋病变的体征在经筋学科中称为"经筋病灶"。是指经筋体系所属的肌筋膜带及结缔组织等软组织病变所形成的临床表现。机体的动态活动产生具有十二经筋的牵拉线力作用。当这些线力群"超阈限"地作用于应力点时，便可导致应力点发生病理性筋结点（病灶点）；而后由点到线、由线到面、再由面的一维向多维化演进；最终导致经筋病变的点、线、面及多维系列病变的形成。

1. 常见经筋病灶点

（1）肌筋的起点及终止附着点（古称左右尽筋头）。

（2）肌筋的交会点。例如，腓肠肌肌筋的承山交会点；髂肌与腰大肌肌筋于腹股沟（冲脉处）的交会点等。

（3）肌筋的力学受力点。例如，肩胛提肌肌筋 2～4 颈椎横突点、颈侧受力点及肩胛骨内上角点。

（4）游离骨质点。例如，腰 3 横突、颈 2 横突、第 12 游离肋端、剑突尖端点等。

（5）骨粗隆。例如，肱骨粗隆、肱骨内上髁、外上髁及股骨内外髁等。

2. 常见经筋病灶线

（1）骨缝沟线。例如，颞上线、项上线、颅骨人字缝、冠状缝等。

（2）经筋循行径线连锁反应型病灶。例如，手太阳经筋循经的头颈侧-肩背-臂肘-腕部的线性灶；足阳明的下侧腹-中腹-胸-颈部的连锁反应病灶等。十二经筋的循行路径，皆可查到相应的线性型反应病灶。

3. 常见经筋病灶面

面性型病灶系指在同一平面，可查到多经并病的病灶。例如，手三阳经所循经的颈、肩、臂部位，常可查到三经并病的阳性病灶。

（二）针刀治疗经筋病

针刀治疗经筋病治疗的原则是"刀至病所"，即应用针刀直接松解结筋病灶点，达到"解结"的目的。所谓"解结"是针灸治疗经筋病的用语。具体是指解除引起气血瘀阻的原因。使脉道通畅，气血周流，排除障碍，以达到气至病所的目的。

1. 治疗部位的选择

通过对慢性软组织损伤和骨质增生病因病理学理论的认识和总结所提出的慢性软组织损伤的整体病理构架理论，网眼理论将中医宏观整体的理念与西医微观局部的方法结合起来，既从总体上去理解疾病的发生发展，又具体落实到每一个病变点上对疾病进行量化分析，将针刀治疗从"以痛为腧"为病变点治疗提升到对疾病的病理构架治疗的高度上来，解决了针刀治疗有效率高，治愈率低的现状。对于制定针刀治疗慢性软组织损伤性疾病和骨质增生症的整体思路、确定针刀治疗的部位、针刀疗程以及针刀术后手法操作都具有积极的临床指导意义。

2. 治疗方法的选择

针刀医学以治疗工具和手段命名，凡是以针的理念刺入人体，在人体内又能发挥刀的治疗作用的医疗器械都称之为针刀。针刀通过切开瘢痕、分离粘连与挛缩、疏通堵塞，从而恢复力平衡，使疾病得以治愈。而粘连、瘢痕、挛缩和堵塞均发生于软组织起止点即弓弦结合部，所以针刀通过调节弦而调整弓。简而言之，针刀通过减小局部静态弓弦力学系统的张力来调整人体整体力平衡而治疗疾病。

（三）经络腧穴理论对针刀治疗慢性内脏疾病的作用

1. 开阔视野，丰富诊疗思路

经络腧穴的内脏疾病治疗理论对针刀医学在疾病的诊断和治疗方面，开阔了视野，丰富了诊疗思路，对疾病把握更加全面。在临床运用中使我们对传统中医的腧穴有了更高层次的理解。在针刀治疗各种疾病时，运用腧穴理论的思路来指导临床，不但要准确地找到腧穴，更重要的是我们还得运用现代解剖学、诊断学的知识，通过针刀医学特有的触诊方法，去找阳性反应点，并精确穴位的具体组织和层次，来达到治疗疾病的目的，这才是真正意义上的对腧穴的把握。

2. 整体观念，辨证施治

腧穴的内脏疾病治疗理论不是简单的头痛医头、脚痛医脚的局部治疗方法，而是中医整体观念，辨证施治的体现。这对针刀在临床诊疗疾病过程中具有广泛的指导意义。如膝关节骨性关节炎的治疗，除了对膝关节局部软组织的诊治（当然包括膝关节内外前后左右的软组织损伤）之外，首先不要放过对臀部、髋部、大腿内侧软组织的检查，检查与膝关节相连接的肌肉另一端有无损伤。其次，检查腰骶部软组织损伤点（腰部软组织由腰神经后支支配，膝关节受腰神经的前支支配）。再有肾主骨生髓，骨关节的问题不要忽视肾俞穴的选取，特别是肾俞穴周围之腰三横突部位的检查与治疗。辅助药物治疗宜使用补钙及调理肝肾之品。这样，对膝关节疾病的治疗从局部到整体系统检查治疗才可取得较好较持久的疗效，并且不易复发。

3. 诊断治疗快捷准确

由于腧穴即是疾病的反应点，又是疾病的治疗点，这对针刀医学的指导作用在临床应用更为突出，对疾病的诊断和治疗更加简单方便、快捷准确。如腧穴的四总穴歌："肚腹三里留，腰背委中求，头项寻列缺，合谷面口收"。"肚腹三里留"告诉我们在临床诊断和治疗上，如果足三里穴有压痛或阳性反应物，马上想到有肚腹方面的疾病。反过来，如果肚腹方面的疾病，直接到足三里穴位上进行治疗。这是腧穴理论给我们的启示。

4. 配伍组合应用

腧穴配伍是将两个或两个以上的腧穴，在辨证论治理论的指导下，根据临床需要并按一定规律进行配伍组合。腧穴配伍得当可起到事半功倍增加疗效的作用。常说"病有增减，穴有抽添，方随症移，效从穴转"。腧穴配伍为针刀医学在临床治疗上又开辟了新的天地，找出与疾病相关的不同部位进行治疗。现在临床治疗讲究靶点治疗，单一疾病，单靶点治疗；腧穴配伍组合应用体现了对复杂疾病的多靶点治疗。下面是临床常用的配穴方法：

（1）远近配穴法　是近部选穴和远端选穴相配合使用的一种配穴法，是根据腧穴的局部作用和远部作用，为临床医生所常用配穴方法。

（2）前后配穴法　前指胸腹，后指腰背，即选取前后部位腧穴配伍成方的配穴方法。

（3）表里配穴法　是以脏腑、经脉的阴阳表里关系为配穴依据，即阴经病变，可同时在其相表里的阳经取穴；阳经的病变，可同时在其相表里的阴经取穴。

（4）上下配穴法　是取人身上部腧穴与下部腧穴配合应用（上，指上肢和腰部以上；下，指下肢和腰部以下）。

（5）左右配穴法　也叫同名经配穴，是根据病邪所犯经络的不同部位，以经络循行交叉特点为取穴依据。

（6）五输穴配穴法　是根据虚则补其母，实则泻其子的原则取穴治疗。一般有两种方法：一是根据本经井、荥、输、经、合的五行关系进行补泻，例如肺经气虚，取本经的输穴太渊，因太渊穴属土，土为金之母，即"虚则补其母"，若肺经气实取本经合穴尺泽，因尺泽穴属水，水为金之子，即"实则泻子"。二是根据十二经所属脏腑的五行关系进行补泻。若肺经气虚，按虚者补母法，肺金之母为脾土，当取足太阴脾经穴位，或取脾经的输穴太白（属土）。若肺经气实，按实者泻子法，取肾经合穴阴谷（属水）治疗。

第二节　常见儿科疾病病因病理学理论

一、慢性软组织损伤病因病理学理论

（一）慢性软组织损伤的概述

1. 西医学对人体的分类（形态分类法）

人体是一个生命体，西医学根据人体组织结构不同将人体分为系统、器官、组织、细胞。由细胞组成四类组织即上皮组织，结缔组织，肌肉组织和神经组织，再由不同类型的组织联系形成具有一定形态特征和特定生理机能的结构，即器官；一些在机能上有密切联系的器官联合起来完成一定的生理机能就组成了系统。如心脏和血管组成了循环系统。人体有许多系统，在神经系统和内分泌系统的调节控制下，相互联系、相互完成其不同的生理功能来维持整个生命活动。这是一种从大到小的纵向性的分类，这种分类对详细了解人体的形态结构与功能的关系有重要作用。它们各自完成自身的功能，如运动系统完成运动功能，心血管系统完成动力供血等功能，消化系统完成食物的消化吸收功能。这种分类方法是对人体组织的简单叠加和拆分，各系统及组织之间缺乏内在的联系，比如，消化系统与循环系统的内在联系、泌尿系统与呼吸系统的联系、耳与足的关系、肺与膀胱的关系等等，这也是目前西医分科越来越细，而各科之间缺乏有效沟通的原因所在。

2. 中医学对人体的分类（功能分类法）

中医学具有 2000 多年的悠久历史，是世界传统医学中最具系统性，而且是应用最广泛的医学。中医学的基本特点之一是整体观念，其中包括对人体的认识。中医学认为人是天地之气和四时（四季）阴阳变化的产物。《内经》："人以天地之气生，四时之法成。"即人与天（自然）是一个整体。另外，人体本身也是一个整体，是以心为主宰，五脏为中心的有机整体。中医学认为人体是由心、肝、脾、肺、肾五脏，胃、小肠、大肠、三焦、膀胱和胆六腑，皮、肉、筋、脉、骨等五体，以及眼、耳、鼻、口、舌、前阴和肛门诸窍共同组成的。所有的这些组织器官都是通过全身经络互相联系起来的，而且这种联系有其独特的规律。即一脏、一腑、一体、一窍构成一个系统，如心、小肠、脉、舌构成心系统；肝、胆、筋、目构成肝系统，脾、胃、肉、口构成脾系统，肺、大肠、皮、鼻构成肺系统，肾、膀胱、骨、耳和二阴构成肾系统。每一个系统，均以脏为首领，故五大系统以五脏为中心。在各系统内，脏、腑、体、窍之间，具有非常密切的联系，脏腑所化生的精气，不但滋养脏腑本身，同时也滋养着形体和官窍，以共同完成人体的生理活动功能。而五脏之中，又以心为最高统帅，即在整个人体中，心对人的生命活动起着主宰作用。同时，五脏之间还存在着五行相生相克的关系，以此维持五大系统间的平衡。从构成物质的角度，中医认为气血津液是构成人体的基本物质，是维持人体生命活动的基本物质。气是不断运动的、极其细微的物质；血是循行于脉内的红色液体；津液是人体一切正常水液的总称。气血津液是人体脏腑生理活动的产物，又为脏腑经络进行生理活动提供所必须的物质和能量，所以，气血津液也是脏腑经络功能活动的物质基础。

3. 针刀医学对人体的分类（综合分类法）

针刀医学研究发现，人体是一个力学结构生命体，人体最根本的属性是运动性，人类从胚胎开始到死亡都离不开运动，运动是人体的固有属性。而力是运动中最基础最重要的元素。人体组织的形态结构都是建立在力学基础上的，如人体的形状近似圆形，因为圆形是几何形状中最能避免外力损伤的几何形状，人体的重要器官都在颅腔、胸腔、腹腔和盆腔的深层，避免受到外力的损伤。针刀医学根据人体组织的物理性能及外部物理形态，将人体分为刚体（骨组织）、柔体（软组织）和流体（人体的各种体液）。硬组织指骨组织。软组织包括肌肉、韧带、筋膜、关节囊、滑囊、腱鞘等运动系统的软组织、内脏器官以及神经、血管、大脑、小脑、延髓、脊髓等，体液包括血液、淋巴液、各种组织液。根据人体各部位的软组织和硬组织的形态结构和功能不同，将人体软组织和硬组织分为脊柱弓弦力学解剖系统，四肢弓弦力学解剖系统，脊-肢弓弦力学解剖系统和内脏弓弦力学解剖系统。这四个系统相互制约、相互联系、共同完成人体的力学功能，维持人体的力学平衡。

除硬组织（骨组织）之外的一切组织的损伤都可称为软组织损伤，由软组织损伤缓慢演变而成的疾病就称为慢性软组织损伤。包括脊柱弓弦力学解剖系统损伤，四肢弓弦力学解剖系统损伤，脊-肢弓弦力学解剖系统损伤和内脏弓弦力学解剖系统损伤。这个定义大大超过了常说的软组织损伤和慢性软组织损伤疾病的范围，但是这对于深刻认识目前临床上一些慢性疾病极为重要。

慢性软组织损伤这一概念的内涵是各系统软组织急性损伤后，在人体自我修复和自我调节过程中所出现的失代偿现象，即慢性软组织损伤。它的外延是一种迁延难愈的慢性疾病。所以要研究慢性软组织损伤疾病的病因病理，首先要研究软组织损伤后，人体的自我修复和自我调节过程及其结果，才有可能找到所有慢性软组织损伤的真正病因。

（二）慢性软组织损伤的范围

过去对慢性软组织损伤疾病的范围认识不足，认为慢性软组织损伤就是运动系统组织器官的损伤。其实这种认识是极不完整的，慢性软组织损伤疾病不仅是指以上这些组织器官受到损害而导致的疾病，还包括内脏器官以及与其相连的神经、血管、韧带、筋膜、大脑、小脑、延髓、脊髓等。这些组织既然是软组织，那么它们的损伤性疾病就应该是软组织损伤疾病，由此导致的慢性疾病，就属于慢性软组织损伤的范围。比如，众所周知的小儿脑瘫、小儿膝内翻、小儿先天性斜颈等，是不是慢性软组织损伤范围的疾病？回答应该是肯定的。

不是要把原来认为不是软组织损伤范围的疾病，一定说成是慢性软组织损伤的疾病，而是因为这些器官本来就属于软组织器官，当它受到各种损伤以后，导致的一些严重慢性病与通常所说的慢性软组织损伤疾病的病因病理完全一致。正因为过去不认识这一点，才使一些顽固性内脏器官损伤性疾病的病因病理难以认识，从而也就找不到有效的治疗方法。这一观点的改变至关重要，它会使我们重新认识这类疾病的本质，而不会被临床错综复杂的现象所迷惑，因而也就能够找到针对性极强的治疗措施，使绝大部分顽固的内脏器官的慢性病变得到治愈，为成千上万的患者解除痛苦。

（三）软组织损伤的各种形式

损伤就是指人体组织受到程度不同的破坏，如破裂、断裂、变形、坏死、循环通道堵塞、缺损等。造成机体这些变化的形式大约有如下 11 种。

1. 暴力损伤

指人体受到外来的跌、打、碰、撞、挤、压、拉等所造成的损伤。

2. 积累性损伤

指人体受到的一种较轻微的持续性的反复的牵拉、挤压而造成的损伤，这种损伤通过长时间的积累，超过人体的自我恢复代偿能力，就成为一种积累性损伤疾病。

3. 情绪性损伤

由于情绪过分激动造成血管膨胀、肌肉强烈收缩或痉挛，导致血管壁损伤、肌纤维断裂；或者情绪过分抑制，造成人体内体液（包括血液）循环减慢，使之在某部位潴留、梗塞，导致某些器官膨胀而造成损伤，并挤压附近器官，造成损伤的蔓延。

4. 隐蔽性损伤

这种损伤大部分不为患者所察觉，比如在一些娱乐性活动中或偶然的较轻微的跌、打、碰、撞，所造成的损伤。当时有疼痛感受，但并没在意，过了一段时间后发觉疼痛，患者往往忽略损伤史，而容易被误诊为其他疾病。

5. 疲劳性损伤

指人体的四肢、躯干或内脏器官长时间超负荷工作所造成的损伤。如过度用脑造成大脑的有关部位的损伤、暴饮暴食造成消化系统（如肝、胃、脾等）有关器官超负荷工作所造成的损伤、长时间剧烈的体育活动造成四肢、躯干和内脏有关器官（如心、肺等）超负荷工作所造成的损伤、勉强搬抬重物所造成的损伤等等，皆属于疲劳性损伤。

6. 侵害性损伤

指吸烟（烟中的苯并芘、尼古丁）对肺组织的损伤，酗酒造成的肝脏及胃的损伤，药品所造成的肝肾等器官的损伤，食物内的有毒成分、空气中的毒性物质对人体造成的伤害等，最终都造成人体软组织的损伤。

7. 人体自重性损伤

这是指人体过于肥胖，超过正常体重，不仅使心脏负荷太大，造成心肌损伤，而且本身的超常重量也会使某些软组织器官长期处于超负重状态，造成损伤。

8. 手术性损伤

指目前外科手术的大量开展所造成的损伤。外科手术是为了治病的，但它所造成的损伤也是不可避免的，外科手术必须破坏切开正常的组织结构才能达到病变部位，手术切口也要通过瘢痕组织才能愈合。所以，外科手术除了治病的意义之外，手术同样对人体造成一种新的损伤。

9. 病损性损伤后遗症

指由某种疾病造成软组织损伤的结果。如类风湿关节炎引起关节周围的软组织炎性反应，渗出、水肿、最终导致软组织粘连、瘢痕和挛缩，骨关节变形；再如脑中风后引起的麻木、嘴歪眼斜、中枢性瘫痪等。

10. 环境性损伤

指天气高温、严寒、超高温作业、火热灼伤等所造成的损伤。高温可以引起血管暴涨、破裂；严寒可引起软组织痉挛、挛缩（都可以造成牵拉性损伤）并会引起血液、体液潴留、堵塞；火热灼伤造成组织坏死、大量渗出、阻塞循环通道。

11. 功能性损伤

目前西医的检查手段均不能查出器官的形态结构出现异常，但却出现了该器官功能的异常。如阵发性心律失常、窦性心动过缓、神经官能症等。

以上所列举的造成人体软组织损伤的 11 种形式，只有暴力性损伤、积累性损伤是过去医学上研究软组织损伤所指的范围，其余都被放到其他的疾病研究之中，这不能不说是一种失误。因为以上所举各种形式的损伤对人体软组织破坏的性质都是一样的，更为重要的是从组织形态学上来说，它们的病理变化的过程几乎是相同的，而且这些损伤过了急性期之后，都会导致一个新的疾病的致病因素。人体在哪里损伤，人体的自我调节机制就在哪里发挥作用，进行自我修复，在自我修复的过程中，导致四大新的病理因素——粘连、瘢痕、挛缩、堵塞（包括微循环阻塞、淋巴管阻塞、体液通道阻塞等等）

的产生。这些新的病理因素就导致了新的疾病，即常说的慢性软组织损伤疾病。以往所说的慢性软组织损伤疾病，都是指运动系统的肌肉、韧带、筋膜、腱鞘、滑囊、关节囊等软组织的慢性疾病，远远没有认识到大多数内脏器官的顽固性慢性病和运动系统的慢性软组织损伤疾病具有相同的病理因素，正因为如此，到目前为止对许多属于慢性软组织损伤的内脏病，还处于无能为力的状态。当然，在慢性软组织损伤新的病因病理学的理论出现之前，对运动系统慢性软组织损伤疾病也是无能为力的。正是因为研究了运动系统慢性软组织损伤疾病的病因病理，并在实践中取得了出乎意料的疗效之后，才使我们进一步发现许多严重的慢性内脏病的发病机制和运动系统慢性软组织损伤疾病是相同的，这给治疗这类慢性内脏病找到了根本的出路。

以上所列 11 种软组织损伤的形式，本身就包括了内脏的软组织损伤，从而使我们能够清楚认识到这类内脏病的根本病因是软组织损伤之后，在自我修复过程中产生的新的病理因素（粘连、瘢痕、堵塞、挛缩）造成的。

（四）慢性软组织损伤的病因

关于慢性软组织损伤，多少年来人类在不断的探讨它的病因，并提出了各种理论，这些理论都从不同角度揭示了慢性软组织损伤病理变化过程，为进一步研究慢性软组织损伤的病因提供了条件，但是都没有从根本上解决慢性软组织损伤病因问题。

1. 中、西医学对慢性软组织损伤病因学的认识

关于慢性软组织损伤病因的各种学说颇多，在国内外比较有影响的有以下几种：

（1）无菌性炎症学说　任何刺激作用于机体，只要有适当的强度和时间，并超越了机体的防御能力都可引起炎症。一般致炎因子有如下四类：①生物性因子：致病微生物，如细菌、病毒、立克次体、真菌、螺旋体、寄生虫等。②物理性因子：高温、低温、放射线，以及各种机械损伤。③化学性因子：包括酸、碱等腐蚀性化学物质和战争毒气。④过敏性因子：如花粉、皮毛、鱼、虾及其他粉尘可作为过敏原引起变态反应性炎症。此外，某些感染后，抗原抗体复合物亦可引起炎症。

慢性软组织损伤的炎症反应，致炎因子当然主要是非生物因子，亦即由非细菌之类的致炎因子所致，故称为无菌性炎症。

慢性软组织损伤所引起的无菌性炎症多为慢性的，一般在急性发作期才有局部疼痛加剧现象。其炎症的局部症状，在体表表现不突出，也不易看到，因为血管充血、氧合血红蛋白增多而呈现的红色，只在表皮下的慢性软组织损伤疾病的急性发作期才可偶尔见到，轻度者病灶处皮肤可见红晕，只有在触诊时才可触知块状、条索状肿物；热也是在触诊时才偶可触知。最主要的局部症状为痛（或麻、酸、胀），功能障碍也表现最为明显。

炎症的转归，有愈复、转变为慢性、扩散三种情况。慢性软组织损伤都是损伤后没有完全愈复，变为不完全愈复，成为经久不愈的慢性疾病。也就是说慢性软组织损伤主要病理机制是慢性无菌性炎症。

（2）闸门学说　即闸门控制学说，这是 1965 年 Melzack 和 Wall 在特异学说和型式学说的基础上，为疼痛控制所提出的，其基本论点是：粗纤维和细纤维的传导都能激活脊髓后角上行的脑传递细胞（T 细胞），但又同时与后角的胶质细胞（SG 细胞）形成突触联系，当粗纤维传导时，兴奋 SG 细胞，使该细胞释放抑制递质，以突触前方式抑制 T 细胞的传导，形成闸门关闭效应。而细纤维传导则抑制 SG 细胞，使其失去 T 细胞的突触前抑制，形成闸门开放效应。另外粗纤维传导之初，疼痛信号在进入闸门以前先经背索向高位中枢投射（快痛），中枢的调控机制再通过下行的控制系统作用于脊髓的闸门系统，也形成关闭效应。细纤维的传导使闸门开放，形成慢性钝痛并持续增强。

（3）激发中心学说　　激发中心学说是近 20 年来，国外在研究慢性软组织损伤疾病的病理机制中提出的一种学说。该学说认为慢性软组织损伤疾病的一些顽固性痛点处有一个疼痛的激发中心，这个激发中心是该种疼痛的根源，如果设法把这个激发中心破坏，疼痛就可消失。那么这个激发中心的内在原因是什么?它的组织学、形态学、生物化学和生理学基础是什么?目前只是借助于现代仪器测知，疼痛部位有一个激发疼痛的疼痛源。

（4）筋膜间室综合征学说　　筋间室综合征（osteofascial compartment syndrome）是一个外来语，"compartment"的英文原意为"隔室"，"隔间"，如译成间隔综合征，则易于和解剖学上的"间隔"相混淆，（因为解剖学上一般将肢体内分隔肌肉群的筋膜板称为"间隔"）而造成误解，所以在我国统一命名为"筋膜间室综合征"，以表明病变发生在筋膜内的组织上。

此理论认为在肢体中，在骨和筋膜形成的间室内，因各种原因造成组织压升高，由于间室容量受筋膜的限制，压力不能扩散而不断升高，致使血管受压损伤，血液循环受阻，供应肌肉、神经组织的血流量减少，严重者发展为缺血坏死，最终导致这些组织功能损害，由此而产生一系列症候群，统称为"筋膜间室综合征"。

各种致病因素，急性损伤（如骨折、严重软组织撕裂和挫伤、血管损伤或手术误伤等）和慢性损伤（如软组织劳损、肌肉疲劳，某些出血性、神经性疾病，药物刺激，肾性或医源性原因等）均可导致本病的发生。但其病理变化产生了一个共同的结果，即筋膜包围的间室内组织压不断增高，以致压迫血管，妨碍血液循环，肌肉和神经因此而缺血，甚至坏死。

（5）骨性纤维管卡压综合征学说　　对慢性软组织损伤病理的研究发现，四肢许多骨性纤维管的狭窄卡压，可以引起错综复杂的临床症状。如骨间掌侧神经卡压综合征、肘管综合征、腕管综合征、踝管综合征、跗骨窦综合征等，都属骨性纤维管综合征范围。这一发现使我们认识到，途经这些纤维管的神经、血管、肌肉循行部位出现错综复杂的临床症状，其根源在于这些骨性纤维管受伤后变得狭窄，卡压了经过的神经、血管、肌肉。但对狭窄的由来及其在动态下的病理变化，还需进一步研究。

（6）痹症学说　　慢性软组织损伤性疾病属于中医痹症范围。《灵枢·贼风》云："若有所堕坠，恶血在内而不去，卒然自怒不节……寒温不时，腠理闭而不通，其开而遇风寒，则血气凝结，与故邪相袭，则为寒痹。"

痹者，闭也，闭塞不通之义。外伤日久，再"寒温不时"，则"气血凝结，与故邪相袭"，闭而不通而为痹，这是讲暴力外伤后遗的软组织损伤疾病。对于劳损引起者，经文也有阐述，《素问·宣明五气篇》云："五劳所伤，久视伤血，久卧伤气，久坐伤肉，久立伤骨，久行伤筋，是谓五劳所伤。"所谓血、肉、筋都指软组织，所谓"久"就是时间长久，时间久而伤，即现代所说之劳损，亦即慢性软组织损伤。

关于痹症的临床症状，《素问·痹论》中说："痹，或痛，或不痛，或不仁。"又说："痛者寒气多也，有寒故痛也；其不通不仁者，病久入深，荣卫之行涩，经络时疏，故不通，皮肤不营故为不仁。"不仁，就是知觉不灵、麻木之意，与慢性软组织损伤的痛、麻症状完全一致。

当然，中医学所言之"痹"不是单指目前常说的慢性软组织损伤疾病，包括范围较广，有筋痹、骨痹、皮痹、脉痹、肌痹等多种疾病。

"痹"是不通的意思，是气血运行郁滞而导致功能紊乱的病理概念；也是气血郁滞后产生局部疼痛和感觉迟钝、麻木不仁、运动障碍、无力、挛缩等症状的总称。清代医家沈金鳌在《杂病源流犀烛》一书中，对"痹"的说明更加清楚："痹者，闭也，三气杂至，壅蔽经络，血气不行，不能随时祛散，故久而为痹。或遍身或四肢挛急而痛者，病久入深也。"

对于慢性软组织损伤这一类疾病，在中医学"痹"症病理学的理论指导下，千百年来用"温通辛散、活血化瘀"等方法进行治疗，虽费时费药，但取得了一定的效果。

（7）筋出槽学说　皮肤、皮下组织、肌肉、肌腱、筋膜、韧带、关节囊、滑液囊以及神经、血管等在中医学中统称为筋，西医学中称为软组织。筋出槽，就是说这些软组织在损伤后离开原来的正常位置，故中医学有筋转、筋歪、筋走、筋翻等具体名称。软组织损伤的各种疾病，中医学统称为"伤筋"，筋出槽为其重要的病理变化。

筋出槽学说，是中医学在软组织损伤疾病病理方面的一大独特贡献，对临床治疗具有积极而有效的指导作用，对急性软组织损伤疾病的完全性愈复具有重要作用，有一些急性软组织损伤未能完全性愈复，变为慢性软组织损伤疾病，一部分就是由于在治疗急性软组织损伤时，未能将筋转、筋歪、筋走、筋翻等病理变化纠正而造成的。当然急性软组织损伤不是都有筋转、筋歪、筋走、筋翻这一筋出槽问题，还有其他如筋断、筋柔、筋粗等问题。

急性损伤的筋出槽未纠正，变为慢性筋出槽问题依然存在，并且都会因自我修复、血肿机化而被固定下来。那么，到了慢性期"筋出槽"问题还是不是主要病理因素？筋翻、筋歪、筋转等问题是否有办法解决？慢性软组织损伤包括的另一类积累性劳损所引起的疾病，就很少有筋出槽的问题。筋出槽的病理学说能否给慢性软组织损伤的治疗提供有效的理论依据？又有何方法解决？这都是值得深思的问题。

（8）气滞血瘀学说　中医学对慢性软组织损伤所表现的疼痛，认为主要是由于"气滞血瘀"所引起，即所谓"不通则痛"。因为慢性软组织损伤疾病，显著的肿胀都不明显，皮肤颜色大都正常。不像急性损伤那样，伤肿严重，病情严峻急迫，疼痛剧烈，而是慢慢隐痛，亦有的时发时止，休息后减轻，劳作后加重，此即为气血凝滞、流通不畅使然。

这种对慢性软组织损伤的病理认识是有一定道理的。中医所讲的"气"，即现代所说的能量动力之类和呼吸之气。"血"，即血液，血流。损伤日久，局部和整体能量均受损耗，且加疼痛，动力无从发挥；损伤时络破血溢，日久不能恢复，局部组织变性，甚至有无菌性炎症反应，局部血液被阻，病变部位缺氧缺血，当然就是气滞血瘀了。

（9）肌筋紧张学说　近年来，中国学者通过对慢性软组织损伤的病理作深入的观察和研究，根据中医学的有关理论，提出了可与气滞血瘀理论相媲美的肌筋紧张学说，并提出和"不通则痛"相对应的"不松则痛"的论断。这一病理观点，无疑更加接近慢性软组织损伤病理的本质，所以带给临床更多的启迪和指导。损伤日久，在局部发生一连串生物物理学和生物化学变化，在自我修复过程中，局部缺氧缺血，软组织挛缩。中医学就有"大筋变短，小筋变粗"的说法。

这一学说的提出，对慢性软组织损伤的病理研究来说确是一大进步，它揭示了慢性软组织损伤疾病中一个重要的病理变化。

前文所述的九种病因学说，都是从静态的组织学、形态学、生物物理学和生物化学的角度对慢性软组织损伤的病理机制来研究的，没有从人体解剖组织的力学功能和力学关系进行研究，主要针对某些运动系统软组织损伤的组织形态结构及有效成分变化进行研究，所以得出的结果共性小，差异性大。同时没有将内脏等组织列为软组织的范畴，更谈不上研究慢性内脏疾病与软组织的关系。

2. 针刀医学对慢性软组织损伤病因学的认识

1976年朱汉章教授发明针刀以来，针刀疗法经历了30多年的风风雨雨，历尽艰辛，几度浮沉，从农村到城市，从基层医院到三甲医院，从一种疗法发展成为一门新兴医学体系，从师带徒的培训模式发展到大学五年制本科学历教育，靠的是什么？靠的是针刀的疗效，疗效才是硬道理。针刀以其卓越的疗法治愈了困惑人类健康的三大病症，即慢性软组织损伤性疾病和骨质增生类疾病，同时，还治疗了大量内、外、妇、儿、五官、皮肤等多科临床疑难杂症，包括脊柱侧弯、痉挛性脑瘫、中风后遗症、扭转痉挛、慢性盆腔炎等近三百种疾病。实现了五个转变：即变不治为可治、变开放性手术为闭合性手术、变复杂治疗为简单治疗、变痛苦治疗为几乎无痛苦治疗、变久治不愈为立竿见影。只要使用过针刀治疗的大夫，无不为针刀神奇的疗效所折服。针刀疗法以其器械简单、费用低廉、疗效神奇，充分证明了它的科学性，赢得了千百万患者和国内外医学专家学者的一致好评。但因针刀医学基础理论不够完善，导致针刀手术定位不准确、操作不规范而遭质疑。

在总结朱汉章教授针刀医学基础理论的基础上，经过大量的针刀临床实践，提出了人体骨与软组织之间存在一个力学解剖系统——人体弓弦力学解剖系统。这个解剖系统论证了骨与软组织的内在力学联系以及二者与内脏之间的内在联系，找到了慢性软组织损伤、骨质增生及慢性内脏疾病的内在联系，明确了针刀治疗部位与人体解剖结构的内在联系，明确了粘连、瘢痕和挛缩形成的机制及部位，压痛点与疾病的关系，补充和完善了针刀医学基础理论，实现针刀医学诊疗的可重复性。

针刀医学研究发现，各种原因引起人体相关弓弦力学系统解剖结构的形态变化，导致弓弦力学解剖系统的力平衡失调是导致慢性软组织损伤性疾病的根本原因。

（五）慢性软组织损伤的病理机制——网眼理论

1. 网眼理论的定义

慢性软组织损伤不是一个点的病变，而是以人体弓弦力学解剖系统为基础，形成以点成线、以线成面的立体网络状的一个病理构架。我们可以将它形象地比喻为一张鱼网，鱼网的各个结点就是弓弦结合部，是软组织在骨骼的附着点，是粘连、瘢痕和挛缩最集中、病变最重的部位，是慢性软组织损伤病变的关键部位；连结各个结点网线就是弦（软组织）的行径路线。

由于软组织的附着部位不同，同一个骨骼又有多个软组织的附着，而这些软组织的行经路线也是各不相同，所以就形成了以软组织在骨骼的附着点为结点，以软组织的路线为网线的立体网络状病理构架。

慢性软组织损伤是人体对软组织损伤的自我修复和自我代偿的结果。当人体某一软组织受到异常应力的作用后，首先在病变部位造成局部的出血、渗出，人体会通过自身的调节系统，利用粘连、瘢痕对损伤部位进行修复。如果这种修复是完全的、彻底的，人体就恢复正常的动态平衡状态，如果人体不能通过粘连、瘢痕和挛缩对抗异常应力，就会引起软组织挛缩，导致这个软组织的力平衡失调。由于同一骨平面有多个软组织的附着，一个软组织损伤后，就会引起周围软组织的粘连和瘢痕，导致周围软组织的受力与异常。而同一骨平面所附着的软组织的行经路线各不相同，又会引起这些多个软组织的粘连、瘢痕和挛缩，从而形成一个以点成线，以线成面，以面成体的网络状病理构架。

慢性软组织损伤病理构架的网眼理论为研究慢性软组织损伤提供了形态病理学论据，为提出针刀治愈率，降低复发率提供了形态解剖学基础。理解和掌握慢性软组织损伤的病理构架理论——网眼理论，首先要弄清创伤的修复愈合方式，粘连、瘢痕、挛缩和堵塞，才能理解慢性软组织损伤的本质及其病理构架。

2. 现代创伤愈合的方式

（1）炎症反应期　软组织损伤后，局部迅速发生炎症反应，可持续 3～5 日。此过程中最主要的病理反应是凝血和免疫反应。凝血过程中，引发血小板被激活、聚集，并释出多种生物因子，如促进细胞增殖的血小板源性生长因子、转化生长因子，这些因子和血小板释放的花生四烯酸、血小板激活的补体 C5 片段等共同具有诱导吞噬细胞的趋化作用，血小板源性内皮细胞生长因子在炎症反应期后参与肉芽毛细血管的形成，增加血管通透性，使中性粒细胞、单核细胞游离出血管，并在趋化物的作用下到达损伤部位。免疫反应首先是中性粒细胞、单核/巨噬细胞的作用，中性粒细胞首先进入损伤组织，并分泌血小板活化因子和一些趋化物质，在各种生长因子和趋化物的联合作用下，随之单核细胞到达损伤部位，并转化为巨噬细胞。上述中性粒细胞和单核/巨噬细胞均具有很强的清除坏死组织、病原体的功能。单核巨噬细胞是炎症阶段的主要分泌细胞，它可以分泌许多生长因子和刺激因子。这些因子为炎症后期的细胞增殖分化期打好了坚实的基础。同时，巨噬细胞还可影响生长因子和细胞间的相互作用，没有巨噬细胞，它们将不易发挥作用。淋巴细胞和肥大细胞也参与炎症反应期，它们对血管反应、组织再生修复能力等均有影响。

（2）细胞增殖分化期　此期的特征性表现是通过修复细胞的增殖分化活动来修复组织缺损。对表浅损伤的修复主要是通过上皮细胞的增殖、迁移并覆盖创面完成；对于深部其他软组织损伤则需要通过肉芽组织形成的方式来进行修复。肉芽组织的主要成分是成纤维细胞、巨噬细胞、丰富的毛细血管和丰富的细胞间基质。在普通软组织中，成纤维细胞是主要的修复细胞。肉芽组织内的血供来源于内皮细胞的增殖分化和毛细血管的形成，先是内皮细胞在多肽生长因子的趋化下迁移至伤处，迁移至伤处的内皮细胞在一些生物因子的刺激下开始细胞增殖，当内皮细胞增殖到一定数目时，在血管生成素等血管活性物质的作用下，分化成血管内皮细胞，并彼此相连形成贯通的血管。

（3）组织的修复重建期　肉芽组织形成后，伤口将收缩。而后，体表损伤由再生上皮覆盖或瘢痕形成；深部损伤则形成肉芽组织达到损伤的暂时愈合。在普通的软组织损伤中，再经过组织重建，即肉芽组织转变为正常的结缔组织，成纤维细胞转变为纤维细胞，从而实现损伤组织的最终愈合。

3. 慢性软组织损伤的本质

慢性软组织损伤后，人体通过自我修复、自我调节过程对受损软组织进行修复和重建，其修复重建方式有3种：一是损伤组织完全修复，即组织的形态、功能完全恢复正常，与原来组织无任何区别；二是损伤组织大部分修复，维持其基本形态，但有粘连或瘢痕或者挛缩形成，其功能可能正常或有所减弱；三是损伤组织自身无修复能力，必须通过纤维组织的粘连、瘢痕和挛缩进行修复，其形态和功能都与原组织不同或完全不同，成为一种无功能或为有碍正常功能的组织。了解创伤愈合和过程，正确认识粘连、瘢痕和挛缩及堵塞的本质，对针刀治疗此类疾病具有重要临床指导作用。

（1）粘连的本质　粘连是部分软组织损伤或手术后组织愈合时必然经过的修复过程，它是人体自我修复的一种生理功能。但是，任何事物都有两面性，当急、慢性损伤后，组织的修复不能达到完全再生、复原，而在受伤害的组织中形成粘连、瘢痕或（和）挛缩，且这种粘连和瘢痕影响了组织、器官的功能，压迫神经、血管等，就会产生相关组织、器官的功能障碍，从而引发一系列临床症状。此时，粘连就超过了人体本身修复的生理功能，而成为慢性软组织损伤中的病理因素。粘连的表现形式有以下几种：

①肌束膜间的粘连　正常状态下，每块肌肉收缩时并非所有的肌纤维全部同时参与活动，而是部分舒张，部分收缩，这样交替运动才能保持肌张力。如果肌内部损伤，肌束间发生粘连，肌束间便会产生感觉或运动障碍，在肌内可产生条索或结节之类的病变，这种情况多发生在单一的肌肉组织肌腹部损伤。

②肌外膜之间的粘连　即相邻的肌肉外膜之间的粘连。如果是两块肌肉的肌纤维方向相同，而且是协同肌之间的粘连，可能不产生明显的运动障碍，也就不会引起较重症状；如果两块肌肉的肌纤维走行方向不同，当一块肌肉收缩时，这种粘连影响到收缩肌肉本身及相邻肌肉的运动，妨碍其正常功能，临床上可检查到压痛、条索、结节等改变，如肱二头肌短头与喙肱肌之间的粘连。

③肌腱之间的粘连　如桡骨茎突部肌腱炎引起拇长展肌与拇短伸肌之间的粘连。

④腱周结构之间的粘连　腱周结构包括腱周围疏松结缔组织、滑液囊、脂肪垫或软骨垫等组织，它是保护腱末端的组织结构，当肌腱末端受到损伤时，因出血、渗出、水肿等无菌性炎症而产生腱末端与腱周结构的紧密粘连，这种粘连可发生在腱与自身的腱周结构之间，也可发生于两个相邻的腱周围结构之间。

⑤韧带与关节囊的粘连　关节囊周围，有许多韧带相连，有的与关节囊呈愈着状态，密不可分，成为一体，而另一部分则多是相对独立、层次分明的。它们各自有独立的运动轨迹，当它们损伤之后，关节囊与韧带之间、韧带与韧带之间，会产生粘连。如踝关节创伤性关节炎，就是由于外伤引起踝关节囊与三角韧带及腓跟韧带的粘连等。

⑥肌腱、韧带与附着骨之间的粘连　肌腱和韧带均附着于骨面上，有的肌腱行于骨纤维管道中，在肌腱、韧带的游离部损伤时，肌腱和韧带的起止点及骨纤维管会产生粘连，影响关节运动，造成关节运动障碍，产生一系列症状，如肩周炎，就是肩关节周围的肱二头肌短头起点、肱二头肌长头通过结节间沟部，以及肩袖周围起止点之间的粘连，

引起肩关节功能障碍。

⑦骨间的粘连　即骨与骨之间连接的筋膜、韧带和纤维组织之间的粘连，如胫腓骨间膜的粘连，尺桡骨间膜的粘连，腕关节内部韧带连接处的粘连等。

⑧神经与周围软组织的粘连　神经与周围软组织发生粘连或神经行径线路周围的软组织因为粘连对神经产生卡压，如神经卡压综合征、颈椎病、腰椎间盘突出症、腰椎管狭窄症、梨状肌综合征等疾病的症状、体征就是由此而引起的。

（2）瘢痕的本质　通过西医病理学的知识，知道损伤后组织的自我修复要经过炎症反应期、细胞增殖分化期和组织修复重建期才能完成。在急性炎症反应期和细胞增殖分化期后，损伤处会产生肉芽组织，其成分为大量的纤维母细胞，这些细胞分泌原胶原蛋白，在局部形成胶原纤维，最终，纤维母细胞转变为纤维细胞。随着胶原纤维大量增加，毛细血管和纤维细胞则减少，随之，肉芽组织变为致密的瘢痕组织。3周后胶原纤维分解作用逐渐增强，3个月后则分解、吸收作用明显增生，可使瘢痕在一定程度上缩小变软。在软组织（肌肉、肌腱、韧带、关节囊、腱周结构、神经、血管等）损伤的自我修复过程中，肌肉、肌腱纤维及关节囊等组织往往再生不全，代之以结缔组织修复占主导的地位。于是，出现的瘢痕也不能完全吸收。从病理学的角度看，瘢痕大都是结缔组织玻璃样变性。病变处呈半透明、灰白色、质坚韧，纤维细胞明显减少，胶原纤维组织增粗，甚至形成均匀一致的玻璃样物。当这种瘢痕没有影响到损伤组织本身或者损伤周围的组织、器官的功能时，它是人体的一种自我修复的过程。然而，如果瘢痕过大、过多，造成了组织器官的功能障碍时，使相关弓弦力学系统力平衡失调，从而成为一种病理因素，这时，就需要针刀治疗了。

（3）挛缩的本质　挛缩是软组织损伤后的另一种自我修复形式，软组织损伤以后，引起粘连和瘢痕，以代偿组织、器官的部分功能，如果损伤较重，粘连和瘢痕不足以代偿受损组织的功能时，特别是骨关节周围的慢性软组织损伤，由于关节周围应力集中，受损组织就会变厚、变硬、变短，以弥补骨关节的运动功能需要，这就是挛缩。瘢痕是挛缩的基础，挛缩是粘连、瘢痕的结果。他们都因为使相关弓弦力学系统力平衡失调，从而成为一种病理因素。

（4）堵塞的本质　针刀医学对堵塞的解释是软组织损伤后，正常组织代谢紊乱，微循环障碍，局部缺血缺氧，在损伤的修复过程中所形成的粘连、瘢痕、挛缩，使血管数量进一步减少，血流量锐减，导致局部血供明显减少，代谢产物堆积，影响组织器官的修复，使相关弓弦力学系统力平衡失调，从而成为一种病理因素。

综上所述，通过对慢性软组织损伤的病理构架分析，我们可以得出以下结论：

第一，慢性软组织损伤是一种人体自我代偿性疾病，是人体在修复损伤软组织过程中所形成的病理变化。人体的自我修复、自我代偿是内因，损伤是外因，外因必须通过内因才能起作用，针刀的作用只是一种帮助人体进行自我修复、自我代偿，针刀治疗是一种恢复了人体弓弦力学解剖系统的力平衡。

第二，粘连、瘢痕和挛缩的组织学基础有一个共同的特点，它们的结构都是纤维结缔组织，这是为什么呢？这是因为纤维结缔组织是软组织中力学性能最强的组织。由此可以看出，人体对外部损伤的修复和调节方式是一种力学的调节方式，意在加强人体对异常应力损害的对抗能力。如果纤维结缔组织都不能代偿异常的力学损害，人体就会通过硬化、钙化、骨化来代偿，这就是骨质增生的机制。

第三，慢性软组织损伤的病理过程是以点–线–面–体的形式所形成的立体网络状病理构架。它的病理构架形成的形态学基础是人体弓弦力学系统。慢性软组织损伤后，该软组织起止点即弓弦结合部的粘连、瘢痕、挛缩和堵塞，就会影响在此处附着的其他软组织，通过这些组织的行经路线即弦的走行路线向周围发展辐射，最终在损伤组织内部、损伤组织周围、损伤部位与相邻组织之间形成立体网状的粘连、瘢痕，导致弓弦力学系统形态结构异常，影响了相关弓弦力学系统的功能。

第四，内脏弓弦力学解剖系统的力平衡失调是引起慢性内脏疾病的重要原因。

（六）慢性软组织损伤病因病理学理论对针刀治疗的指导作用

通过对慢性软组织损伤类疾病及骨质增生疾病的病因病理学研究得出了动态平衡失调是引起慢性软组织损伤的根本病因，力平衡失调是引起骨质增生的根本病因，针刀通过切开瘢痕、分离粘连与挛缩、疏通堵塞，从而恢复动态平衡，恢复力平衡，使疾病得以治愈。也就是说慢性软组织损伤和骨质增生的病因病理是人体软组织和骨关节的运动功能受到限制。但针刀治疗与功能平衡的关系是什么？针刀手术如何调节平衡？病变的粘连瘢痕在什么部位？疼痛点或者压痛点就是粘连、瘢痕和挛缩的主要部位吗？针刀是通过什么方式去促进局部微循环的？针刀治疗脊柱相关疾病的机理是什么？一种疾病的针刀治疗点如何把握？多少个治疗点是正确的？一种疾病针刀治疗的疗程如何确定？在同一部位反复多次做针刀有没有限度？究其原因，其根本问题在于平衡只是一个功能概念，针刀治疗与功能平衡之间缺乏一个物质基础，没有这个基础，针刀疗法就变成了一种无序化过程，一种无法规范的盲目操作。

有研究表明，人体弓弦力学系统受损是引起慢性软组织损伤的根本原因，认识慢性软组织损伤的病理构架以后，针刀治疗的解剖部位及范围就迎刃而解了，针刀治疗就从盲视手术变为非直视手术，就能做到有的放矢，准确治疗，从源头上解决了针刀安全性的问题，对针刀医学的发展具有重要的现实意义和深远的历史意义。

综上所述，可以得出以下结论：

第一，根据慢性软组织损伤的网眼理论，针刀整体治疗也应通过点、线、面进行整体治疗，破坏疾病的整体病理构架，针刀治疗是以恢复生理功能为最终目的的平衡治疗，而不是仅以止痛作为治疗的目标。

第二，网眼理论将中医宏观整体的理念与西医微观局部的理念有机结合起来，既从总体上去理解疾病的发生发展，又从具体的病变点对疾病进行量化分析，对于制定针刀治疗慢性软组织损伤性疾病的整体思路、确定针刀治疗的部位、针刀疗程以及针刀术后手法操作都具有积极的临床指导意义。

第三，慢性软组织损伤的病理构架所提出的网眼理论将针刀治疗从"以痛为腧"的病变点治疗提高到对疾病的病理构架治疗的高度上来，将治疗目的明确为扶正调平，显著提高了针刀治疗疾病的治愈率，降低了针刀治疗疾病的复发率。

二、针刀医学病理生理学理论

针刀医学的病理生理学的内容是过去病理生理学所没有的，它不是对过去病理生理学的一种填充，而是在许多方面带有本质性的转变。下面从 4 个方面加以论述。

（一）对人体生命特性新的理解和认识

人体是有生命的活体，这是常识所了解的，但是在研究疾病的发生发展过程中，往往忽略了这样一个根本的问题。比如，在研究慢性软组织损伤疾病的病因时，只注重它的炎性反应及在组织损害时它的细胞内外电位的变化等等表面性的现象，而恰恰忽略了人体是一个生命活体的根本特性。这个特性就是人体不像无生命物质那样被伤害后、被侵蚀后就不会自我修复、自我调节。而人体的生命特性是在哪里受到伤害或者缺损，就在哪里自我修复，自我调节，直至组织结构的缺损被补齐，功能恢复为止，无须外来因素的干预。只有伤害和缺损超过人体的自我修复、自我调节的限度以外，人体才需要借助外来因素的干预，使之达到人体的自我修复和自我调节的范围以内。目前世界上存在的一切医疗手段，就是人体所需要的外来因素的干预，所以这种干预必须是有节制的，不可超越人体自我修复和自我调节的范围以内，如果强行超越了，就将造成不良后果。比如，在治疗各种关节内骨折时，医生只要设法将骨折片按原来的方位对到脱离的骨折线上，给予相对的、短时间的包扎固定，人体就会很快将骨折修复，并通过自我调节将瘀血排出，重建血液循环，而使骨折得到彻底的修复，功能得到彻底的恢复，没有必要切开皮肤、切断肌肉进行强行的钢板螺丝钉内固定，从而避免了终生难以挽回的后遗症和并发症，这就是在对人体生命特性有了充分认识的基础上，所产生的治疗关节内骨折的指导思想。

另外，在人体的自我修复和自我调节过程中，在某种特定的条件下，也可以产生另一方面的后果，这也是在研究人体生理病理时不可忽略的一个重大问题。比如软组织损伤后在自我修复过程中，如果过分地制动，受损的两个或两个以上组织就会粘连到一起；如果反复损伤（或较大损伤）就不仅会粘连，而且会形成内部瘢痕；如果损伤后，人体为了自我保护，使受损组织长时间处于收缩状态，而没有在适当时间进行舒张性活动，就会使组织挛缩。这 3 种情况就造成人体的内外动态平衡失调，形成新的病理因素，这就是慢性软组织损伤的根本病因。这一新的关于慢性软组织损伤病因学的理论，就是建立在人体生命特性的这一基本认识的基础上而形成的，不过这是从人体生命特性的负面作用来认识的。

人体的生命特性另一个巨大作用是能够对抗各种物理性和化学性的损害，如当人握住镐柄长时间做挖土等劳动时，人手掌的皮肤将受到磨损，以至于皮肤保护内部组织器官的功能将要丧失，这时候人体的自我调节功能就会调动一切生理因素来对抗这种伤害，使手掌被磨损的皮肤坚硬起来，这就是俗说的老茧，这老茧是什么？老茧是角质，是比普通皮肤的硬度要高许多倍的"皮肤"。人体所以要长出这样不正常的"皮肤"，就是要来对抗镐柄对手掌皮肤的物理性伤害。如果这种伤害在继续，这种对抗物理性伤害的"皮肤"就将继续存在，并且硬度继续加强；如果这种物理性伤害的因素被解除，人体就将会调动自我调节功能，使这种对抗物理性伤害的"皮肤"逐渐变软，直至完全蜕掉。人体对抗化学性伤害的基本过程也一样，不过这里需要说明的是，如果伤害的程度较大，伤害的速度较快，人体的自我调节功能就无能为力了，因为人体自我调节的生命特性的发挥是需要时间的，并且是有限度的。如果不够所需的时间，或超越了它的限度，人体的自我调节功能就不能发挥作用。过去恰恰都是看到了这种快速的超越自我调节能力的各种伤害比较多，而很少注意到速度比较慢又在自我调节限度以内的各种伤害，正因如此，自我调节的生命特性就容易被忽略了。人体的这样一个重要的生理学特点被忽略，由此而产生的各种慢性疾病的病因病理就无法理解，使在研究这些慢性疾病的病因病理时，像在黑暗中摸索，找不到出路。如骨质增生真正的病因病理，慢性前列腺炎真正的病因病理之类，就将永远找不到，而会长时间陷入研究病变组织局部的生物化学变化和物理变化的迷雾之中走不出来。

说明针刀医学对人体生命特性的认识和理解这个问题并不困难，大多数人都能够认可，难就难在应用这种观点去研究某些疾病的发生、发展和治疗上，过去正因为没能这样做，使得对许多疑难病的病因研究不清楚，临床上对许多疾病治疗不能利用人体生命特性作用的帮助，而滥用伤害性的治疗方法，造成许多无法挽回的后遗症和并发症。针刀医学之所以对这个问题进行深入研究和反复强调，就是要解决以上两个实际问题。

（二）力学因素在部分疑难病发生发展中的新认识

人类知道力学因素对人体能够产生一定的影响已经很久了，但建立起生物力学这一门边缘学科，也只有几十年的时间。这几十年来医学界就力学因素对人体的影响进行了广泛深入的研究，并获得了许多定量性的研究成果，然而，运用力学因素的影响来认识人类某些疑难病的病因还不是很多。事实上，有部分疑难病的发生真正的病因就是力学因素，过去只认识到力学因素能够对人体造成损伤，是一些损伤性疾病的病因，而且大多数都局限在明显可见的损伤范围内，而对那些隐藏在背后的力学因素所造成的疾病及其病理变化则知之甚少，所以使这部分疾病的病因问题一直不能解决，当然也就没有恰当的治疗方法，使这部分疾病成了疑难病。要解决这个问题，首先要搞清力学因素和人体的生理学关系，不能孤立地看到力对人体的影响，而忽略了人体对不正常的力的状态的反作用，这个反作用就是用来对抗不正常的力学状态，使之不能对人体造成伤害和进一步伤害。明确了这个问题，这类的所谓疑难病的病因就容易找到了。针刀医学正是从这个角度，发现了这些疑难病的真正病因，比如骨质增生的病因，骨化性肌炎的病因，心脑血管硬化的病因等等。

这一问题的解决，从表面上说是注重力学因素，实际上是注重了生理学因素，如果力学因素作用无生理学特性，就不会有上面的病因学问题。

所谓力学因素在部分疑难病的发生、发展中的新认识，就是建立在对针刀医学生理学新的理论基础之上的。

（三）重新认识疾病的发生和转归

对于疾病的发生，西医一直以外来感染、外来伤害为疾病发生的主要因素。如上呼吸道感染、肺炎、心肌炎、肝炎、结肠炎、胰腺炎、膀胱炎、肾炎、脑炎等都属于外来感染一类，各种外伤包括化学性损伤都属于外来伤害一类。当然，还有心脑血管病、免疫系统疾病、精神系统疾病等都属于人体内部原因。而中医学则将一切疾病的发生归结为3大类，即所谓外因风、寒、暑、湿、燥、火六淫之邪，内因喜、怒、忧、思、悲、恐、惊七情所伤，不内不外因跌打损伤、饮食、劳倦。这些中西医关于疾病发生的内外原因，反映了中西医基本的学术思想，并在这种基本学术思想的指导下，各自形成了自己独特的庞大学术体系，对医治人类的疾病起到了巨大的作用，而科学发展到了今天，特别是在对人的生理、病理有了更深刻地认识之后，就应该更加理解到一切的外来因素（外来的暴力性伤害除外）对于疾病的发生都不是主要的。而人体的内环境变化、异常才是主要的，比如上呼吸道感染是细菌性的感染，在同样的环境中，有的人感染，有的人就不感染；肺结核是结核杆菌感染，在同样的环境中，有的人感染，有的人不感染，这是什么原因呢？这就是人体的内环境不同的缘故，其他诸如此类的疾病发生也都是这样的。这个问题中西医也都注意到了，特别是中医学在这方面研究得更深入，但是，问题是把内环境的变化、异常与外来因素对于疾病发生的重要性，谁是第一位的，谁是第二位的，这关系到在医学研究时的侧重点放到什么地方的一个大问题，有些疾病至今没有弄清楚原因，主要就是把研究的侧重点搞错了，这样就不可能得到研究结果，外因是变化的条件，内因才是变化的根据。

可见在研究疾病发生的时候把侧重点放在人体的内环境对正常生理状态变化的研究是非常重要的。

关于疾病的转归问题，随着医学研究的不断深入，也要进行重新认识。过去在治疗疾病时，只注意将疾病治愈（所谓治愈是指病变已经停止继续伤害人体，致病因素已经排除）而很少注意到疾病被治愈后，有关脏器的功能有无影响，对人整体的身体状态有何影响，对人的工作能力有何影响。一般认为，疾病治愈的标准应该是在保证人体组织结构的完整性不受破坏，有关脏器的功能和人的工作能力不受影响的情况下，将致病因素排除，这才叫真正的治愈。

要达到上述目标，除了要对治疗技术进行彻底的改造提高外，更重要的是要研究人的生理特性，治疗是引导和帮助人体强大的自我调节的生理功能来战胜疾病，而不是代替或者影响人体强大的自我调节的生理功能，尽量少用或不用那些伤害性的治疗措施。

（四）平衡是治疗一切疾病的根本目标

平衡是保存一切事物的根本条件，治疗疾病就是为了保存人生命的延续，健康地生活。人患病就是身体的一个方面和一个局部失去了平衡，将平衡恢复了，疾病也就治愈了。在临床上常说的酸中毒、电解质失衡，就通过输液，注入相应的药物纠正电解质失衡，相应的疾病也就治好了，这就是人体内一个方面失去了平衡的情况。人体失去平衡的情况有成千上万种，也就造成了成千上万种疾病，所做的一切治疗手段也就是为了纠正这成千上万种的不平衡情况，使之恢复平衡。

平衡也是发挥人体正常生理功能的基本条件。人体某一方面或某一局部出现不平衡的情况，人体正常生理功能的某一方面或某一局部就会受到影响而出现病态。如果人体某一方面或某一部分出现了严重的不平衡，疾病得不到有效的纠正，人就可能死亡，就像一座大厦出现轻微的倾斜（轻度的不平衡），立即采取有效措施进行维修纠正这不平衡状态，大厦就可以依然耸立，如果一座大厦出现严重的倾斜（重度的不平衡），又无法加以纠正，大厦就会倒塌而不复存在。

哲学上说，世界万事万物都是处在永恒的发展变化当中，即运动之中，这是从总体上来讲的，事实上，世界上的万事万物，都有它相对静止的阶段，也就是以某一种形式存在的阶段。人从生到死，就是以一种有生命的人的形式存在的相对静止阶段，要使这相对静止阶段继续存在，保持平衡是根本的条件。"打破旧世界，建立新世界，这就是革命"，也就是说事物发展的不平衡阶段，旧世界内部的不平衡因素已经无法纠正，它就灭亡了，当建立起新世界的时候，要保持新世界的持久存在，就必须创造保持各方面平衡的条件，而不能再用革命的方法来破坏平衡。人的生命也一样，它的存在就必须有平衡作为条件。如有一部分或某一局部不平衡就是病态，如有严重的不平衡而又无法纠正，人的生命就将结束，而变成了另外一种存在形式。

比如，骨质增生的原因是人体内的力平衡失调所引起，就用针刀配合手法来纠正这种力的不平衡，骨质增生病就可以治愈。治疗其他一切疾病，从本质上来说，就是纠正有关的不平衡因素，平衡恢复，疾病就能治愈。

第五章

常见妇科疾病的检查方法

一、乳房检查

（一）视诊

1. 对称性

正常女性坐位时两侧乳房基本对称，但亦有轻度不对称者，此系由于两侧乳房发育程度不完全相同的结果。一侧乳房明显增大见于先天畸形、囊肿形成、炎症或肿瘤等。一侧乳房明显缩小则多因发育不全之故。

2. 皮肤改变

乳房皮肤发红提示局部炎症或乳癌累及浅表淋巴管引起的癌性淋巴管炎。前者常伴局部肿、热、痛，后者局部皮肤呈深红色，不伴疼痛，发展快，面积多超过一个象限，可予鉴别。此外，还应注意乳房皮肤有无溃疡、色素沉着和瘢痕等。

乳房水肿使毛囊和毛囊开口处变得明显可见，见于乳腺癌和炎症。癌肿引起的水肿为癌细胞浸润阻塞皮肤淋巴管所致，称之为淋巴水肿。此时，因毛囊及毛囊孔明显下陷，故局部皮肤外观呈"橘皮"或"猪皮"样。炎症水肿由于炎症刺激使毛细血管通透性增加，血浆渗出至血管外，并进入细胞间隙之故，常伴有皮肤发红。乳房皮肤水肿应注意其确切部位和范围。

孕妇及哺乳期妇女乳房明显增大，向前突出或下垂，乳晕扩大，色素加深，腋下丰满，乳房皮肤可见浅表静脉扩张。有时乳房组织可扩展至腋窝顶部，此系乳房组织肥大，以供哺乳之故。

乳房皮肤回缩可由于外伤或炎症，使局部脂肪坏死，成纤维细胞增生，造成受累区域乳房表层和深层之间悬韧带纤维缩短之故。然而，必须注意，如无确切的外伤病史，皮肤回缩常提示恶性肿瘤的存在，特别是当尚未触及局部肿块、无皮肤固定和溃疡等晚期乳癌表现的患者，轻度的皮肤回缩，常为早期乳癌的征象。

为了能发现早期乳房皮肤回缩的现象，检查时应请患者接受各种能使前胸肌收缩、乳房悬韧带拉紧的上肢动作，如双手上举超过头部，或相互推压双手掌面或双手推压两侧髋部等，均有助于查见乳房皮肤或乳头回缩的征象。

3. 乳头

必须注意乳头的位置、大小、两侧是否对称，有无乳头内陷。乳头回缩，如系自幼发生，为发育异常；如为近期发生则可能为病理性改变如乳癌或炎性病变。乳头出现分泌物提示乳腺导管有病变，分泌物可呈浆液性，黄色、绿色或血性。出血最常见于导管内乳头状瘤所引起，但亦见于乳癌及乳管炎的患者。妊娠时乳头及其活动度均增大，肾上腺皮质功能减退时乳晕可出现明显色素沉着。

4. 腋窝和锁骨上窝

完整的乳房视诊还应包括乳房淋巴引流最重要的区域。必须详细观察腋窝和锁骨上窝有无包块、红肿、溃疡、瘘管和瘢痕。

（二）触诊

乳房的上界是第2或第3肋骨，下界是第6或第7肋骨，内界起自胸骨缘，外界止于腋前线。

触诊乳房时，被检查者取坐位，先两臂下垂，然后双臂高举超过头部或双手叉腰再行检查。当仰卧位检查时，可垫以小枕头抬高肩部使乳房较对称地位于胸壁上，以便进行详细地检查。以乳头为中心做一垂直线和水平线，可将乳头分为4个象限，便于记录病变部位（图5-1）。

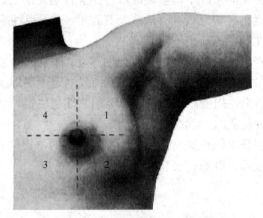

图5-1 乳房变边的定位与划区

触诊先由健侧乳房开始，后检查患侧，检查者的手指和手掌应平置在乳房上，应用指腹，轻施压力，以旋转或来回滑动的方式进行触诊。检查左侧乳房时由外上象限开始，然后顺时针方向进行由浅入深触诊直至4个象限检查完毕为止，最后触诊乳头。以同样方式检查右侧乳房，但沿逆时针方向进行，触诊乳房时应着重注意有无红、肿、热、痛和包块。乳头有无硬结、弹性消失和分泌物。

正常乳房呈模糊的颗粒感和柔韧感，皮下脂肪组织的多寡，可影响乳房触诊的感觉，青年人乳房柔韧，质地均匀一致，而老年人乳房则多松弛和呈结节感。月经期乳房小叶充血，乳房有紧绷感，月经后充血迅即消退，乳房复软。妊娠期乳房增大并有柔韧感，而哺乳期则呈结节感。触诊乳房时必须注意下列物理征象。

1. 硬度和弹性

硬度增加和弹性消失提示皮下组织存在病变如炎症或新生物浸润等。此外，还应注意乳头的硬度和弹性，当乳晕下有痛肿存在时，该区域皮肤的弹性常消失。

2. 压痛

乳房的某一区域压痛可见于炎症性病变、乳腺增生。月经期乳房亦较敏感，而恶性病变则甚少出现压痛。

3. 包块

如有包块存在应注意下列特征：

（1）部位　必须指明包块的确切部位。一般包块的定位方法是以乳头为中心，按时钟钟点的方位和轴向予以描述。此外，还应作出包块与乳头间距离的记录，使包块的定位确切无误。

（2）大小　必须描写其长度、宽度和厚度，以便为将来包块增大或缩小时进行比较

（3）外形　包块的外形是否规则，边缘是否清楚或与周围组织粘连固定，大多数良性肿瘤表面多光滑规整，而恶性肿瘤则凹凸不平，边缘多固定；然而，必须注意炎性病变亦可出现不规则的外形。

（4）硬度　包块的硬、软度必须明确叙述。一般可描写为柔软、质韧、中等硬度或坚硬等，良性肿瘤多呈质中等硬度，但表面光滑，形态较规则；坚硬伴表面不规则者多提示恶性病变，仅极少见的情况下，坚硬区域可由炎性病变所引起。

（5）压痛　必须确定包块是否具有压痛及其程度。一般炎性病变常表现为中度至重度压痛，而大多数恶性病变压痛则不明显。

（6）活动度　检查者应确定病变是否可自由移动，如仅能向某一方向移动或固定不动，则应明确包块系固定于皮肤、乳腺周围组织抑或固定于深部结构。大多数良性病变的包块其活动度较大，炎性病变则较固定，而早期恶性包块虽可活动，但当病程发展至晚期，其他结构被癌肿侵犯时，其固定度则明显增加。

乳房触诊后，还应仔细触诊腋窝、锁骨上窝及颈部的淋巴结有否肿大或其他异常。因此处常为乳房炎症或恶性肿瘤扩展和转移的所在。

二、妇科检查

体格检查范围包括全身检查、腹部检查和盆腔检查。除病情危急外，应按下列先后顺序进行，不仅要记录与疾病有关的重要体征，还要记录有鉴别意义的阴性体征，体格检查完成后，应及时告知患者或家属检查结果。盆腔检查为妇科所特有，又称为妇科检查。

（一）全身检查

常规测量体温、脉搏、呼吸及血压，必要时测量体重和身高。其他检查项目包括患者神志、精神状态、面容、体态、全身发育及毛发分布情况、皮肤、浅表淋巴结（特别是左锁骨上淋巴结和腹股沟淋巴结）、头部器官、颈、乳房（注意其发育，皮肤有无凹陷，有无包块、分泌乳汁或液体）、心、肺、脊柱及四肢。

（二）腹部检查

为妇科疾病体格检查的重要组成部分，应在盆腔检查前进行。视诊观察腹部有无隆起或呈蛙腹状，腹壁有无瘢痕、静脉曲张、妊娠纹、腹壁疝、腹直肌分离等。叩诊腹壁厚度，肝、脾、肾有无增大及压痛，腹部有无压痛、反跳痛和肌紧张，能否扪到包块。

扪到包块时，应描述包块部位、大小（以 cm 为单位表示或相当于妊娠月份表示，如包块相当于妊娠 3 个月大）、形状、质地、活动度、表面是否光滑或有高低不平隆起以及有无压痛等。叩诊时注意鼓音和浊音分布范围，有无移动性浊音。必要时听诊了解肠鸣音情况。若合并妊娠，应检查腹围、子宫底高度、胎位、胎心及胎儿大小等。

（三）盆腔检查

盆腔检查，又称妇科检查，包括外阴、阴道、宫颈、宫体及双侧附件检查。

1. 基本要求

（1）医师应关心体贴被检查的患者，做到态度严肃、语言亲切、检查仔细、动作轻柔，检查前告知患者盆腔检查可能引起不适，不必紧张并尽可能放松腹肌。

（2）除尿失禁患者外，检查前应排空膀胱，必要时导尿、大便充盈者应于排便或灌肠后检查。

（3）为避免感染或交叉感染，置于臀部下面的垫单或纸单应一人一换，一次性使用。

（4）患者取膀胱截石位。臀部置于台缘，头部略抬高，两手平放于身旁，以使腹肌松弛。检查者面向患者，立在患者两腿之间。不宜搬动的危重患者，可在病床上检查。

（5）应避免于经期做盆腔检查。若为阴道异常流血则必须检查。检查前消毒外阴，使用无菌手套及器械，以防发生感染。

（6）对无性生活史者禁作阴道窥器检查及双合诊检查，应行直肠-腹部诊。确有检查必要时，应先征得患者及其家属同意后，方可作阴道窥器检查或双合诊检查。

（7）疑有盆腔内病变的腹壁肥厚、高度紧张不合作患者，若盆腔检查不满意时，可在麻醉下进行盆腔检查，或改用超声检查。

2. 检查方法及步骤

（1）外阴部检查 观察外阴发育及阴毛多少和分布情况（女性型或男性型），有无畸形、皮炎、溃疡、赘生物或肿块，注意皮肤和黏膜色泽或色素减退及质地变化，有无增厚、变薄或萎缩。分开小阴唇，暴露阴道前庭观察尿道口和阴道口。查看尿道口周围黏膜色泽及有无赘生物，无性生活的处女膜一般完整未破，其阴道口勉强可容示指；已有性生活的阴道口能容两指通过；经产妇的处女膜仅余残痕或可见会阴后一侧切瘢痕。检查时还应让患者用力向下屏气，观察有无阴道前后壁膨出、子宫脱垂或尿失禁等。

（2）阴道窥器检查 使用阴道窥器检查阴道和宫颈时，要注意阴道窥器的结构特点。

1）放置和取出 临床常用鸭嘴形阴道窥器，可以固定，便于阴道内治疗操作，阴道窥器有大小之分，根据阴道宽窄选用。当放置窥器时，应先将其前后两叶前端并合，表面涂滑润剂以利插入，避免损伤。若拟作宫颈细胞学检查或取阴道分泌物作涂片检查时，不应用滑润剂，改用生理盐水润滑，以免影响涂片质量。放置窥器时，检查者用一手拇指示指将两侧小阴唇分开，另一手将窥器避开敏感的尿道周围区，斜行沿阴道侧后壁缓慢插入阴道内，边推进边将窥器两叶转正并逐渐张开，暴露宫颈、阴道壁及穹隆部，然后旋转窥器，充分暴露阴道各壁（图5-2）。取出窥器前，先将前后叶合拢再沿阴道侧后壁缓慢取出。

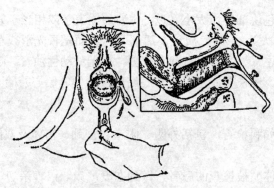

图 5-2　阴道窥器检查

2）视诊

①检查阴道　观察阴道前后壁和侧壁及穹隆黏膜颜色、皱襞多少，是否有阴道隔或双阴道等先天畸形，有无溃疡、赘生物或囊肿等，注意阴道内分泌物量、性质、色泽，有无臭味，阴道分泌物异常者应作滴虫、假丝酵母菌、淋病奈瑟菌及线索细胞等检查。

②检查宫颈　暴露宫颈后，观察宫颈大小、颜色、外口形状，有无出血、肥大、糜烂样改变、撕裂、外翻、腺囊肿、息肉、赘生物，宫颈管内有无出血或分泌物。同时可采集宫颈外口鳞-柱交接部脱落细胞作宫颈细胞学检查和 HPV 检测。

（3）双合诊　是盆腔检查中最重要的项目。检查者一手的两指或一指放入阴道，另一手在腹部配合检查，称为双合诊。目的在于检查阴道、宫颈、宫体、输卵管、卵巢、宫旁结缔组织以及骨盆内壁有无异常。

检查方法：检查者戴无菌手套，一手示、中两指蘸润滑剂，顺阴道后壁轻轻插入，检查阴道通畅度、深度、弹性，有无畸形、瘢痕、肿块及阴道穹隆情况。再扪触宫颈大小、形状、硬度及外口情况，有无接触性出血。随后检查子宫体，将阴道内两指放在宫颈后方，另一手掌心朝下，手指平放。

在患者腹部平脐处，当阴道内手指向上向前方抬举宫颈时，腹部手指往下往后按压腹壁，并逐渐向耻骨联合部位移动，通过内、外手指同时分别抬举和按压，相互协调，即能扪清子宫位置、大小、形状、软硬度、活动度及有无压痛（图 5-3）。子宫位置一般是前倾略前屈。"倾"指宫体纵轴与身体纵轴的关系。若宫体朝向耻骨，称为前倾；当宫体朝向骶骨，称为后倾。"屈"指宫体与宫颈间的关系。若两者间的纵轴形成的角度朝向前方，称为前屈，形成的角度朝向后方，称为后屈。扪清子宫后，将阴道内两指由宫颈后方移至一侧穹隆部，尽可能往上向盆腔深部扣触；与此同时，另一手从同侧下腹壁髂嵴水平开始，由上往下按压腹壁，与阴道内手指相互对合，以触摸该侧附件区有无肿块、增厚或压痛（图 5-4）。若扪及肿块，应查清其位置、大小、形状、软硬度、活动度、与子宫的关系以及有无压痛等。正常卵巢偶可扪及，触后稍有酸胀感，正常输卵管不能扪及。

（4）三合诊　经直肠、阴道、腹部联合检查，称为三合诊。方法是双合诊结束后，一手示指放入阴道，中指插入直肠以替代双合诊时的两指，其余检查步骤与双合诊时相同（图 5-5），是对双合诊检查不足的重要补充。通过三合诊能扣清后倾或后屈子宫大小，发现子宫后壁、宫颈旁、直肠子宫陷凹、宫骶韧带和盆腔后部病变，估计盆腔内病变范围，及其与子宫或直肠的关系，特别是癌肿与盆壁间的关系，以及扪诊阴道直肠隔、骨前方或直肠内有无病变。所以三合诊在生殖器官肿瘤、结核、子宫内膜异位症、炎症的检查时尤显重要。

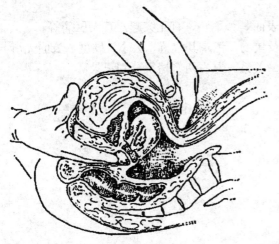

图 5-3　双合诊（检查子宫）

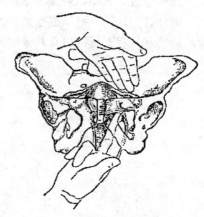

图 5-4　双合诊（检查附件）

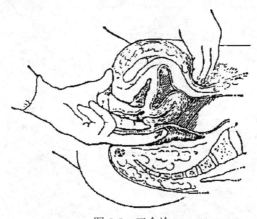

图 5-5　三合诊

（5）直肠–腹部诊　检查者一手示指伸入直肠，另一手在腹部配合检查，称为直肠–腹部诊，适用于未婚、阴道闭锁或有其他原因不宜行双合诊的患者。

行双合诊、三合诊或直肠—腹部诊时，除应按常规操作外，掌握下述各点有利于检查的顺利进行：①当两手指放入阴道后，患者感疼痛不适时，可单用示指替代双指进行检查；②三合诊时，在将中指伸入肛门时，嘱患者像解大便一样同时用力向下屏气，使肛门括约肌自动放松，可减轻患者疼痛和不适感；③若患者腹肌紧张，可边检查边与患者交谈，使其张口呼吸而使腹肌放松；④当检查者无法查明盆腔内解剖关系时，继续强行扪诊，不但患者难以耐受，且往往徒劳无益，此时应停止检查。待下次检查时，多能获得满意结果。

3. 记录

盆腔检查结束后，应将检查结果按解剖部位先后顺序记录：

外阴发育情况及婚产式（未婚、已婚未产或经产）。有异常发现时，应详加描述。

阴道是否通畅，黏膜情况，分泌物量、色、性状及有无气味。

宫颈大小、硬度，有无糜烂样改变、撕裂、息肉、腺囊肿，有无接触性出血、举痛及摇摆痛等。

宫体位置、大小、硬度、活动度，表面是否平整、有无突起，有无压痛等。

附件有无块物、增厚或压痛。若扪及块物，记录其位置、大小、硬度，表面光滑与否，活动度，有无压痛以及与子宫及盆壁关系。左右两侧情况分别记录。

第六章
针刀操作技术

第一节　针刀术前准备

一、针刀手术室的设置

针刀是一种闭合性手术，与普通手术一样，必须在无菌手术室进行，国家对手术室有严格的规定。但由于针刀是一个新生事物，由于投入少，疗效好，所以几乎所有专业的临床医生都有学习针刀的，有外科、骨科、内科、儿科、中医科、针灸科、推拿按摩科、神经内科、皮肤科等，还有一些医技人员。所以，大家对针刀手术的无菌观念不强，学习针刀的医生对针刀手术器械也缺乏严格的消毒，仅在消毒液中做短时间的浸泡，即重复使用，这样难以达到杀灭肝炎、HIV 等病毒的消毒效果，极容易造成伤口感染，也容易染上肝炎和 HIV 等经血液传播的疾病。

有条件的医院应建立针刀专用手术室，一般医院要开展针刀手术，也必须有单独的针刀手术间。手术室基本条件包括：手术区域应划分为非限制区、半限制区和限制区，区域间标志明确，手术室用房及设施要求必须符合有关规定。为了防止手术室空间存在的飞沫和尘埃所带有的致病菌，应尽可能净化手术室空气。

1. 空间消毒法

（1）紫外线消毒法

多用悬吊紫外线灯管（电压 220V，波长 253.7mm，功率 30W），距离 1 米处，强度 $>70\mu W/cm^2$，每立方米空间用量 $>115W$，照射时间大于 30 分钟。室温宜在 20℃～35℃，湿度小于 60%。需有消毒效果监测记录。

（2）化学气体熏蒸法

①乳酸熏蒸法　每 100m² 空间用乳酸 12ml 加等量水，放入治疗碗内，加热后所产生的气体能杀灭空气中细菌。手术间要封闭 4～6 小时。

②福尔马林（甲醛）熏蒸法　用 40% 甲醛 $4ml/m^3$ 加水 $2ml/m^3$ 与高锰酸钾 $2g/m^3$ 混合，通过化学反应产生气体能杀灭空气中细菌。手术间封闭 12～24 小时。

除了定期空间消毒法外，尽量限制进入手术室的人员数；手术室的工作人员必须按规定更换着装和戴口罩；患者的衣物不得带入手术室；用湿法清除室内墙地和物品的尘埃等。

2. 手术管理制度

（1）严格手术审批制度　正确掌握手术指征，大型针刀手术由中级职称以上医师决定。

（2）术前完善各项常规检查　如血常规检查、尿常规检查、凝血功能检查，对中老年人应做心电图、肝肾功能检查等。

（3）手术室常用急救药品　如中枢神经兴奋剂、强心剂、升压药、镇静药、止血药、阿托品、地塞米松、氨茶碱、静脉注射液、碳酸氢钠等。

（4）手术室基本器械配置　应配有麻醉机、呼吸机、万能手术床、无影灯、气管插管、人工呼吸设备等。

二、针刀手术的无菌操作

1. 手术环境：建立针刀治疗室，室内紫外线空气消毒 60 分钟，治疗台上的床单要经常换洗、消毒，每日工作结束时，彻底洗刷地面，清洁大扫除 1 次。

2. 手术用品消毒：推荐使用一次性针刀，若用铁柄针刀、骨科锤、纱布、外固定器、穿刺针等需高压蒸气消毒。

3. 医生、护士术前必须洗手：用普通肥皂先洗 1 遍，再用洗手刷沾肥皂水交替刷洗双手，特别注意指甲缘、甲沟和指蹼。继以清水冲洗。

4. 术野皮肤充分消毒：选好治疗点，用记号笔在皮肤上做一记号。然后用 2% 碘酒棉球在记号上按压一下使记号不致脱落，以记号为中心开始逐渐向周围 5cm 以上涂擦，不可由周围再返回中心。待碘酒干后用 75% 酒精脱碘 2 次。若用 0.75% 碘伏消毒皮肤可不用酒精脱碘。之后，覆盖无菌小洞巾，使进针点正对洞巾的洞口中央。

5. 手术时医生、护士应穿干净的白大衣、戴帽子和口罩，医生要戴无菌手套。若做中大型针刀手术，如关节强直的纠正、股骨头缺血性坏死、骨折畸形愈合的折骨术，则要求医生、护士均穿无菌手术衣，戴无菌手套，患者术后常规服用抗生素 3 天预防感染。

6. 术中护士递送针刀等手术用具时，均应严格按照无菌操作规程进行。不可在手术人员的背后传递针刀及其他用具。

7. 一支针刀只能在一个治疗点使用，不可在多个治疗点进行治疗，以防不同部位交叉感染。连续给不同患者做针刀治疗时，应更换无菌手套。

8. 参观针刀操作的人员不可太靠近术者或站得太高，也不可随意在室内走动，以减少污染的机会。

9. 术毕，迅速用创可贴覆盖针孔，若同一部位有多个针孔，可用无菌纱布覆盖、包扎。嘱患者 3 天内不可在施术部位擦洗。3 天后，可除去包扎。

三、患者的体位选择

针刀治疗时患者的体位是否适当，对正确选点、针刀手术的入路和操作以及防止针刀意外情况发生等都很重要。对于病情较重、体质虚弱或精神紧张的患者，尤其要注意采取适当的体位。不适当的体位，不利于正确的手术操作，患者常因移动体位而造成弯刀、折刀，甚至发生脏器损伤。因此适当体位的选择，应该本着有利于针刀手术操作和患者舒适自然、能较长时间保持稳定的原则。临床上常见妇儿科疾病针刀治疗时常用的体位，主要有以下两种：

（1）仰卧位　患者仰卧在治疗床上，患膝关节下垫沙袋。此体位适用于绝大部分常见妇儿科疾病的针刀治疗（图6-1）。

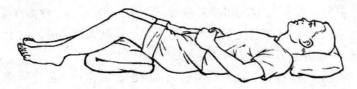

图6-1　仰卧位

（2）俯卧位　患者俯卧在治疗床上，患侧踝关节下垫软枕，此体位适用于松解后侧的粘连瘢痕（图6-2）。

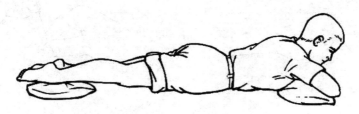

图6-2　俯卧位

四、针刀手术的麻醉方式

局部浸润麻醉

由针刀手术者完成局部麻醉。选用 1%利多卡因，一次总量不超过 100mg。适用于单一的、局部慢性软组织损伤的患者及妇儿科疾病的患者。

第二节　针刀操作方法

一、持针刀方法

持针刀方法正确是针刀操作准确的重要保证。针刀不同于一般的针灸针和手术刀，针刀是一种闭合性的手术器械，在人体内可以根据治疗要求随时转动方向，而且对各种疾病的治疗刺入深度都有不同的规定。因此正确的持针刀方法要求能够掌握方向，并控制刺入的深度。

以医者的右手食指和拇指捏住针刀柄，因为针刀柄是扁平的，并且和针刀刃在同一个平面内，针刀柄的方向即是刀口线的方向，所以可用拇指和食指来控制刀口线的方向。针刀柄扁平呈葫芦状，比较宽阔，方便拇、食指的捏持，便于用力将针刀刺入相应深度。中指托住针刀体，置于针刀体的中上部位。如果把针刀总体作为一个杠杆，中指就是杠杆的支点，便于针刀体根据治疗需要改变进针刀角度。无名指和小指置于施术部位的皮肤上，作为针刀体刺入时的一个支撑点，以控制针刀刺入的深度。在针刀刺入皮肤的瞬间，无名指和小指的支撑力和拇、食指的刺入力的方向是相反的，以防止针刀在刺入皮肤的瞬间，因惯性作用而刺入过深（图6-3）。另一种持针刀方法是在刺入较深部位时使用长型号针刀，其基本持针刀方法和前者相同，只是要用左手拇、食指捏紧针刀体下部。一方面起扶持作用，另一方面起控制作用，防止在右手刺入针刀时，由于针刀体过长而发生针刀体弓形变，引起方向改变（图6-4）。

　　以上两种是常用的持针刀方法，适用于大部分的针刀治疗。治疗特殊部位时，根据具体情况持针刀方法也应有所变化。

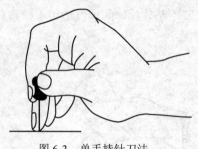

图 6-3　单手持针刀法

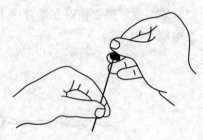

图 6-4　夹持进针刀法

二、进针刀方法

1. 定点

　　在确定病变部位和准确掌握该处的解剖结构后，在进针刀部位用记号笔做一标记，局部碘酒消毒后再用酒精脱碘，覆盖上无菌小洞巾。

2. 定向

　　使刀口线与重要血管、神经及肌腱走行方向平行，将刀刃压在进针刀点上。

3. 加压分离

　　持针刀手的拇、食指捏住针刀柄，其余3指托住针刀体，稍加压力不使刀刃刺破皮肤，使进针刀点处形成一个线形凹陷，将浅层神经和血管分离在刀刃两侧。

4. 刺入

　　继续加压，刺破皮肤，到达病灶部位（图6-5）。

　　所谓四步规程，就是针刀进针时，必须遵循的4个步骤，每一步都有丰富的内容。定点就是定进针刀点，定点的正确与否，直接关系到治疗效果。定点是基于对病因病理的精确诊断，对进针部位解剖结构立体的微观掌握。定向是在精确掌握进针刀部位的解剖结构前提下，采取各种手术入路确保手术安全进行，有效地避开神经、血管和重要脏器。加压分离，是在浅层部位有效避开神经、血管的一种方法。在前3步的基础上，才能开始第4步的刺入。刺入时，以拇、食指捏住针刀柄，其余3指作支撑，压在进针刀点附近的皮肤上，防止刀锋刺入过深，而损伤深部重要神经、血管和脏器，或者深度超过病灶，损伤健康组织。

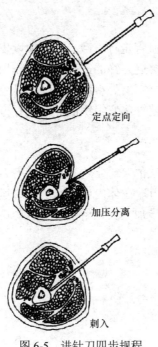

定点定向

加压分离

刺入

图 6-5　进针刀四步规程

三、常用针刀手术入路

1. 针刀入皮法

按照针刀四步进针规程，当定好点，将刀口线放好以后（刀口线和施术部位的神经、血管或肌肉纤维的走行方向平行），给刀锋加一适当压力，不使刺破皮肤，使体表形成一线形凹陷，这时刀锋下的神经、血管都被推挤在刀刃两侧，再刺入皮肤进入体内，借肌肉皮肤的弹性，肌肉和皮肤膨隆起来，线形凹陷消失，浅层的神经、血管也随之膨隆在针体两侧，这一方法可有效地避开浅层的神经、血管，将针刀刺入体内。

2. 按骨性标志的手术入路

骨性标志是在人体体表都可以触知的骨性突起，依据这些骨性突起，除了可以给部分病变组织定位外，也是手术入路的重要参考。骨突一般都是肌肉和韧带的起止点，也是慢性软组织损伤的好发部位。在颈椎定位时，常用 C_2 棘突部和 C_7 棘突部作为颈椎序列的定位标志。

3. 按肌性标志的手术入路

肌性标志是在人体体表可以看到和触知的肌肉轮廓和行经路线，是针刀手术体表定位的常用标志之一。

4. 以局部病变点为标志的手术入路

病变局部的条索、硬结、压痛点是针刀手术体表定位的参考标志。

四、常用针刀刀法

1. 纵行疏通法

针刀刀口线与重要神经、血管走行一致，针刀体以皮肤为中心，刀刃端在体内做纵向的弧形运动。主要以刀刃及接近刀锋的部分刀体为作用部位。其运动距离以厘米为单位，范围根据病情而定，进刀至剥离处组织，实际上已经切开了粘连等病变组织，如果疏通阻力过大，可以沿着肌或腱等病变组织的纤维走行方向切开，则可顺利进行纵行疏通（图6-6）。

2. 横行剥离法

横行剥离法是在纵行疏通法的基础上进行的，针刀刀口线与重要神经、血管走行一致，针刀体以皮肤为中心，刀刃端在体内做横向的弧形运动。横行剥离使粘连、瘢痕等组织在纵向松解的基础上进一步加大其松解度，其运动距离以厘米为单位，范围根据病情而定（图6-7）。

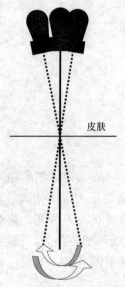

图6-6　针刀纵行疏通法示意图

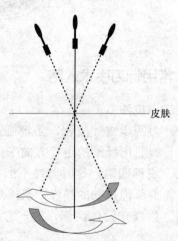

图6-7　针刀横形剥离法示意图

纵行疏通法与横行剥离法是针刀手术操作的最基本和最常用的刀法。临床上常将纵行疏通法与横行剥离法相结合使用，简称纵疏横剥法，纵疏横剥1次为1刀。

3. 提插切割法

刀刃到达病变部位以后，切开第1刀，然后针刀上提0.5cm，再向下插入，切开第2刀，如此提插3刀为宜（图6-8）。适用于粘连面大、粘连重的病变。如切开棘间韧带，挛缩的肌腱、韧带、关节囊等。

4. 骨面铲剥法

针刀到达骨面，刀刃沿骨面或骨嵴将粘连的肌肉、韧带从骨面上铲开，当感觉针刀下有松动感时为宜（图6-9）。此法适用于骨质表面或者骨质边缘的软组织（肌肉起止点、韧带及筋膜的骨附着点）病变。如颈椎横突前后结节点，颞骨乳突点，枕骨上、下项线，鹅足等的松解。

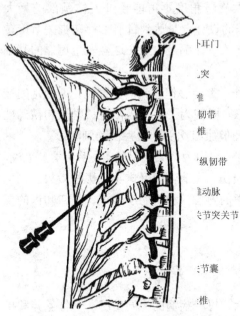

图 6-8　侧面观颈椎棘间韧带针刀松解术

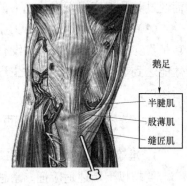

图 6-9　鹅足针刀松解术

五、常用针刀术后手法

1. 针刀术后手法的原理

针刀手法是针对针刀术后残余的粘连和瘢痕进行徒手松解的治疗手段。根据网眼理论，针刀松解病变的关键治疗点（软组织的起止点和顽固性压痛点等），针刀手法则是在针刀手术破坏整个病理构架的结点的基础上，进一步撕开局部的粘连和瘢痕。

2. 针刀手法的 3 个标准

针刀手法要达到的 3 个标准为稳、准、巧。

（1）稳　所谓稳就是针刀医学手法的每一个操作的设计，都以安全为第一，避免因手法设计的错误，而导致后遗症和并发症（由于不遵照针刀手法规定的操作规程而造成的事故，与手法设计的本身无关），增加患者痛苦。比如，钩椎关节旋转移位型颈椎病，通过针刀对有关损伤的软组织松解后，必须通过手法来纠正钩椎关节的旋转移位。根据此病的治疗要求和颈部的解剖学特点、生理学特点及生物力学特点，针刀医学设计了"2点 1 面"颈部旋转复位手法，让患者仰卧位（此体位使颈部肌肉放松，减少手法的抵抗力），医生一只手的食指勾住患椎棘突，方向和病理性旋转方向相反，拇指推住患椎横突的后侧缘，医生的另一只手托住患椎面部的一侧（和患椎病理性旋转方向相反的一侧），使患者头部向一侧旋转（方向和患椎病理性旋转方向同侧），当旋转到最大限度时，医生双手一起用力，食指勾住患椎棘突，拇指推顶患椎横突，另一手压住面部的一侧，向床面方向按压，此时可轻轻地将患椎的移位纠正到正常。此种手法的设计，食指的勾拉、拇指的推顶是根据旋转物体的力偶矩的力学原理，2 个点就是 2 个力偶矩，都作用在一个椎体上（患椎），所以非常省力。另一手按压面部是根据旋转面的力学原理（颈部有矢状面和冠状面），轻微按压（实际是让颈部沿切线旋转），即可达到目的。另外，当手按压使面部向床面转动时，它的最大旋转角度不可能超过人体颈部的最大旋转角度 45°（因为有床面的阻碍）。这个手法的设计，是达到目前治疗钩椎关节旋转移位型颈椎病最安全的标准。针刀医学任何手法的设计都是建立在这样安全可靠的基础之上的。

（2）准　所谓准就是针刀手法的每一个操作，都能够作用到病变部位，不管是间接的还是直接的，尽量避免健康组织受到力的刺激，即使为了手法操作的科学性和精确性而通过某些健康组织来传递力的作用，也不能使健康组织受到损害性的刺激。

（3）巧　所谓巧是指针刀手法要达到操作巧妙，用力轻柔的目的。从手法学上来说，巧是贯穿始终的一个主题，没有巧无法达到无损伤、无痛苦而又立竿见影的效果。如何才能达到巧呢？巧来源于对生理、病理、解剖学的熟悉，和对力学知识、几何知识的灵活运用。

六、针刀操作注意事项

1. 准确选择适应证，严格掌握禁忌证

要按以上所述适应证、禁忌证，对每一病人，每一疾病的不同情况（个体差异和疾病的不同阶段）精心选择。这是取得较好疗效、避免失误的根本。

2. 要刻苦学习解剖

要深入了解和熟练掌握针刀施术处的解剖特点、动态改变，主要血管、神经的体表投影，体表标志和体内标志。在胸背部、锁骨上需要避免刺入胸膜腔；在颈部、腰部及四肢要注意不要损伤大血管、神经干及内脏器官。

3. 严格无菌操作

针刀是闭合性手术，虽然它的创面很小，但是，一旦感染却也很难处理，一则深，二则可能是关节腔。因此要求所有物品必须达到高压灭菌的要求。消毒要正规，操作要符合无菌规范。

4. 妇女月经期、妊娠期及产后慎用本疗法

针刀治疗的刺激能促使盆腔充血，增加子宫收缩，如果在妇女月经期治疗可能会导致月经不调，妊娠期可能会导致流产，产后针刀治疗可能会导致恶露不尽，甚至引发盆腔炎。因此，女性月经期间、妊娠期及产后慎用本疗法。

5. 瘢痕体质者慎用本疗法

瘢痕体质的人在人群中比例极小，其表现为伤口愈合后，表面瘢痕呈持续性增大，不但影响外观，而且局部疼痛、红痒，瘢痕收缩还影响功能运动，应慎用本疗法。

6. 针刀治疗部位有毛发者宜剃去，以防止感染

头发和毛囊是细菌藏身的好地方，针刀治疗时应剃去治疗部位的毛发，以防止感染，也便于针刀术后贴无菌敷料。

7. 患者精神紧张、劳累后或饥饿时不适宜运用本疗法

患者精神紧张、劳累后或饥饿时行针刀治疗会增加晕针刀的几率，暂不适宜运用本疗法。

第三节 针刀术后处理

一、针刀术后常规处理

1. 全身情况的观察

针刀手术后绝对卧床 1～2 小时，防止针刀口出血，其间注意观察病人生命体征变化，如出现异常，随时通知医生及时处理。

2. 预防针刀治疗部位感染

针刀术后立即用无菌敷料或创可贴覆盖针刀治疗部位，术后 3 天内施术部位保持清洁、干燥，防止局部感染，72 小时后去除无菌敷料或创可贴。

二、针刀意外情况的处理

1. 晕针刀

晕针刀是指在针刀治疗过程中或治疗后半小时左右，患者出现头昏、心慌、恶心、肢冷汗出、意识淡漠等症状的现象。西医学认为晕针刀多为"晕厥"现象，是由于针刀的强烈刺激使迷走神经兴奋，导致周围血管扩张、心率减慢、血压下降，从而引起脑部短暂的（或一过性）供血不足而出现的缺血反应。

晕针刀本身不会给机体带来器质性损害，如果在晕针刀出现早期（患者反应迟钝，表情呆滞或头晕、恶心、心慌等）及时采取应对措施，一般可避免发生严重晕针刀现象。据统计，在接受针刀治疗患者中，晕针刀的发生率约为 1%～3%，男女之比约为 1:1.9。

（1）发生原因

①体质因素　有些患者属于过敏性体质，血管、神经功能不稳定，多有晕厥史或肌肉注射后的类似晕针史，采用针刀治疗时很容易出现晕针刀现象。

在饥饿、过度疲劳、大汗、泄泻、大出血后，患者正气明显不足，此时接受针刀治疗亦容易导致晕针刀。

②精神因素　恐惧、精神过于紧张是不可忽视的原因。特别是对针刀不了解，怕针的患者。对针刀治疗过程中出现的正常针感（酸、胀、痛）和发出的响声，如针刀在骨面剥离的"嚓嚓"声，切割硬结的"咯吱、咯吱"声，切割筋膜的"嘣、嘣"声往往使患者情绪紧张加剧。

③体位因素　正坐位、俯坐位、仰靠坐位、颈椎牵引状态下坐位针刀治疗时，晕针刀发生率较高。卧位治疗时晕针刀发生率低。

④刺激部位　在肩背部、四肢末端部位治疗时，针刀剥离刺激量大，针感强，易出现晕针刀。

⑤环境因素　严冬酷暑，天气变化、气压明显降低时，针刀治疗易致晕针刀。

（2）临床表现

①轻度晕针刀　轻微头痛、头晕、上腹及全身不适、胸闷、泛恶、精神倦怠、打呵

欠、站起时有些摇晃或有短暂意识丧失。

②重度晕针刀　突然昏厥或摔倒，面色苍白，大汗淋漓，四肢厥冷，口唇乌紫，双目上视，大小便失禁，脉细微。

通过正确处理，患者精神渐渐恢复，可觉周身乏力，甚至有虚脱感，头部不适，反应迟钝，口干，轻微恶心。

（3）处理方法

①立即停止治疗，将针刀一并迅速拔出，用无菌敷料或创可贴覆盖针刀施术部位。

②让患者平卧，头部放低，松开衣带，注意保暖。

③轻者给予温开水送服，静卧片刻即可恢复。

④重者，在上述处理的基础上，选取水沟、合谷、内关等穴点刺或指压。

⑤如果上述处理仍不能使患者苏醒，可考虑吸氧或做人工呼吸、静脉推注50%葡萄糖10ml或采取其他急救措施。

（4）预防

①对于初次接受针刀治疗和精神紧张者，应先做好解释工作。

②患者选择舒适持久的体位，尽量采取卧位。

③针刀治疗时，要密切注意患者的整体情况，如有晕针刀征兆，立即停止针刀治疗。

2. 断针刀

在针刀手术操作过程中，针刀突然折断没入皮下或深部组织里，是较常见的针刀意外之一。

（1）发生原因

①针具质量不好，韧性较差。

②针刀反复多次使用，在应力集中处也易发生疲劳性断裂。针刀操作中借用杠杆原理，以中指或环指做支点，手指接触针刀处是针体受剪力最大的部位，也是用力过猛容易造成弯针的部位，所以也是断针刀易发部位，而此处多露在皮肤之外。

③长期使用消毒液造成针身有腐蚀锈损，或因长期放置而发生氧化反应，致使针体生锈，或术后不及时清洁刀具，针体上附有血迹而发生锈蚀，操作前又疏于检查。

④患者精神过于紧张，肌肉强烈收缩，或针刀松解时针感过于强烈。患者不能耐受而突然大幅度改变体位。

⑤发生滞针刀　针刀插入骨间隙，刺入较硬较大的变性软组织中，治疗部位肌肉紧张痉挛时，仍强行大幅度摆动针体或猛拔强抽。

（2）临床现象　针刀体折断，残端留在患者体内，或部分针刀体露在皮肤外面，或全部残端陷没在皮肤、肌肉之内。

（3）处理方法

①术者应沉着，安抚患者不要恐惧，一定保持原有体位，防止针刀体残端向肌肉深层陷入。

②若皮肤外尚露有针刀体残端，可用镊子钳出。

③若残端与皮肤相平或稍低，但仍能看到残端时，可用押手拇、食两指在针刀旁按压皮肤，使之下陷，以使残端露出皮肤，再用镊子将针刀拔出。

④针刀残端完全没入皮肤下面，若残端下面是坚硬的骨面，可从针刀孔两侧用力下

压，借骨面做底将残端顶出皮肤。或残端下面是软组织，可用手指将该部捏住将残端向上托出。

⑤若断针刀部分很短，埋入人体深部，在体表无法触及，应采用外科手术方法取出。手术宜就地进行，不宜搬动移位。必要时，可借助 X 线照射定位。

（4）预防

①术前要认真检查针刀有无锈蚀、裂纹，钢性和韧性是否合格，不合格者须剔除。

②在做针刀操作时，患者不可随意改变体位。

③针刀刺入人体深部或骨关节内，应避免用力过猛；针刀体在体内弯曲时，不可强行拔出针刀。

④医者应常练指力，熟练掌握针刀操作技巧，做到操作手法稳、准、轻、巧。

3. 出血

针刀刺入体内寻找病变部位，切割、剥离病变组织，而细小的毛细血管无处不在，出血是不可避免的。但刺破大血管或较大血管引起大出血或造成深部血肿的现象屡见不鲜，不能不引起临床工作者的高度重视。

（1）发生原因

①对施术部位血管分布情况了解不够，或对血管分布情况的个体差异估计不足而盲目下刀。

②在血管比较丰富的地方施术不按四步进针规程操作，也不考虑患者感受，强行操作，一味追求快。

③血管本身病变，如动脉硬化使血管壁弹性下降，壁内因附着粥样硬化物而致肌层受到破坏，管壁变脆，受到突然的刺激容易破裂。

④血液本身病变，如有些患者血小板减少，凝血时间延长，血管破裂后，出血不易停止。凝血功能障碍（如缺少凝血因子）的患者，一旦出血，常规止血方法难以遏制。

⑤某些肌肉丰厚处，深部血管刺破后不易发现，针刀术后又行手法治疗或在针孔处再行拔罐，造成血肿或较大量出血。

（2）临床表现

①表浅血管损伤　针刀取出，针孔迅速涌出色泽鲜红的血液，多为刺中浅部较小动脉血管。若是刺中浅部小静脉血管，针孔溢出的血多是紫红色且发黑、发暗。有的血液不流出针孔而瘀积在皮下形成青色瘀斑，或局部肿胀，活动时疼痛。

②肌层血管损伤　针刀治疗刺伤四肢深层的血管后多造成血肿。损伤较严重，血管较大者，则出血量也会较大，使血肿非常明显，致局部神经、组织受压而引起症状，可表现局部疼痛、麻木，活动受限。

（3）处理方法

①表浅血管出血　用消毒干棉球压迫止血。手足、头面、后枕部等小血管丰富处，针刀松解后，无论出血与否，都应常规按压针孔 1 分钟。若少量出血导致皮下青紫瘀斑者，可不必特殊处理，一般可自行消退。

②较深部位血肿　局部肿胀疼痛明显或仍继续加重，可先做局部冷敷止血或肌注止血敏。24 小时后，局部热敷、理疗、按摩，外擦活血化瘀药物等以加速瘀血的消退和吸收。

③椎管内出血　椎管内出血较多不易止血者，需立即进行外科手术。若出现休克，

则先做抗休克治疗。

（4）预防

①熟练掌握治疗局部精细、立体的解剖知识。弄清周围血管运行的确切位置及体表投影。

②严格按照四步进针规程操作，施术过程中密切观察患者反应。认真体会针下感觉，若针下有弹性阻力感，患者有身体抖动、避让反应，并诉针下刺痛，应将针刀稍提起、略改变一下进针方向再刺入。

③术前应耐心询问病情，了解患者出凝血情况。若是女性，应询问是否在月经期，平素月经量是否较多；有无血小板减少症、血友病等，必要时，先做出凝血时间检验。

④术中操作切忌粗暴，应中病则止。若手术部位在骨面，松解时针刀刀刃应避免离开骨面，更不可大幅度提插。值得说明的是针刀松解部位少量的渗血有利于病变组织修复，它既可以营养被松解的病变组织，又可以调节治疗部位生理化学的平衡，同时又可改善局部血液循环状态等。

4. 针刀引起创伤性气胸

针刀引起创伤性气胸是指针具刺穿了胸腔且伤及肺组织，气体积聚于胸腔，从而造成气胸，出现呼吸困难等现象。

（1）发生原因　主要是针刀刺入胸部、背部和锁骨附近的穴位过深，针具刺穿了胸腔且伤及肺组织，气体积聚于胸腔而造成气胸。

（2）临床表现　患者突感胸闷、胸痛、气短、心悸，严重者呼吸困难、发绀、冷汗、烦躁、恐惧，到一定程度会发生血压下降、休克等危急现象。检查：患侧肋间隙变宽，胸廓饱满，叩诊鼓音，听诊肺呼吸音减弱或消失，气管可向健侧移位。如气串至皮下，患侧胸部、颈部可出现握雪音，X 线胸部透视可见肺组织被压缩现象。

（3）处理方法　一旦发生气胸，应立即出针刀，采取半卧位休息，要求患者心情平静，切勿恐惧而反转体位。一般漏气量少者，可自然吸收。同时要密切观察，随时对症处理，如给予镇咳消炎药物，以防止肺组织因咳嗽扩大创孔，加重漏气和感染。对严重病例如发现呼吸困难、发绀、休克等现象需组织抢救，如胸腔排气、少量慢速输氧、抗休克等。

（4）预防　针刀治疗时，术者必须思想集中，选好适当体位，注意选穴，根据患者体型肥瘦，掌握进针深度，施行手法的幅度不宜过大。对于胸部、背部的施术部位，最好平刺或斜刺，且不宜太深，以免造成气胸。

第七章

常见妇科疾病针刀治疗与康复护理

第一节 功能性子宫出血

【概述】

功能失调性子宫出血（简称功血）是由于腰骶段软组织损伤、小关节错位等因素，刺激压迫骶部的相应神经、血管，引起神经内分泌功能失调而引起的子宫出血，称之为功能失调性子宫出血。

【病因病理】

机体内外许多因素，如精神过度紧张、恐惧、环境和气候的骤变、劳累、营养不良或代谢紊乱等等。这些因素都通过大脑皮层的神经介质干扰下丘脑-垂体-卵巢的互相调节和制约的机制，以致失去其正常有规律的周期性变化，突出表现在卵巢功能失调，性激素分泌量的异常，影响靶器官子宫内膜，从而使月经紊乱和出血异常。

大多数由于雌激素水平的下降或雌、孕激素比例的失调而引起出血。在雌激素持续性作用下的子宫内膜，若雌激素水平突然明显下降，则可引起撤退性子宫出血。若内源性或药物性雌激素不足以维持子宫内膜增厚的速度，亦能出现少量突破性出血。雌、孕激素比例失调，常因雌激素不足而有突破性出血。

无排卵功血患者在雌激素的长期作用下，除子宫内膜可出现增生过长、腺瘤型增生等外，由于缺乏间歇性孕激素对抗作用，子宫内膜增厚，血管供应增多，腺体亦增多，间质支架缺乏，组织变脆，内膜中的螺旋小动脉也不发生节段性收缩和放松，从而使内膜不产生大片坏死脱落，但往往脱落不规律或不完全，创面血管末端不收缩，使流血时间延长，流血量较多且不易自止。此外，多次组织的破损活化了血内纤维蛋白溶酶，而引起更多纤维蛋白裂解、血凝块不易发生，进一步加重出血。

西医学对功血的认识不无道理，但针刀医学认为其实质原因还是由生理线路功能紊乱所引起。

【临床表现】

无排卵型功血 多发于青春期及更年期妇女。无规律的子宫出血是本型的主要症状，其表现特点是月经周期、经期、经量都不正常，常见月经周期紊乱、经期长短不一、出血量时多时少，甚至大量出血休克，半数患者先有短期停经，然后发生出血，出血量往往较多，持续长达月余不能自止，有时一开始即表现为不规则出血，也有开始时周期尚准，但经量多、经期长。出血多者可伴有贫血。

排卵型功血　多发于生育年龄妇女，尤多见于产后或流产后，表现为月经规律，但周期缩短，月经频发，经期流血时间延长，可长达 10 日以上。月经量也较多，少数可出现贫血。

【诊断要点】

根据详细的病史、全身检查和妇科检查结合临床表现一般不难诊断。

【针刀治疗】

（一）治疗原则

依据慢性软组织损伤病理构架的网眼理论，针刀整体松解通过调节内脏神经功能，疏通其电生理路线，治疗本病效果良好。

（二）操作方法

1. 第 1 次针刀松解骶骨背面的粘连、瘢痕

（1）体位　仰卧位。

（2）体表定位　第 2～4 骶后孔。

（3）消毒　施术部位用碘伏消毒 2 遍，然后铺无菌洞巾，使治疗点正对洞巾中间。

（4）麻醉　1%利多卡因局部点麻醉。

（5）刀具　使用 I 型 4 号直形针刀。

（6）针刀操作（图 7-1）

①第 1 支针刀松解左侧第 2 骶后孔：摸准骶正中嵴最上方，在其下外方 3cm 左右定位，左侧为左第 2 骶骨后孔。如无法定位，可以在电视透视下定位。刀口线与脊柱纵轴平行，针刀体与皮肤垂直，针刀经皮肤、皮下组织，直达骶骨骨面，刀体向四周移动，当有落空感时即到第 2 骶后孔，在此纵疏横剥 2～3 刀，以松解左侧第 2 骶神经后支的粘连和瘢痕。

②第 2 支针刀松解右侧第 2 骶后孔：摸准骶正中嵴最上方，在其下外方 3cm 左右定位，右侧为右第 2 骶骨后孔。如无法定位，可以在电视透视下定位。刀口线与脊柱纵轴平行，针刀体与皮肤垂直，针刀经皮肤、皮下组织，直达骶骨骨面，刀体向四周移动，当有落空感时即到第 2 骶后孔，在此纵疏横剥 2～3 刀，以松解右侧第 2 骶神经后支的粘连和瘢痕。

③第 3 支、第 4 支针刀松解左右侧第 3 骶后孔：分别在第 1、2 支针刀的基础上，向下 2cm 定位。如无法定位，可以在电视透视下定位。针刀松解方法参见第 1、2 支针刀松解方法。

④第 5 支、第 6 支针刀松解左右侧第 4 骶后孔：分别在第 3、4 支针刀的基础上，向下 2cm 定位。如无法定位，可以在电视透视下定位。针刀松解方法参见第 1、2 支针刀松解方法。

⑤如果有阳性压痛点、条索结节在 T_{12}～L_2 病理区带范围内找到，或者在骶骨孔周围者，在此处进针刀，刀口线和阳性物纵轴平行，垂直刺入，条索和硬结者须切开、刮碎。

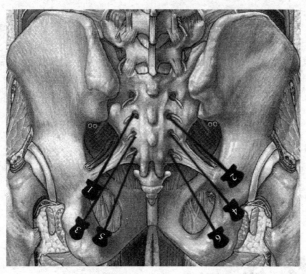

图 7-1 骶神经针刀松解示意图

2. 第 2 次针刀操作为调整相关经络电生理线路

①命门穴 腰部后正中线上，第 2 腰椎棘突下进针刀，刀口线与脊柱正中线平行，针刀体与进针处皮肤平面垂直刺入 1 寸，纵疏横剥 2～3 下后出针刀（图 7-2）。

②三阴交穴 在小腿内侧内踝尖上 3 寸，胫骨内侧缘后方处进针刀。刀口线和胫骨中线平行，针刀体和进针部位平面垂直刺入，当刀锋进入皮肤后，针刀体向内后侧倾斜，直达胫骨骨面，深度约 1 寸，纵疏横剥 2～3 下后出针刀（图 7-3）。

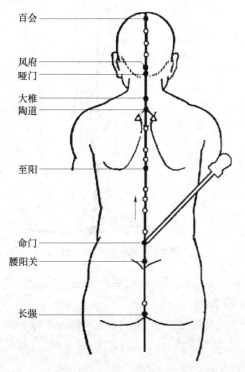

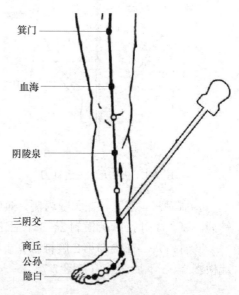

图 7-2 从命门穴处进针刀   图 7-3 从三阴交穴处进针刀

③关元穴　下腹部前正中线上，脐中下 3 寸处进针刀，刺入 0.8 寸，纵疏横剥 2～3 下后出针刀（图 7-4）。

④膈俞穴　在背部第 7 胸椎棘突下，后正中线旁开 1.5 寸处进针刀。刀口线与脊柱正中线平行，针刀体与进针处皮肤平面垂直刺入 1 寸，纵疏横剥 2～3 下后出针刀（图 7-5）。

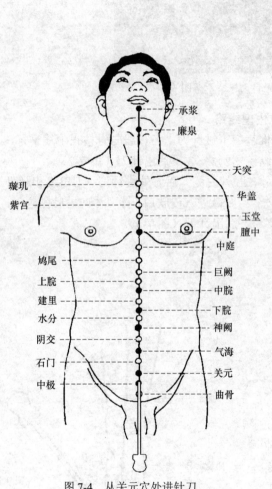

图 7-4　从关元穴处进针刀

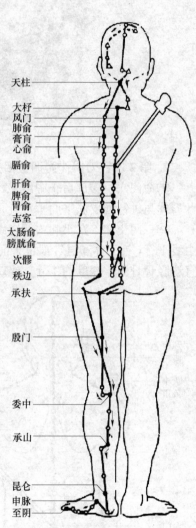

图 7-5　从膈俞穴处进针刀

⑤血海穴　屈膝，在大腿内侧，髌底内侧端上 2 寸，当股四头肌内侧头的隆起处进针刀，刺入 1 寸，纵疏横剥 2～3 下后出针刀（图 7-6）。

⑥肾俞穴　在腰部第 2 腰椎棘突下，后正中线旁开 1.5 寸处进针刀，刺入 1 寸，纵疏横剥 2～3 下后出针刀（图 7-7）。

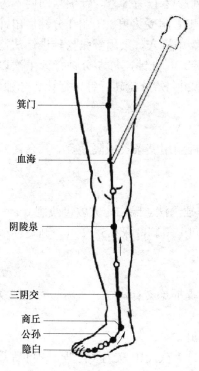

图 7-6 从血海穴处进针刀

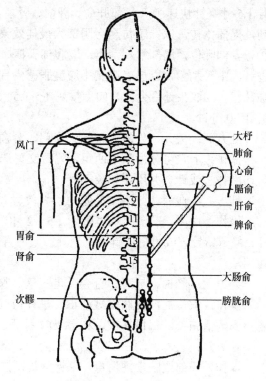

图 7-7 从肾俞穴处进针刀

【针刀术后康复治疗】

（一）目的

进一步调节电生理线路功能，调节机体内环境，促使其早期康复。

（二）原则

功能性子宫出血在针刀术后 48～72 小时后可选用下列疗法进行康复治疗。

（三）方法

1. 毫针法

处方一：关元、大敦、血海、三阴交、隐白、水泉。

操作：穴位局部皮肤常规消毒，毫针常规刺法。一般留针 20～30 分钟，每日治疗 2 次。

处方二：百会、关元、气海、三阴交、足三里、脾俞、隐白。

操作：百会可用针刺法，也可用艾条悬灸 15～20 分钟。其他穴位作局部皮肤常规消毒后，毫针常规刺法。一般留针 20～30 分钟，每日治疗 2～3 次。

处方三：关元、三阴交、隐白、太冲、合谷、气冲、地机。

操作：穴位局部皮肤常规消毒，毫针常规刺法，留针 20～30 分钟，每日治疗 2～3 次。

处方四：肝俞、脾俞、肾俞、天枢、关元、中极、百会。

操作：针刺前令患者排空小便，①先取俯卧位针刺背俞穴，局部常规消毒后，用28号1.5寸毫针快速刺入背部肝俞、脾俞、肾俞，针刺深度1～1.5寸，针尖略向内下方斜刺，提插捻转，以针感传至会阴部为最佳效果，以患者耐受为度。行针1分钟后出针。②患者仰卧位，局部常规消毒，取腹部天枢、关元、中极穴，采用舒张捻转进针法捻转进针，中等刺激，以患者感到小腹酸胀感为宜，留针30分钟，每5分钟行针1次以加强针感。③取头部百会穴，向后横刺1～1.5寸，以200次/分捻转行针，行针2分钟后，留针30分钟。

处方五：关元、气海、神阙、命门、肾俞。

操作：上穴可分为前后两组，隔日交替选用。神阙用艾条灸或隔盐灸。其余诸穴针刺均用补法或针灸并用或单灸不针。

处方六：血海、三阴交、隐白、大敦、太冲。

操作：血海、三阴交均直刺约1.5～2寸，施提插泻法。隐白、大敦可浅刺0.1～0.2寸，静置留针，或用三棱针点刺出血。太冲直刺或向上斜刺，深0.5～1寸，施提插或捻转泻法。

处方七：隐白、气海、百会、足三里、脾俞。

操作：穴位局部皮肤常规消毒。进针得气后行提插捻转补泻法。气海、百会宜灸。隐白亦酌情施灸。每日1次，10次为1疗程。

处方八：气海、隐白、交信、三阴交、脾俞、肝俞。

操作：局部皮肤常规消毒，毫针常规刺法，每日1次，10次为1疗程。3日后开始第2疗程。

处方九：命门、关元、百会、肾俞、三阴交、蠡沟、大赫、肝俞、夹脊、归来、足三里、脾俞。

操作：用弹针法进针，采用补法，先紧按慢提，每10分钟刮弹各1次，出针扪穴。以上得气后留针30分钟。每日针1次，15日为1疗程，然后停针3日，再行第2疗程。

2. 电针法

处方一：归来、三阴交、关元、气海。

操作：可将腹部与下肢穴两两相配成对，接上电针仪，选用密波，中等或强刺激通电20～30分钟。每日1～2次。

处方二：关元、子宫、中极、大肠俞、长强。

操作：关元透中极，深2.5～3寸；子宫穴向内下方斜刺，深2～2.5寸，有明显针感后通电20～30分钟，频率为1～2Hz，强度以阴道和肛门有收缩上提感为度，每日1次。重症每日2次，7～10日为1疗程。

处方三：生殖区、三阴交、血海、足三里。

操作：患者仰卧，常规消毒后，以1寸毫针沿头皮向后斜刺双生殖区。三阴交用2寸毫针，余穴用4寸毫针。分别接上G6805治疗仪，连续波，每3～5分钟由慢到快、由快到慢旋转频率1次，电流强度以病人能耐受为宜，通电20分钟，每日1次。

处方四：关元、气海、子宫、肾俞、命门、阴陵泉、三阴交、太冲。

操作：每次取3～4穴，毫针刺，得气后通电，以断续波中等度刺激，通电15分钟，每日或隔日1次，10次为1疗程，疗程间间隔5日。

处方五：关元配三阴交、归来配足三里、中极配血海。

操作：每次可选用 1 对或 2 对穴，以毫针刺入穴位，接通电针仪，以疏密波或断续波中度刺激，每次施治 15～20 分钟，每日 1 次，10 次为 1 疗程，疗程间隔 5～7 日。

处方六：关元、中极、血海、归来、子宫、地机、三阴交、公孙、太冲、隐白。临床配穴：心烦、心悸、心律失常者加内关、神门；行经腹痛者加三阴交、中极、外关、合谷；经期延长者加行间、阴谷；经血量少者加志室、交信；性欲冷淡者加肾门；腰酸、小便清长、夜尿增多者加肾俞、阴陵泉；眩晕、耳鸣加百会、率谷；伴有炎性肿块者加中极、阴交。

操作：主穴针刺时，关元穴针感下行，三阴交针感上行，均向小腹或会阴部放射为佳，其余各穴得气即可，根据实则泻之、虚则补之的原则，实施补泻手法或平补平泻，中等刺激，以患者能够耐受为度，留针 15～30 分钟。月经干净次日开始针治，一般 10 日为 1 疗程。病程长者可连续治疗 2～3 个月经周期。

3. 灸法

处方一：百会、气海、关元、肾俞、膈俞、神阙、三阴交、足三里、太冲、地机。

操作：每次取 3～4 穴，每穴用艾条施灸 5～10 分钟，每日 1 次，10 次为 1 疗程。

处方二：神阙、中都、大敦、隐白、太冲。

操作：每次取 2～3 穴，用灯心草点燃焠灸，每日 1 次，10 次为 1 疗程。

处方三：气海、关元、肝俞、脾俞、隐白、大敦。

操作：大敦穴用灯草蘸油灸，余穴艾条灸 20 分钟，每日 1 次。

处方四：关元、气海、神阙、三阴交、血海、肝俞、脾俞、隐白。

操作：将艾炷作成黄豆大小颗粒，每次每穴施灸 5～7 壮，每次选用 3～4 穴，以灸至皮肤红晕，无烧伤，病人感到舒适为度，每日或隔日施治 1 次，7～10 次为 1 疗程。

处方五：关元、中极、足三里、隐白、地机。

操作：每次选 3 穴，将艾卷燃着的一端对准穴位，一起一落地施灸，每穴可灸 5～10 分钟，每日施灸 1～2 次，10 次为 1 疗程。

处方六：隐白、肾俞、脾俞、三阴交、血海、大敦、关元。

操作：每次选 3～4 穴，将点燃的艾卷接近被灸的部位平行往复回旋熏灸，每穴可施灸 7 分钟左右，每日 1 次，10 次为 1 疗程。

4. 芒针法

处方一：子宫、提托、气海、带脉。

操作：每次选用 1 个穴，选用 5～8 寸长毫针，针尖朝向耻骨联合方向，针深达脂肪下肌层，横行刺入肌层，反复捻转，使患者会阴和小腹有抽动感，或单向捻针，使肌纤维缠绕针身后，再缓慢提针。隔日 1 次。

处方二：维道、子宫、中极、关元。

操作：刺子宫针向斜下方，刺维道针向耻骨联合，可深达肌层；刺关元针向下斜刺 2.5～3 寸，然后向中极穴透刺。每日或隔日 1 次，7 次为 1 疗程。

5. 皮肤针法

处方一：膈俞、肝俞、脾俞、肾俞、膏肓俞、八髎、华佗夹脊穴（$T_1～S_4$）、百会、足三里、关元、血海、三阴交。

操作：轮流用上穴，穴位常规消毒后，中度叩刺，每日或隔日 1 次。

处方二：腰骶部督脉、膀胱经、下腹部任脉、肾经、胃经、脾经、下肢足三阴经。

操作：穴位常规消毒后，上述部位由上向下反复叩刺 3 遍，用中等刺激，每日治疗 1～2 次。

处方三：肝俞、膈俞、脾俞、胃俞、肾俞、膏肓俞、八髎、华佗夹脊穴（T_{12}～S_4）、百会、足三里、关元、血海、三阴交、太白、隐白。

操作：上述穴位轮流选用，中度叩刺，每日或隔日 1 次。

处方四：膀胱经背部第 1 侧线。

操作：先在膀胱经第 1 侧线由上而下反复叩刺 3 遍，然后重点叩刺肾俞至白环俞诸穴及八髎穴。也可按辨证施治处方选穴，强刺激叩刺，每日 1 次，有的患者在出血期也可每日叩刺 2 次。

处方五：腰、骶部、带脉区、颈动脉区、百会、小腿内侧、下腹部、腹股沟、中脘、T_7～T_{12} 两侧。

操作：出血期采用腰、骶部、带脉区、颈动脉区、百会、小腿内侧。出血停止后采用带脉区、下腹部、腹股沟、中脘、T_7～T_{12} 两侧、腰、骶部、小腿内侧。均采用中度刺激，每日 1 次。

处方六：背部和脊柱两侧明显压痛点、三阴交穴、带脉区、腰、骶部。

操作：中度刺激，出血期重点叩打腰、骶部、带脉区及小腿内侧；出血停止后，重点叩打带脉区、下腹部、大椎穴、脊椎两侧压痛点，外加叩内关及足三里。

处方七：背部脊椎两侧、腰骶椎、下腹部、行间、太冲、中封、曲泉、隐白、太白、公孙、三阴交、地机、阴陵泉、血海、涌泉、然谷、照海、筑宾、阴谷、冲任、中极、气冲。

操作：一般常规刺激部位用轻刺激，腰、骶部及下腹部重点刺激部位用中度刺激，循经刺激每隔 0.5～1cm 叩刺一下，穴位处重复叩刺 20 下左右。急性大出血，叩刺部位多，手法较重，每日 1～2 次；小量出血，淋漓不尽者，除常规刺激部位及循经刺激外，主要配合脾经和肾经穴位，叩刺部位少，手法轻，隔日 1 次。

6. 皮内针法

处方一：地机、中都、三阴交、血海。

操作：按皮内埋针法操作，每次取 1 穴或取 2 穴单侧交叉（如右侧地机，左侧血海）埋针 24 小时，每日 1 次，换穴再埋针。

处方二：中都、阴陵泉、三阴交、足三里、关元。

操作：用 30 号不锈钢针制成的皮内针平刺入皮内 1cm 左右，用小块胶布固定针柄，每次只选 2 穴，余穴可轮用，埋针时间掌握在 2～3 日，7 次为 1 疗程，疗程间隔 7 日。

7. 头针法

处方：生殖区（双）。

操作：用 1.5 寸毫针沿皮刺入，两侧同时快速捻转，持续 3～5 分钟，停捻针 5 分钟，再行第 2 次捻针，可捻针 3～4 次。

8. 眼针法

处方：肝、肾、脾、下焦。

操作：按常规方法消毒后，各区穴均在眼眶外 0.2 寸处，使用 0.5 寸毫针，用左手拇指保护眼球，沿皮水平进针，出针时用棉球按压，以防出血。每日针1次，10次为1疗程。伴有倦怠乏力、气短神疲者，加脾俞、三阴交、足三里；伴腰膝酸软，畏寒肢冷者，加肾俞、关元；日久不愈者，加大敦、隐白。

9. 挑治法

处方一：在腰骶部督脉或膀胱经上寻找反应点。

操作：用三棱针挑破0.2～0.3cm，深0.1cm，将白色纤维挑断，每次选用2～4个点，每月1次，连续挑治3次。

处方二：于督脉腰阳关至腰俞穴间任选一点。

操作：用三棱针挑破0.2～0.4cm长，0.1cm深，挑后消毒封盖，每月挑治1次，连续挑治3次。

处方三：腰骶部督脉、膀胱经。

操作：先找阳性点（褐色稍突出皮肤表面，压之不褪色），以三棱针刺破表皮，挑出白色纤维样组织，每日1次。

10. 激光照射法

处方：主穴：关元、肾俞、三阴交、气海、百会、命门、归来、足三里；配穴：太冲、肝俞、脾俞、中极、神门、心俞、夹脊、大赫。

操作：采用He-Ne激光治疗仪，激光波长632.8nm，功率输出2～30mW内可以调节，光纤头的光斑直径0.2cm，功率密度32～318mW/cm，将主配穴分为2组，每组4～6个穴位，治疗时患者取坐位或卧位，激光光纤头与穴位垂直进行接触性照射治疗，每穴5～10分钟，剂量10～191J/cm。每日治疗1次，两组穴位交替应用，5～12日为1疗程。

11. 中药内服法

处方一：黄芪、白术、乌贼骨各20g，煅龙牡各30g，陈棕炭、贯众炭、血余炭、仙鹤草各15g，五倍子5g，艾叶炭6g。本方适用于急性期出血的康复治疗。

处方二：熟地10g、当归8g、川芎10g、白芍15g、阿胶10g（烊化）、黄柏炭10g、生牡蛎15g、旱莲草15g、女贞子15g、藕节10g。本方适用于缓解期阴虚内热型患者的康复治疗；

处方三：四物汤合失笑散加减，熟地10g、当归12g、白芍15g、川芎10g、炒五灵脂10g、炒蒲黄10g、茜草15g、荆芥炭5g。本方适用于缓解期血瘀型患者的康复治疗。

处方四：黄芪20g、白术20g、煅牡蛎15g、山萸肉15g、白芍12g、海螵蛸15g、茜草12g、五倍子5g。本方适用于缓解期脾虚型患者的康复治疗。

处方五：熟地10g、当归12g、白芍12g、川芎10g、艾叶12g、阿胶10g（烊化）、禹余粮12g。本方适用于缓解期冲任虚寒型患者的康复治疗。

处方六：熟地15g、当归15g、黄精15g、山药15g、菟丝子15g、杜仲15g、仙灵脾15g、桑寄生10g。本方适用于月经后期的康复治疗。

处方七：菟丝子30g、仙茅12g、仙灵脾12g、醋柴胡12g、当归12g、川芎10g、赤芍10g、香附10g、川牛膝10g。本方适用于排卵期患者的康复治疗。

处方八：菟丝子30g、紫河车10g、鹿角胶10g、熟地10g、制首乌15g、仙灵脾15g、仙茅10g、制香附10g。本方适用于月经前期患者的康复治疗。

处方九：熟地 10g、当归 12g、川芎 10g、白芍 15g、桃仁 10g、红花 12g、泽兰 12g、苏木 12g、益母草 30g、焦山楂 30g、香附 12g、川牛膝 10g、甘草 6g。每日 1 剂，水煎服，连服 5 天。本方适用于经期患者的康复治疗。

操作：以上诸方，水煎煮 3 次取汁合用，分 2 次服，早晚各 1 次，每日 1 剂，5 日为 1 疗程，连续治疗 3 个月经周期。

12. 药膳疗法

处方一：乌贼骨 30g、当归 30g、鸡肉 100g。

操作：把鸡肉切丁，当归切片，乌贼骨打碎，装入陶罐内，清水 500ml，精盐、味精适量，上蒸笼蒸熟（约 30 分钟左右）。每日食 1 次，一般食 3～5 次可有较好疗效。

处方二：木耳红糖水：水发木耳 100g，红糖 25g。

操作：将水发木耳洗净，撕成小块，入适量水于锅中，加入红糖，小火炖 15 分钟即可，一日内分 2 次分服。适用于脾虚型子宫出血。如将红糖换成冰糖，则可用于血热型子宫出血症。

处方三：鲜猪子宫 150～240g，淡菜干 30g，牡丹皮 9g，生栀子 9g，川黄柏 9g，生地黄 15g，玄参 15g，赤白芍（各半）18g，知母 12g，女贞子 12g，墨旱莲 12g，麦门冬 15g，怀山药 24g，仙鹤草 12g，生地榆 12g，酱油、食盐、味精、蜂蜜各适量。

操作：将丹皮、栀子、知母、女贞子、墨旱莲、麦冬、黄柏、玄参、赤白芍、仙鹤草、地榆等装入净纱布药袋内，扎紧袋口，放入陶瓷罐内；将猪子宫（必须为健康猪的子宫）洗净沥干，切成斜块，加入罐中；加淡菜干、生地、山药、酱油、盐、味精、清水适量；再放入笼屉，用旺火蒸 2 小时熟透入味，淋上蜂蜜约 15ml 即可食用。每日 1 剂，分 3 次徐徐服下，5 剂为 1 疗程。此药膳可清热凉血，滋阴养津。

处方四：鳖 1 只，约 300g，淡菜干 30g，枸杞子 15g，制首乌 15g，女贞子 12g，黑豆 30g，北沙参 15g，麦冬 15g，牡丹皮 9g，益母草 9g，生熟地（各半）30g，怀山药 15g，红莲子肉 30 个，生茜草 12g，仙鹤草 15g，墨旱莲 15g，生地榆 15g，黑枣 13 枚，适量的食盐、味精、酱油、蜂蜜、芝麻油。

操作：将女贞子、首乌、麦冬、丹皮、益母草、茜草、仙鹤草、墨旱莲、地榆等装入纱布做的药袋内，扎紧袋口，放入陶瓷罐内；将鳖，去头爪，剖腹去肠杂洗净，留用鳖甲切成斜块装入罐内；再加入其他的原料及适量的水；放进笼屉内旺火蒸 2 小时熟透入味，上淋芝麻油 9ml、蜂蜜 15～30ml，即成可食用。每日 1 剂，每剂分 3 次慢服，10 剂为 1 疗程。

【针刀术后护理】

1. 生活起居护理

养成良好的作息规律，加强营养，提高身体素质。出血量多者宜卧床休息，减少重体力劳动，避免增加疲劳的因素。保证居住环境安静、舒适，空气清新，温度不宜过高。注意外阴部卫生。患者要勤换纸垫、内裤，用纸要消毒。下蹲或坐位时不要忽然站起，以免发生体位性低血压。活动后若有头晕，一定要扶物支撑或蹲下，以防摔伤。阴道出血期间，禁止盆浴，禁止性生活。

2. 饮食护理

鼓励少食多餐，多食高热量、高蛋白、高维生素及富含铁、钙等矿物质的食物，尤其应增加铁的摄取，如奶制品、蛋黄、猪肝、菠菜、豆类食物等，以纠正贫血，还要搭配芹菜、生菜等粗纤维食物和新鲜水果，以保持大便通畅。出血日久必然导致气血虚弱、脾胃功能受损。因此要吃易消化饮食，给予益气补血的山药、大枣等配合治疗。要避免辛燥和生冷的食物。因人而异制定饮食计划，合理补充营养，改善体质。忌烟及烈性酒。

3. 情志护理

某些月经紊乱、异常出血是由情志因素造成的，医护人员要热情主动地与患者沟通，耐心解答患者的提问以减轻患者的紧张心理。及时了解病情变化并向患者介绍治疗方案，使之增强康复的信心。有些患者情绪低落或烦躁，精神抑郁甚至难以入睡，要鼓励其家人给予更多的关爱和体贴，营造温馨和谐的家庭气氛，帮助患者摆脱焦虑，树立战胜疾病的信心，尽快恢复健康。对肝气郁结的患者要进行开导，化解其心里的矛盾，使之气机调畅，更好地配合治疗。

4. 对症处理及护理

护理人员应随时观察患者的生命体征，准确估计出血量，出血量多者要卧床休息，随时做好输血准备，必要时会阴部留垫备查。会阴部保持清洁。针刀治疗后，让患者在手术台上休息 3~5 分钟，每个进针刀点要指压 2 分钟。出血时间长者可服用抗生素预防感染。症状重者遵医嘱配合雌孕激素共同治疗。

5. 健康教育

向患者宣传卫生知识，对病情有正确的认识，注意情志的调节，生活要有规律，若配合用激素类药物治疗，应熟悉药物的用法用量，随时注意观察有无不良反应，不可自行改变用量或撤药，以免出现大出血。

第二节　痛　经

【概述】

凡在经期前后或行经期出现下腹疼痛或其他不适，影响工作及生活者，称为痛经。痛经分为原发性及继发性两种。前者是生殖器官无器质性病变者，后者是指由生殖器官器质性病变而致的痛经。本节主要介绍原发性痛经。

【病因病理】

引起痛经的因素有多种，如神经精神因素、卵巢内分泌因素以及子宫因素等。其他因素如血管加压素、子宫神经与神经递质等也可引起痛经。

子宫肌肉强烈收缩，子宫血流量减少，使宫腔内压力增高而引起疼痛。子宫血流量减少，缺血缺氧也会引发剧烈的疼痛。此外，痛经还与前列腺素（PG）含量的升高有关。原发性痛经的子宫肌肉过强收缩与 $PGF_{2\alpha}$ 大量释放有关。原发痛经妇女的经血和子宫内膜中 PG 含量比正常人明显增多，严重痛经患者子宫内膜中 PG 含量比正常人高 10 多倍。$PGF_{2\alpha}$ 活性明显增加，引起子宫过强收缩，导致痛经，尤其在经期初 36 小时内。月经来潮时，子宫内膜的 PG 经子宫肌与阴道壁血管、淋巴管被吸收进入血液，引起胃肠泌尿道和血管平滑肌的收缩，而产生一系列全身症状，如恶心呕吐、腹泻、晕厥等。PG 活性丧失后，症状消失。

针刀医学认为痛经的主要原因是支配盆腔的骶神经受到卡压及人体电生理线路功能紊乱，引起人体内生化成分的改变所致。

【临床表现】

下腹疼痛是痛经的主要症状，疼痛常于经前数小时开始，逐渐或迅速加剧，呈阵发性绞痛、痉挛性、瘀血性或进行性加重，持续时间长短不一，多于 2～3 天后缓解，严重者疼痛可放射到外阴、肛门、腰骶部，并伴有恶心、呕吐、腹痛、腹泻、头痛、烦躁、四肢厥冷、面色苍白等全身症状。

腰骶骨疼痛，患者常有腰骶部酸、胀痛，常常由于下腹痛明显而遮盖了腰部的症状。

【诊断要点】

根据经期腹痛的症状及盆腔检查诊断一般不难。检查时应注意盆腔内有无器质性病变并做相应的辅助检查。

【针刀治疗】

（一）治疗原则

依据慢性软组织损伤病理构架的网眼理论，在腰部病变关键点，进行针刀整体松解有效。本疗法不适合于器质性病变引起的痛经。

（二）操作方法

（1）体位　俯卧位。

（2）体表定位　$L_2 \sim L_4$ 横突尖，腰肋韧带起止点，相关电生理线路。

（3）消毒　施术部位，用碘伏消毒 2 遍，然后铺无菌洞巾，使治疗点正对洞巾中间。

（4）麻醉　1%利多卡因局部麻醉。

（5）刀具　使用 I 型针刀。

（6）针刀操作

1. 第 1 次"口"字形针刀整体松解术

腰部的整体松解包括 $L_3 \sim L_5$ 棘上韧带、棘间韧带；左右 $L_3 \sim L_5$ 腰椎横突的松解，在骶正中嵴上和两侧骶骨后面竖脊肌起点的松解。从各个松解点的分布上看，棘上韧带点、棘间韧带点、左右 $L_3 \sim L_5$ 腰椎横突点、骶正中嵴上和两侧骶骨后面竖脊肌起点的连线共同围成 "口"字形状，故称之为"口"字形针刀整体松解术。下面从每个松解点阐述"口"字形针刀整体松解术的针刀操作方法（图 7-8）。

（1）体位　俯卧位，腹部置棉垫，使腰椎前屈缩小。

（2）体表定位　L_3、L_4、L_5 棘突及棘间，L_3、L_4、L_5 横突，骶正中嵴及骶骨后面。

（3）消毒　施术部位，用碘伏消毒 2 遍，然后铺无菌洞巾，使治疗点正对洞巾中间。

（4）麻醉　1%利多卡因局部麻醉。

（5）刀具　使用 I 型针刀。

（6）针刀操作

①L_3、L_4、L_5 棘上韧带及棘间韧带松解（图 7-9）以松解 L_3 棘上韧带及 $L_3 \sim L_4$ 棘间韧带为例。

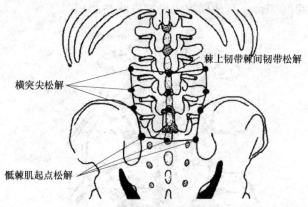

图 7-8　"口"字形针刀整体松解术各松解部位示意图

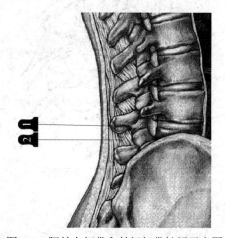

图 7-9　腰棘上韧带和棘间韧带松解示意图

a. 第 1 支针刀松解棘上韧带　两侧髂嵴连线最高点与后正中线的交点为第 4 腰椎棘突，向上摸清楚 L_3 棘突顶点，在此定位，从棘突顶点进针刀，刀口线与脊柱纵轴平行，针刀经皮肤、皮下组织，直达棘突骨面，在骨面上纵疏横剥 2～3 刀，范围不超过 1cm，然后贴骨面向棘突两侧分别用提插刀法切割 2 刀，深度不超过 0.5cm。其他棘上韧带松解方法与此相同。

b. 第 2 支针刀松解棘间韧带　以松解 L_3～L_4 棘间韧带为例。两侧髂嵴连线最高点与后正中线的交点为第 4 腰椎棘突，向上即到 L_3～L_4 棘突间隙，在此定位，从 L_4 棘突上缘进针刀，刀口线与脊柱纵轴平行，针刀经皮肤、皮下组织，直达棘突骨面，调转刀口线 90°，沿 L_4 棘突上缘用提插刀法切割 2～3 刀，深度不超过 1cm。其他棘间韧带松解方法与此相同。

②横突松解（图 7-10）　以 L_3 横突为例。摸准 L_3 棘突顶点，从 L_3 棘突中点旁开 3cm，在此定位。刀口线与脊柱纵轴平行，针刀经皮肤、皮下组织，直达横突骨面，刀体向外移动，当有落空感时，即到 L_3 横突尖，在此用提插刀法切割横突尖的粘连、瘢痕 2～3 刀，深度不超过 0.5cm，以松解竖脊肌、腰方肌及胸腰筋膜（图 7-11）在横突尖部的粘

连和瘢痕，然后调转刀口线 90°，沿 L_3 横突上下缘用提插刀法切割 2～3 刀，深度不超过 0.5cm，切开横突间韧带。其他横突尖松解方法与此相同。

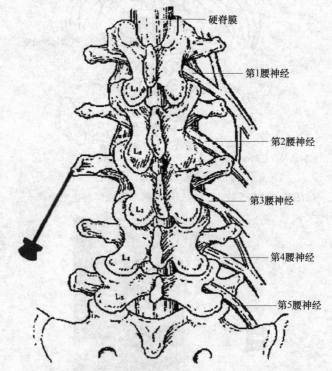

图 7-10　腰椎横突松解示意图

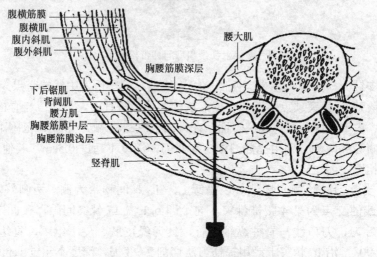

图 7-11　针刀松解胸腰筋膜示意图

③髂腰韧带松解（图 7-12）

a. 第 1 支针刀松解髂腰韧带起点　以 L_4 横突起点为例。摸准 L_4 棘突顶点，从 L_4 棘突中点旁开 3～4cm，在此定位。刀口线与脊柱纵轴平行，针刀经皮肤、皮下组织，直达横突骨面，刀体向外移动，当有落空感时，即到 L_4 横突尖，在此用提插刀法切割横突尖肌肉起点的粘连、瘢痕 2～3 刀，深度不超过 0.5cm。

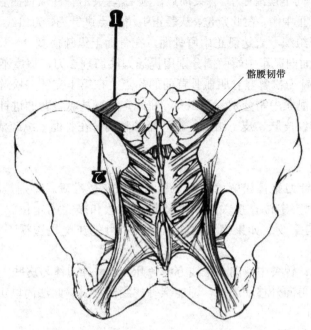

图 7-12 针刀松解髂腰韧带起止点示意图

b. 第 2 支针刀松解髂腰韧带止点 在髂后上棘定位，刀口线与脊柱纵轴平行，针刀经皮肤、皮下组织，直达髂后上棘骨面，针刀贴髂骨内侧骨面进针 2cm，后用提插刀法切割髂腰韧带止点的粘连、瘢痕 2～3 刀，深度不超过 0.5cm。

④竖脊肌起点松解（图 7-13）

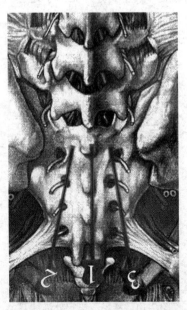

图 7-13 竖脊肌起点松解示意图

a. 第 1 支针刀松解竖脊肌骶正中嵴起点　两侧髂嵴连线最高点与后正中线的交点为第 4 腰椎棘突，向下摸清楚 L$_5$ 棘突顶点，顺 L$_5$ 棘突沿脊柱纵轴在后正中线上向下摸到的骨突部即为骶正中嵴，在此定位，从骶正中嵴顶点进针刀，刀口线与脊柱纵轴平行，针刀经皮肤、皮下组织，直达骶正中嵴骨面，在骨面上纵疏横剥 2～3 刀，范围不超过 1cm，然后，贴骨面向骶正中嵴两侧分别用提插刀法切割 2 刀，深度不超过 0.5cm。

b. 第 2、3 支针刀松解竖脊肌骶骨背面的起点　在第 1 支针刀松解竖脊肌骶正中嵴起点的基础上，从骶正中嵴分别旁开 2cm，在此定位，从骶骨背面进针刀，刀口线与脊柱纵轴平行，针刀经皮肤、皮下组织，直达骶骨骨面，在骨面上纵疏横剥 2～3 刀，范围不超过 1cm。

（5）注意事项

①"口"字形针刀整体松解术的第 1 步是要求定位准确，特别是腰椎棘突的定位十分重要，因为棘突定位直接关系到椎间隙的定位和横突的定位。所以若棘突定位错误，将直接影响疗效。如果摸不清腰椎棘突，可先在电视透视下将棘突定位后，再做针刀松解。

②横突的定位：棘突中点向水平线方向旁开 3cm，针刀体与皮肤垂直进针刀，针刀均落在横突骨面，再向外移动刀刃，即能准确找到横突尖，此法简单实用，定位准确。

2. 第 2 次针刀

松解　松解下列穴位：

①三阴交穴　在小腿内侧足内踝尖上 3 寸，胫骨内侧缘后方处进针刀，刺入 1 寸，纵疏横剥 2～3 下后出针刀（图 7-3）。

②关元穴　在下腹部前正中线上，当脐中下 3 寸处进针刀，刺入 0.8 寸，纵疏横剥 2～3 下后出针刀（图 7-4）。

③肾俞穴　在腰部第 2 腰椎棘突下，旁开 1.5 寸处进针刀，刺入 1 寸，纵疏横剥 2～3 下后出针刀（图 7-7）。

④足三里穴　外膝眼下 3 寸，距胫骨前缘一横指处进针刀，刺入 1 寸，纵疏横剥 2～3 下后出针刀（图 7-14）。

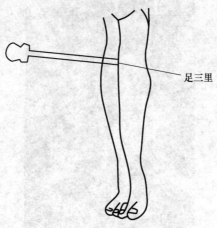

足三里

图 7-14　从足三里穴处进针刀

⑤气海穴　在下腹部前正中线上，当脐中下 1.5 寸处进针刀。刀口线与人体长轴一致，针刀体与皮肤垂直，刺入 1 寸，纵疏横剥 2～3 下后出针刀（图 7-15）。

⑥归来穴　在下腹部脐中下 4 寸，距前正中线 2 寸进针刀，刀口线与人体长轴一致，针刀体与皮肤垂直，刺入 1 寸，纵疏横剥 2～3 下后出针刀（图 7-16）。

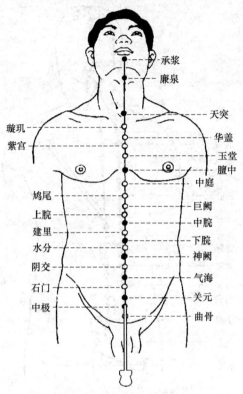

承浆
廉泉
天突
璇玑　　　　　　　华盖
紫宫　　　　　　　玉堂
　　　　　　　　　膻中
　　　　　　　　　中庭
鸠尾　　　　　　　巨阙
上脘　　　　　　　中脘
建里　　　　　　　下脘
水分　　　　　　　神阙
阴交　　　　　　　气海
石门　　　　　　　关元
中极　　　　　　　曲骨

图 7-15　从气海穴处进针刀

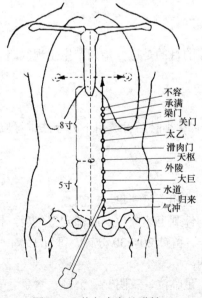

不容
承满
梁门
8寸　　　　　　　关门
　　　　　　　　　太乙
　　　　　　　　　滑肉门
　　　　　　　　　天枢
　　　　　　　　　外陵
5寸　　　　　　　大巨
　　　　　　　　　水道
　　　　　　　　　归来
　　　　　　　　　气冲

图 7-16　从归来穴处进针刀

⑦肝俞穴　在背部第 9 胸椎棘突下，旁开 1.5 寸处进针刀，刺入 1 寸，纵疏横剥 2～3 下后出针刀（图 7-17）。

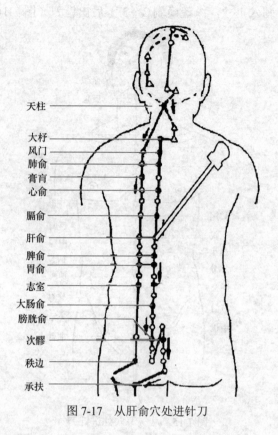

天柱
大杼
风门
肺俞
膏肓
心俞
膈俞
肝俞
脾俞
胃俞
志室
大肠俞
膀胱俞
次髎
秩边
承扶

图 7-17　从肝俞穴处进针刀

【针刀术后康复治疗】

（一）目的

针刀松解术后康复治疗的目的是进一步调节电生理线路功能，调节机体内环境，促使其早期康复。

（二）原则

痛经针刀术后，在 48～72 小时后可选用下列疗法进行康复治疗。

（三）方法

1. 毫针法

处方一：中极、气海、关元、足三里、三阴交。

操作：穴位常规消毒，针刺上述穴位。腹部穴得气后，针感向会阴部放射者为佳。下肢穴位，针感向上传者佳。留针 20～30 分钟，每日 1 次，每于行经前 3～4 日进行针刺治疗，连续 3 个月经周期。

处方二：中极、地机、足临泣、三阴交、公孙、水泉。

操作：上述穴位用毫针直刺 0.5 寸，直到患者有酸麻胀感向四周放射，或向上肢传导为佳，每 10 分钟捻转补泻 1 次，均用平补平泻法，每日 1 次，每次 30 分钟。

处方三：关元、气海、太冲、三阴交。

操作：针用平补平泻手法，每月行经前或月经来潮时针治 1～2 次，连续治疗 1～3 个月经周期，以下次月经来潮时无疼痛为治愈。

处方四：上髎、次髎、中髎。

操作：穴位常规消毒后，用毫针针刺以上诸穴，针感传至小腹或前阴为佳，留针 40 分钟。每日治疗 1 次，7 次为 1 疗程，疗程间休息 2 日。

处方五：承山、三阴交。实寒配百会、大椎；气血虚寒配肾俞、足三里；血热配血海；气滞配阴陵泉；血瘀配委中。

操作：穴位常规消毒，针刺得气后留针 30 分钟，行经前 1～2 日开始，每日 1 次，至月经干净。若针后未愈，下次月经期重复 1 次。

处方六：十七椎下，小腹部阿是穴。

操作：穴位消毒后，取针快速刺入皮下后，针尖方向对准第 5 腰椎棘突下，向下斜刺捻转提插，以“得气”舒适为度，针感要求向下达小腹子宫，向会阴部方向放射。待疼痛缓解，可根据病症持续捻转提插行针 1～2 分钟。

处方七：中极、水道、地机、关元、三阴交、公孙。

操作：毫针刺，用泻法，得气后留针 20～30 分钟，针后可加灸，每日 1 次，施术时间同前。适用于寒湿凝滞型痛经。

处方八：主穴为次髎。配穴：气滞血瘀加地机、太冲、气海；寒湿凝滞加中极、归来；气血虚弱加肾俞、关元、足三里。

操作：病人俯卧，选用 3～4 寸毫针刺入次髎穴，进针深度为 3～3.5 寸，针感向小腹部放射，得气后，行盘针法，疼痛停止后，留针 15～20 分钟，然后使患者仰卧，针刺其他穴位。配穴遵照“虚则补之，实则泻之”的原则，地机、太冲、气海用提插捻转泻法，中极、归来施用先补后泻的手法或配温和灸，肾俞、关元、足三里施以补法，留针 30 分钟，每日 1 次，5 次为 1 疗程。

处方九：主穴取双侧水道穴。配穴：期门、行间、太冲、气海、关元、中极、足三里、三阴交。

操作：每次取 3～4 个配穴。患者取仰卧位，皮肤穴位处常规消毒后，取 30 号 1.5 寸毫针刺入水道穴 1 寸深，得气后行平补平泻手法，每 5 分钟行针 1 次，配穴均采用平补平泻手法，得气后留针，隔 5 分钟行针 1 次，留针 15～30 分钟。寒症加灸关元，每次 15～30 分钟，每日 1 次。每月月经来潮前 2～3 日时进行治疗。

2. 电针法

处方一：关元、中极、三阴交、气海、肾俞、足三里、太冲。

操作：每次交替选用 1～2 穴，一般选用疏密波或连续波。如痛经较甚，可用连续波，频率每分钟 30 次左右，电量以中等刺激为宜。每日 1 次，每次 15～30 分钟。

处方二：关元、大赫、中极、归来、合谷、三阴交。

操作：躯干部穴用脉冲电流，合谷、三阴交二穴通感应电流。经期每日治疗 1 次，经止后隔日 1 次，上穴轮流使用，每次取 3～5 穴，针刺得气后通电 20 分钟。

处方三：子宫、卵巢。

操作：将电针治疗仪针夹夹在子宫、卵巢二穴上，输出量以患者的耐受程度而定，留针 15 分钟。月经来潮疼痛时进行治疗，连续治疗 3 日，每日 1 次，共治疗 3 个月经周期。

3. 拔罐法

处方一：膀胱经、任脉、肾经、肾俞、次髎、气海、关元、三阴交。

操作：在膀胱经 $L_2 \sim S_2$ 脊柱两侧，任脉、下肢脾经循行叩刺，并在上述穴位重点叩刺，再在肾俞、气海、关元穴上拔罐，5 分钟起罐。适用于各型痛经。

处方二：肾俞、下脘、腰背部、骶椎两侧。

操作：用闪火法将罐吸拔在选定部位上，留罐 25 分钟，每日 1 次，7 次为 1 疗程。适用于各型痛经。

4. 艾灸法

处方：肝俞、胆俞、期门、支沟、太冲、三阴交、阳陵泉、膈俞。

操作：每次取 3 穴，于经前 3 日用艾条温和灸，每穴施灸 20 分钟，每日 1 次，连续治疗 4 日为 1 疗程。适用于各型痛经。

处方：气海，关元，双侧子宫穴。

操作：嘱患者排空小便，腹部常规消毒后，术者用 1.5～3 寸的毫针针刺上穴，深度因患者胖瘦而定。待出现酸胀感后，取四段一寸长的艾条，用牙签扎孔后，套在针柄上，针孔处垫四块纸板，以防烫伤。从艾条下端点燃艾条，至艾条灰烬完全熄灭后起针，每次持续大约半小时。月经前 1～2 日或行经疼痛时针刺均可，针刺后疼痛不减者，次日再针，直至完全止痛。

5. 皮肤针法

处方一：行间、隐白、公孙、太冲、三阴交、关元。

操作：常规消毒，用梅花针在穴位上以腕力弹刺，每分钟叩 70～90 次，每月经前 3 天开始，每日 1 次，治疗 3 个月。

处方二：①下腹部：任脉、肾经、胃经、脾经。②腰骶部：督脉、华佗夹脊、膀胱经。

操作：先用酒精消毒叩刺部位，腹部从脐孔至耻骨联合，腰骶部从腰椎至骶椎，先上后下，先中央后两旁。疼痛剧烈时可重叩强刺激，发作前或疼痛较轻或体弱患者，施以中等强度刺激，边叩刺边询问腹痛情况，并注意察形观色以防晕针。每次叩刺 10～15 分钟，以痛止腹部舒适为度。

处方三：关元、气海、期门、三阴交。

操作：局部常规消毒。中度或重度刺激，于每次月经来潮前一周左右开始治疗。此治疗对行经无影响。每日治疗 1 次，7 次为 1 疗程。

处方四：①腰骶部、下腹部、带脉区、小腿内侧、阳性物处；②腰骶部、腹股沟、气海、三阴交、期门。

操作：对①区进行中度或重度刺激，对②区重点叩打，以潮红、渗血为度，于经前 7 日施治，每日 1 次，7～10 次为 1 疗程。适用于各型痛经。

处方五：下腹部任脉、肾经、胃经、脾经；腰骶部督脉、膀胱经、夹脊穴。

操作：消毒后，腹部从肚脐向下叩刺到耻骨联合，腰骶部从腰椎到骶椎，先上后下，先中央后两旁，叩刺刺激强度视疼痛程度、患者体质而定，每次叩刺 10～15 分钟，以痛止、腹部舒适为度。

6. 火针法

处方：关元、中极、血海、三阴交。

操作：细火针点刺。适应于寒湿凝滞型痛经。

7. 腕踝针法

处方一：下 1 区。

操作：用 1.5 寸毫针向上沿皮刺，每次留针 20～30 分钟，也可固定后留针 1～2 日。

处方二：双侧 1 区。

操作：用不锈钢针刺之，针尖刺入皮肤时，使针体与皮肤呈 30°角，刺入皮肤后，将针放平，贴近皮肤表面，循纵线针尖向上沿皮下平刺插入，刺进皮肤约为 1.4 寸，留针 20～30 分钟，每日或隔日 1 次，5 次为 1 疗程。适用于痛经痛势剧烈者。

处方三：双侧下。

操作：针尖刺入皮肤时，呈 30°角，破皮后将针尖向上沿皮下平刺入 1 寸左右。留针 30 分钟。

8. 激光照射法

处方一：关元、中极、三阴交、血海。

操作：用小功率激光治疗仪，每穴照射 5 分钟，每日 1 次。

处方二：子宫、血海、中极、气海、三阴交、足三里。

操作：每次选择 2～3 穴，每穴用氦-氖激光针照射 10～15 分钟，隔日治疗 1 次。

处方三：关元、中极、三阴交、足三里。

操作：小功率氦-氖激光束照射穴位，每穴 5 分钟，每日 1 次，10 次为 1 疗程。

处方四：三阴交、耳穴子宫。

操作：用 GE77 型氦-氖激光发射器，输出功率为 2.5mW，通过光导纤维后功率降为 1.5mW，于经前 10 日开始治疗，照射上 2 穴，每穴各 5 分钟，每次 1 侧，隔日 1 次，5～6 次为 1 疗程。

9. 中药外治法

处方一：吴茱萸 10g，小茴香 10g，当归 15g，肉桂 10g，红花 10g，延胡索 15g，益母草 30g。

操作：上药混匀，研成细末，过 120 目筛，高压灭菌后贮瓶备用。治疗时取少许药末，用黄酒调匀，敷于脐部，用敷料固定，每日用 TDP 治疗仪照射 20 分钟左右，贴药每日更换 1 次，月经前 7～10 天开始敷用，直到本次月经结束。连续 3 个月经周期为 1 疗程。

处方二：①取穴，主穴：中极或关元；配穴：三阴交、足三里穴。②中药：当归、党参、白术、乳香、没药、制附子、肉桂、细辛、炙草乌、香附和白芍各 5g，川乌 2g，樟脑 1g。

操作：以上诸药研成细末，用白酒、姜汁调制成膏糊状备用。月经前 7 天开始取本品 3g 外敷上述穴位，4～6 小时取下，每日 1 次，7 日为 1 疗程。

处方三：盐（粗粒）约 500g；红花、莪术各 15～30g。

操作：将以上中药和盐同放入铁锅内干炒约 10 分钟，待海盐发黄发热后，把中药、盐铲起，放入厚一点的棉布做成的口袋里，并将口系好。此布袋放置在腹部正中的神阙穴（即肚脐）及腹部两边的子宫穴（在下腹部，当脐中下 4 寸，中极旁开 3 寸），有疏通经络、活血化瘀、温经散寒的功效。

处方四：香附、延胡索、桂枝、肉桂、木香、鸡血藤。

操作：将上述药物研成细末装瓶备用，使用时取药末 30g，加约 30g 凡士林，一起放至塑料碗内，加盖后于微波炉中加热约 1 分钟，然后用压舌板将药物与熔化的凡士林一起搅拌成膏状，趁热敷于患者小腹部。在药膏上面加盖一层棉布，棉布外再加盖一层塑料纸（棉布有保温作用，加盖塑料纸可预防药膏渗透棉布而污染患者衣服），最后用胶布固定。膏药留置 1 小时左右即可去除。

处方五：吴茱萸 6g，乌药、延胡索、白芍各 10g

操作：将上述药物制成免煎中药剂脐部外敷，经前 3 日开始用，连用 6 天。用药期间忌生冷，注意保暖。

10. 中药内服法

处方一：当归 10g，赤芍 10g，香附 10g，川芎 10g，川牛膝 10g，生蒲黄 10g 包，生山楂 30g，延胡索 10g，五灵脂 6g，生艾叶 10g，肉桂 6g，干姜 3g，姜半夏 10g；本方适用于痛经伴有恶心、呕吐者。每次月经来潮前 5～7 天开始服药，每日 1 剂，水煎分 2 次口服，连服 5～7 天，共用 3 个月经周期。服药期间忌生冷，注意保暖。

处方二：生蒲黄 10g 包，五灵脂 6g，当归 10g，赤芍 10g，川芎 10g，延胡索 10g，川牛膝 10g，香附 10g，生山楂 30g，生艾叶 10g，肉桂 6g，干姜 3g，续断 20g，狗脊 10g；本方适用于痛经伴有腰困痛者。每次月经来潮前 5～7 天开始服药，每日 1 剂，水煎分 2 次口服，连服 5～7 天，共用 3 个月经周期。服药期间忌生冷，注意保暖。

处方三：香附、川芎、当归、赤芍、川牛膝、生蒲黄（包煎）、延胡索、生艾叶各 10g，五灵脂、肉桂各 6g，柴胡、干姜各 3g，生山楂 30g，青皮 9g；本方适用于痛经伴有乳房胀痛者。每次月经来潮前 5～7 天开始服药，每日 1 剂，水煎分 2 次口服，连服 5～7 天，共用 3 个月经周期。服药期间忌生冷，注意保暖。

处方四：小茴香、桂枝、五灵脂、紫石英、乌药、川牛膝、吴茱萸各 10g，蒲黄、川芎各 9g，当归 12g，赤芍、元胡各 15g，甘草 6g。上述中药每日 1 剂，水煎服。头两煎煮后取汁约 500ml，分 2 次口服。第三煎煮后取汁 1000ml 双足浸浴于盆内药中，以药液浸没足背为宜，每次 15～20 分钟。上述治疗于经前 7 天开始，连用 10 天。注意月经期的卫生保健，忌食生冷、辛辣刺激性食物，保持心情舒畅。

处方五：小茴香、肉桂各 3g、干姜、赤芍、五灵脂各 6g，延胡索、当归、川芎、蒲黄、片姜黄、三棱、莪术各 9g。本方适用于痛经伴大血块排出或血块量多者。将上述药物水煎服，每日 1 剂，分 2 次温服。经前 1 周起口服，至经净停服，连服 3 个月经周期，停药后观察 3 个月经周期。

处方六：当归、川芎、小茴香、干姜、没药、蒲黄（包煎）、五灵脂、肉桂、元胡各 10g，赤芍、香附、茯苓、杜仲、续断各 15g，益母草 30g。上述药物水煎服，每日 1 剂，分早晚服，连服 6 天。

11. 药膳疗法

处方一：益母草 30g，玄胡索 20g，鸡蛋 2 个。

操作：加水同煮，鸡蛋熟后去壳，取蛋再煮片刻，去药渣，吃蛋饮汤，可分 2 次分食。月经前每日 1 次，连服 5～7 日。本方疏肝理气、调血通经，适用于气滞血瘀型痛经。

处方二：干姜 10g，艾叶 10g，薏苡仁 30g。

操作：干姜、艾叶加清水熬汤，去渣取汁备用；将薏苡仁煮粥，待熟时将药汁加入同煮，行经期每日 1 次服用。本方温经化湿，化瘀理气，适用于寒湿凝滞型痛经。

处方三：生黄芪 12g、生石膏 12g、鲜芦根 12g、山药粉 10g、蜂蜜 30g。

操作：生黄芪、生石膏和鲜芦根三者水煎熬汤，去渣取汁 2 杯，将山药粉调入熬膏，再调入蜂蜜。此方可分 3 次服用，可补气养血、适用于气血亏损型痛经。

处方四：元胡 30g，益母草 30g，大枣 10 枚，鸡蛋 3 个。

操作：将元胡、益母草、大枣、鸡蛋加清水适量，鸡蛋熟后褪壳再煮片刻，去渣取汁，饮汤食蛋，每次 1 个，每日 3 次。本方可活血理气、化瘀止痛，适用于经行量少，血瘀作痛之痛经。

处方五：生姜 30g，大枣 10 枚，花椒 20g，红糖适量。

操作：将姜、枣、花椒水煎取汁，纳入红糖烊化饮服，每日 2 次。本方可温经散寒止痛，适用于寒凝气滞之痛经。

处方六：当归 30g，黄芪 100g，党参 50g，枣泥 20g，红糖适量。

操作：将当归、黄芪、党参水煎 2 次，二液合并，加入枣泥，文火浓缩后，加入红糖制膏，食用时每次 30g，每日 3 次，温开水冲饮。本方可益气养血，适用于气血亏虚之痛经。

【针刀术后护理】

1. 生活起居护理

女性对月经有正确的认识，注意经期防寒保暖，忌生、冷、寒、凉刺激；多休息，不进行大运动量活动，减少疲劳，加强营养；应尽量控制剧烈的情绪波动，避免强烈的精神刺激，保持心情愉快；平时要防止房劳过度，经期绝对禁止性生活。疼痛时患者要尽量卧床休息，勿按压腹部，减少体位改变以及咳嗽、用力大便等增加腹压的因素。

2. 饮食护理

患者在月经来潮前 3～5 日内宜以清淡易消化饮食为主，经前和经期忌食生冷寒凉之品，以免寒凝血瘀而引发痛经；量多者则不宜食用香辣刺激性食物，如辣椒、生姜、大蒜、芥末等；以免热迫血行，出血更甚。经期可适当吃些有酸味的食物，如醋、酸菜等；酸味可起到缓解疼痛作用。如经血量不多可少量饮些葡萄酒，能通经活络，扩张血管，使平滑肌松弛，缓解疼痛。平时饮食应多样化，应经常食用些具有理气温通作用的蔬菜水果，如荠菜、香菜、胡萝卜、橘子、佛手等；身体虚弱、气血不足者，宜常吃益气补血、滋养肝肾的肉蛋类食物及豆制品。多吃富含维生素的食物，如菠菜、芹菜以及香蕉、梨等，主食不宜全用细粮，应每日至少有一餐吃粗粮，如玉米、荞麦面等；少吃苹果、藕等有收敛作用的食物，以防大便秘结。

3. 情志护理

经期，由于经血下注，阴血不足，肝气偏旺，容易情志不安宁，或抑郁或烦躁，心理欠稳定，气血不和，容易加重经期的不适感，可使痛经加重，所以应保持心情舒畅，勿使七情过度。听听喜爱的音乐，静静地休息或和朋友聊聊天等等，消除紧张、烦闷、恐惧的心理，真正做到"心脾平和，经候如常"。

4. 对症处理及护理

对诊断不明的疼痛不应随便服用止痛药，以免掩盖病情，干扰诊断，疼痛剧烈可在医生的指导下用药。如有休克，取仰卧位，头和躯干抬高 10°，下肢抬高约 20°。此法可使膈肌及腹腔脏器下移，有利于气体交换，增加回心血量，改善组织血液供应。也可给予吸氧 3～4L/min。针刀术后让患者在手术台上休息 3～5 分钟，每个进针刀点要指压 30 秒，并检查进针刀点有无出血及皮下血肿，如发现及时对症处理。嘱患者术后 2 日内不可坐浴。

5. 健康教育

加强月经生理和经期卫生知识的宣教工作。对月经有正确的认识，注意经期饮食起居卫生。注意精神调养，解除思想顾虑，消除焦虑、紧张和恐惧心理。经期少进生冷或刺激性饮食，忌涉水游泳，尤其是防止受寒，注意保暖。坚持周期性治疗及平时调养。

第三节 闭 经

【概述】

闭经是妇科疾病的常见症状，可分为原发性和继发性两类。前者是指女性年过 18 岁，月经尚未来潮者；后者是指女性在建立了正常月经周期后，停经 6 个月以上者。

【病因病理】

下丘脑-垂体-卵巢轴的任何一个环节发生故障都可以导致闭经。

（1）子宫性闭经 患者的卵巢功能和垂体促性腺激素分泌功能正常，但子宫内膜不能对卵巢激素产生正常的反应。

（2）卵巢性闭经 如果卵巢缺如或发育不良，卵巢损坏或早衰，致体内无性激素产生时，子宫内膜即不能生长，也不能发生周期性变化和剥脱，月经不能来潮。

（3）脑垂体性闭经 脑垂体前叶功能失调可影响促性腺激素的分泌，继而影响卵巢功能而引起闭经。

（4）丘脑下部性闭经 丘脑下部的功能失调可影响垂体，进而影响卵巢引起闭经。引起丘脑下部功能失调有神经精神因素，消耗性疾病或营养不良，药物抑制综合征，闭经泌乳综合征以及其他内分泌腺功能的异常。

针刀医学认为，闭经固然由上述一些器官变化引起，但根本原因还是电生理线路系统功能紊乱所引起，用针刀调节电生理线路系统使之恢复正常功能，该病就可治愈。但是如属于肿瘤、生殖器官畸形、结核等原因引起者，即不适用本疗法。

【临床表现】

1. 子宫性闭经

（1）先天性无子宫或子宫发育不良 都为原发性闭经，外生殖器和第二性征发育良好，无阴道或仅有很浅的隐窝，如已婚，常诉性交困难，妇科检查可扪及偏小的子宫或只有残迹。

（2）子宫内膜粘连　常引起继发性闭经，伴有周期性下腹或腰背痛，外生殖器和第二性征正常。

2. 卵巢性闭经

（1）先天性卵巢发育不良　原发性闭经，矮身材，桶状胸，肘外翻，后发际低，第 2 性征不发育，生殖器呈幼稚型，常并发主动脉狭窄与泌尿系统异常。先天性卵巢发育不良的另一种表现是身材高大，骨骺闭合延迟，阴毛少，乳房小，骨盆狭窄，原发性闭经。

（2）无反应性卵巢综合征　原发性闭经，第二性征发育不良，腋毛、阴毛稀少或缺如，外阴及乳房发育较差，其临床表现酷似单纯性卵巢发育不全。

（3）卵巢功能早衰　此症多发生在 20～30 岁妇女，患者可有正常生育史，然后突然出现闭经；也可先有月经过少而后长期闭经。少数病例在月经初潮后有 1～2 次月经即出现闭经。由于雌激素水平低落，出现阴道干枯、性交困难、面部潮热、出汗烦躁等更年期综合征症状和体征。

3. 垂体性闭经

垂体前叶功能减退症最早出现和最常见的症状是产后无乳，然后出现产后闭经，性欲减退，第二性征逐渐消退，生殖器萎缩。如果促甲状腺素及促肾上腺素的分泌也受到影响，患者除闭经外，出现乏力、怕冷、毛发脱落、反应迟钝、心动过缓、血压降低等症状。

4. 丘脑下部性闭经

症状有嗜睡或失眠、多食、肥胖或顽固性厌食、消瘦，发热或体温过低，多汗或不出汗，手足发绀，括约肌功能障碍，精神变态，喜怒无常。

如为肥胖性生殖无能营养不良症，除闭经外，有生殖器官及第二性征发育不全和脂肪分布集中于躯干，大腿及肩臂、膝肘以下并不肥胖。如同时出现尿崩症、肢端肥大或溢乳症等，提示病变在下丘脑。

5. 其他

内分泌腺功能异常，如肾上腺皮质功能和甲状腺功能异常。

【诊断要点】

根据病史、临床表现、体格检查、药物试验及相关的实验室检查可明确诊断。

【针刀治疗】

（一）治疗原则

依据慢性软组织损伤病理构架的网眼理论，在腰部病变关键点，进行针刀整体松解有效。本疗法不适合于器质性病变引起的痛经。

（二）操作方法

1. 第 1 次针刀松解骶骨背面的粘连、瘢痕

参见本章第一节功能性子宫出血的第 1 次针刀治疗。

2. 第 2 次针刀调节相关经络电生理线路

①在小腿内侧足内踝尖上 3 寸（三阴交），胫骨内侧缘后方处进针刀，刺入 1 寸，纵行剥离 2～3 下（图 7-3）。

②在下腹部前正中线上，脐中下 3 寸（关元）处进针刀，刺入 0.8 寸，纵行剥离 2～3 下（图 7-4）。

③屈膝，在大腿内侧，髌底内侧端上 2 寸（血海），当股四头肌内侧头的隆起处进针刀，刺入 1 寸，纵行剥离 2～3 下（图 7-6）。

④在腰部第 2 腰椎棘突下，旁开 1.5 寸处（志室）进针刀，刺入 1 寸，纵行剥离 2～3 下（图 7-18）。

⑤在背部第 11 胸椎棘突下，旁开 1.5 寸处（意舍）进针刀，刺入 1 寸，纵行剥离 2～3 下（图 7-18）。

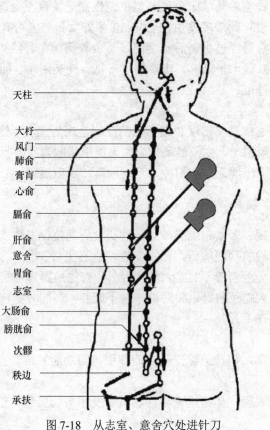

天柱
大杼
风门
肺俞
膏肓
心俞
膈俞
肝俞
意舍
胃俞
志室
大肠俞
膀胱俞
次髎
秩边
承扶

图 7-18　从志室、意舍穴处进针刀

⑥在小腿前外侧，外膝眼下 3 寸，距胫骨前缘一横指（足三里）处进针刀，刺入 1 寸，纵行剥离 2～3 下（图 7-14）。

【针刀术后康复治疗】

（一）目的

针刀松解术后康复治疗的目的是进一步调节电生理线路功能，调节机体内环境，促使其早期康复。

（二）原则

闭经在针刀治疗后，在 48～72 小时后可选用下列疗法进行康复治疗。

（三）方法

1. 毫针法

处方一：关元、肾俞、血海、三阴交、中极、地机。

操作：针刺手法以平补平泻为主，留针 20～30 分钟，每日或隔日 1 次，10 次为 1 疗程，疗程间隔 5 天左右。

处方二：膈俞、脾俞、肾俞、气海、关元、足三里。

操作：穴位局部皮肤常规消毒，毫针常规刺法，留针 20～30 分钟，每天治疗 2～3 次。

处方三：中极、血海、三阴交、合谷、太冲、丰隆。

操作：中极向耻骨联合方向斜刺，进针 1～1.5 寸，使针感传至会阴部，施提插泻法；血海、三阴交均直刺，进针 1.5 寸，施提插泻法；合谷、太冲均直刺，施提插泻法；丰隆直刺，进针 1.5～2 寸，用捻转泻法。

处方四：肾俞、志室、气海、三阴交、太溪。

操作：上穴分成两组交替选用。针用补法，三阴交穴用泻法。留针 20 分钟，隔日治疗 1 次。

处方五：命门、关元、气海、归来、肾俞。

操作：上穴分成前后两组，交替采用。归来针用补法或平补平泻法。余穴针用补法，并加艾灸。

处方六：足三里、三阴交、气海、归来、脾俞、胃俞、三焦俞。

操作：三阴交、归来可用平补平泻法，余穴针用补法，留针 20～30 分钟，隔日治疗 1 次。

处方七：中极、血海、气海、三阴交、肝俞、肾俞、膈俞。

操作：穴位局部皮肤常规消毒，毫针刺，用补法，得气后留针 20～30 分钟。每日 1 次，7～10 次为 1 疗程，每疗程间隔 5～7 日，经血复通后仍需坚持治疗。

处方八：太溪、中极、血海、三阴交、膈俞、肝俞。

操作：局部皮肤常规消毒后，毫针刺，用补法，得气后留针 20～30 分钟。每日 1 次，7～10 次为 1 疗程，疗程间隔 5～7 日。

处方九：间使、关元、气海、天枢、曲泉、中极、血海、三阴交。

操作：毫针刺，用泻法，得气后留针 20 分钟，寒者加灸。每日 1 次，10 次为 1 疗程。

2. 电针法

处方一：归来、三阴交；中极、地机；曲骨、血海。

操作：选其中任何一对穴位，或各对穴交替使用，通以脉冲电流，以病人耐受为度，每次通电 15～20 分钟。每日或隔日 1 次。

处方二：关元、三阴交；中极、血海；归来、足三里。

操作：每次取 1～2 对穴，毫针刺，得气后通电，以疏密波或断续波中度刺激，每次施治 15 分钟。每日 1 次，10 次为 1 疗程，疗程间隔 5～7 日。

处方三：天枢、血海、归来、三阴交、气冲、地机。

操作：选腹部和下肢穴位组合成对，每次选用 1 对，接上电针仪，可选用密波，中等频率，通电 10～15 分钟。

3. 艾灸法

处方一：关元、归来、三阴交、肝俞、脾俞。

操作：可采用艾卷温和灸，艾炷隔姜灸，艾炷无瘢痕灸，艾炷隔胡椒饼灸。每次选用2～4穴，每穴每次施灸10～30分钟或3～5壮，每日或隔日灸治1次，15次为1疗程。

处方二：气海、关元、归来、命门、中脘、肾俞、三阴交。

操作：每次选用3～4个穴位，取0.2cm厚鲜姜片，用针穿刺数个小孔，放在施灸的穴位上，然后放置中艾炷（黄豆粒大小）于姜片上点燃，使施灸处皮肤红晕，温润为宜，可以反复灸4～5壮。每日或隔日1次，10次为1疗程，疗程间隔5天。

处方三：带脉区、腰、骶部、关元、血海、曲骨、足三里。

操作：用香烟代替艾卷施灸，将烟卷点燃后，使燃着的一端靠近穴位熏灼（距皮肤3cm），以病人感到温热舒适为度，每穴施灸7～10分钟。隔日1次，10次为1疗程。

处方四：归来、石门、气冲、肝俞、脾俞、关元。

操作：可用艾条温和灸或艾炷无瘢痕灸或艾炷隔姜灸、隔胡椒饼灸等，每次选用2～4穴，每穴施灸10分钟或5～7壮。每日或隔日治疗1次，15次为1疗程。

处方五：关元、肾俞、三阴交、曲骨、足三里。

操作：用毫针刺入穴位，手法以平补平泻为宜，得气后，取约2cm长艾卷1节，套在针柄上，艾条距皮肤2～3cm，从艾条下端点燃，待艾条燃尽，再留针10分钟左右，随后将针拔出。每日1次，10次为1疗程，疗程间隔5～7天。

4. 皮肤针法

处方一：相应背俞穴及夹脊穴、下腹部任脉、肾经、胃经、脾经、带脉。

操作：用梅花针从上而下，用中等刺激，循经每隔1cm叩打1处，反复叩刺3遍，重点叩刺腰骶部，下腹部穴。隔日1次，5次为1疗程。

处方二：T_5～T_{12}两侧、腰、骶部、下腹部、中脘、期门、带脉区。

操作：用梅花针轻度或中度刺激治疗部位。重点叩打腰、骶部、带脉区、中脘、阳性物处。

处方三：膀胱线第1侧线、关元、归来、血海、足三里、地机。

操作：先在膀胱经背部第1侧线用梅花针由上而下反复叩打3遍，然后重点叩刺肝俞、肾俞至白环俞及八髎穴，再在腹部及下肢穴叩刺。中等刺激，隔日1次，5次为1疗程。

5. 皮内针法

处方：血海、足三里。

操作：先将穴位局部及针具消毒，然后将环柄型皮内针刺入穴位，沿皮刺入0.5～1.0寸深，针柄贴在皮肤上，用胶布固定，埋针时间掌握在2～3天，秋冬季节埋针时间可适当延长。7次为1疗程，疗程间隔7天。

6. 耳针法

处方一：子宫、内分泌、肾、卵巢。

操作：每次取2～3穴，中等刺激，留针15～20分钟。经前、经后各针1周，每日1次。

处方二：内分泌、肝、肾、皮质下、神门、脾、卵巢。

操作：每次选 3~4 穴，毫针刺用中等刺激，隔日 1 次，留针 30 分钟左右，间歇行针。

处方三：脑点、子宫、卵巢、内分泌、肾。

操作：每次取 2~3 穴，耳针专用 0.3~0.5 寸毫针刺抵软骨，留针 30 分钟左右，留针期间捻针 2~3 次。每日 1 次，10~12 次为 1 疗程。

处方四：卵巢、子宫、脑点、内分泌、肝、肾、脾。

操作：每次取 4~5 个穴位，用毫针中等刺激，留针 20~30 分钟，留针期间可捻针 2~3 次，每日 1 次，两耳交替施治，10 次为 1 疗程，疗程间隔 5~7 天。至月经来潮后，应继续治疗 1~2 个疗程。

处方五：子宫、内分泌、肾、肝、皮质下、卵巢。

操作：每次取 5~6 穴，中等刺激，留针 20 分钟。每日或隔日 1 次，两耳交替针刺，10 次为 1 疗程。

7. 耳压法

处方一：屏间、子宫、肾、卵巢、肝。

操作：用绿豆贴压，胶布固定，每次用单侧，每 3 日交换 1 次，连用至愈。

处方二：心、肝、肾、内分泌、子宫、卵巢。

操作：双侧耳部常规消毒，擦干后将王不留行籽贴于所取耳穴上，轻轻揉压刺激穴位，使局部充血。3 日换 1 次，10 次为 1 疗程。

8. 穴位磁疗法

处方：内分泌、皮质下、肝、子宫、肾、腹。

操作：将直径为 2mm 左右的小磁珠用胶布固定于耳穴上，每次只贴一侧，选用 3~4 个穴，5 天后取下换贴另一耳。7 次为 1 疗程，疗程间隔 5 日。

9. 敷脐法

处方：神阙。

操作：白胡椒、黄丹、火硝各 9g，共研末，做成饼，擦净脐部，敷贴其上，用手按熨，连用 2~3 次。

10. 拔罐法

处方：大椎、肝俞、脾俞；身柱、肾俞；命门、关元。

操作：每次选一组穴位，轮流使用，每日 1 次，均用刺络火罐法。

11. 中药内服法

处方一：茯苓、熟地、山药、杜仲各 9g，山茱萸、菟丝子各 6g，当归、枸杞、制首乌、鸡血藤各 15g。气虚者加黄芪、太子参各 20g；血瘀者加香附、红花各 9g；阴虚者加地骨皮 15g、知母 10g。

服法：冷水浸泡 30 分钟，煮沸后文火煎 30 分钟，取汁分 3 次服。每日 1 剂，15 日为 1 疗程。治疗期间嘱患者忌食生冷辛辣之品。

处方二：当归身 15g，川芎 10g，巴戟 12g，熟地 18g，枸杞子 12g，仙灵脾 15g，川牛膝 15g，甘草 8g。

服法：以上诸药加水煎成 300ml，取汁后每日分 2 次温服。本方适用于肝肾不足之闭经患者。

处方三：熟地 15g，当归 15g，肉桂 8g，益母草 30g，水蛭 1g（研末冲服）、川牛膝

12g，川芎 15g，赤芍 15g，红花 15g（另包后下）。肝气郁滞者加柴胡、香附；血瘀较重加乳香、没药；寒邪凝滞者加重肉桂用量、炒小茴香、炮姜。

操作：以上诸药水煎服，每日 1 剂，分 2 次空腹服，连服 3 日为 1 疗程，服 3 剂月经未潮者继续服，直至月经来潮即可停服，服药及来潮期间，绝对禁食生冷，防风寒阴冷，舒畅情志。

12. 药膳疗法

处方一：新鲜的羊子宫、羊血各 120g，羊肉 90g，桃仁泥、川红花、月季花、生地、泽兰叶各 12g，益母草 24g，川牛膝、当归尾、制香附各 9g，赤白芍（各半）18g，生姜 2 片，水发红菇 30g，调料适量。

操作：先将健康羊子宫、羊肉洗净沥后切成斜块待用；将红花、桃仁、泽兰、益母草、牛膝、归尾、赤白芍、川芎、香附、生地，装入纱布药袋内，扎紧袋口，放入陶瓷罐内；加入羊子宫，羊肉，羊血（切成斜块），月季花，生姜，红菇，酱油，味精，盐，清水适量；再放进笼屉内，用旺火蒸 2 小时熟透入味，即可取出；加老酒 15～30ml，红糖 15～30g，糖化后即可食用。本方活血祛瘀，调和冲任，可用于经闭不行 6 个月至一年以上的闭经患者。

处方二：鲜牛肉 120g，薏苡仁 30g，白术、葛根粉 15g，茯苓、苍术、干荷叶各 12g，法半夏、玫瑰花、川红花、桃仁泥、制香附、川牛膝各 9g，陈皮 6g，益母草 24g，生姜 2～3 片，大红枣 9 颗，葱白 5 段，调料适量。

操作：将牛肉用卫生纱布擦净后，切成斜块备用；将白术，苍术、法半夏，荷叶，葛根，桃仁，陈皮，香附，益母草，牛膝，装入纱布药袋内，扎紧袋口，放入陶罐中；然后牛肉也放入罐内，加清水适量；陶罐放进笼屉内旺火蒸至 2 小时熟透入味，揭盖取出，加陈年老酒 15～30ml 即可食用。7 剂为 1 疗程，不可久服。本方可健脾燥湿，祛瘀通经，适用于气滞血瘀所致经闭患者。

处方三：柏子仁 10g，猪肝 150g，黄酒 25g。

操作：将猪肝洗净，上方切几个深口，切口处装入柏子仁，上笼屉蒸熟。每日服 1 份，分 2 次服。以黄酒温服。本方可益气养血、补虚调经，适用于气滞血瘀所致经闭患者。

处方四：当归 8g，益母草 10g。

操作：取沸水冲泡或以水煎取淡药液代茶饮用，每日 2 剂以上。本方可活血祛瘀，适用于气滞血瘀型的闭经的患者。

13. 康复体操

挺胸式：10 分钟×2 组，每天 2 次×60 天。

搓腰式：10 分钟×2 组，每天 2 次×60 天。

搓脚心：10 分钟×2 组，每天 2 次×60 天。

【针刀术后护理】

1. 生活起居护理

居室环境宜安静、干燥，温度适宜，避免过度劳累，保持充分睡眠。

2. 饮食护理

加强营养，多吃富含高蛋白和维生素的食物，如鸡蛋、瘦肉，忌食生冷。

3. 情志护理

闭经与患者情绪关系很大，恐惧、忧郁、恼怒等不良情绪均可导致闭经。因此，要使患者保持心态平静、豁达，积极配合医生进行治疗。

4. 对症处理及护理

（1）可口服益母草膏，每次服 15g，每日 2 次，白开水冲服，适用于气虚寒凝经闭。可用 250g 晚蚕砂炒热呈黄色，再将 500g 黄酒加入，煎汁分 2 次服用，早晚各 1 次，空腹时服，此方对寒湿凝滞经闭效果极佳。全当归四两，川牛膝二两，茺蔚子三两，没药二两，研为末，蜜为丸，早晚空服，各服三钱，适用于肝脾不足血枯闭经。

（2）伤口护理：手术要严密消毒，按无菌操作要求进行，包扎敷料应保持 2 日，防止刀口感染。可以用氦氖激光在针刀治疗部位照射，有利于伤口恢复。

5. 健康教育

嘱咐患者加强卫生教育，月经期间不要涉水，淋雨，贪凉饮冷，注意休息，切勿劳累过度。哺乳期间不宜过长，减少或避免人工流产，刮宫时不宜过度反复搔刮，以免影响子宫内膜再生，积极防治产后出血。

第四节　慢性盆腔炎

【概述】

本病指内生殖器（包括子宫、输卵管和卵巢）及其周围结缔组织、盆腔腹膜的慢性炎症，可局限于某部位，也可涉及整个内生殖器，常因急性期未经彻底治疗而转为慢性。

【病因病理】

一般为混合感染，致病菌，如溶血性链球菌、厌氧链球菌、葡萄球菌、大肠杆菌、变形杆菌、沙眼衣原体等，通过血液、淋巴或直接扩散引起盆腔器官及结缔组织产生粘连、增厚，瘢痕增生，有时炎性渗出液未被吸收而形成囊性包块。

针刀医学认为本病的根本原因是由内脏器官慢性软组织损伤、脊柱区带病理变化和电生理线路紊乱导致支配内生殖器的神经电流量异常所致的一种慢性疾病。

【临床表现】

一般由急性期未经彻底治疗转化而来，大多数人全身症状不明显，下腹坠胀、疼痛及腰骶部疼痛，在劳累、性生活后和经期加剧，常伴有月经不调，白带增多。子宫活动受限，在子宫及输卵管一侧或双侧可能触及囊状物，并有轻度压痛，盆腔结缔组织炎时，一侧或双侧有结节状增厚、压痛或可扪到包块。

【诊断要点】

根据以上的临床表现、体征及辅助检查的情况，可以确诊。

需要与子宫内膜异位症和盆腔瘀血症、盆腔结核等相鉴别。

【针刀治疗】

（一）治疗原则

根据针刀医学关于慢性软组织损伤、网眼理论、脊柱区带病因学和人体电生理线路的原理，对相关的骶神经后支的粘连、瘢痕进行整体松解，并对相关电生理线路进行整体松解，可取得较好疗效。

（二）操作方法

1. 第1次针刀松解骶骨背面的粘连、瘢痕

参见本章第一节功能性子宫出血的第1次针刀治疗。

2. 第2次针刀操作为调节相关经络电生理线路

（1）关元穴　在脐正下方3寸处定一点，刀口线和人体纵轴平行，针刀体与皮肤平面垂直刺入0.8cm，纵疏横剥2~3下后出针刀（图7-4）。

（2）中极穴　在脐正下方4寸处定一点，刀口线和人体纵轴平行，针刀体与皮肤平面垂直刺入0.8cm，纵疏横剥2~3下后出针刀（图7-19）。

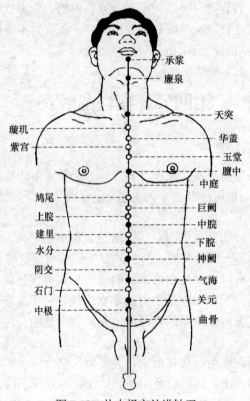

承浆
廉泉
天突
璇玑
华盖
紫宫
玉堂
膻中
中庭
鸠尾
巨阙
上脘
中脘
建里
下脘
水分
神阙
阴交
气海
石门
关元
中极
曲骨

图7-19　从中极穴处进针刀

（3）三阴交穴　在双侧小腿前内侧面的下部，当内踝尖上3寸，及胫骨内侧缘后方凹陷处定2点，刀口线和人体纵轴平行，针刀体与皮肤平面垂直刺入1cm，刺入纵疏横剥2~3下后出针刀（图7-3）。

（4）肾俞穴　在第2腰椎棘突下左右各旁开1.5寸定2点，刀口线和人体纵轴平行，针刀体与皮肤平面垂直刺入1cm，纵疏横剥2~3下后出针刀。注意剥离时，速度应慢（图7-7）。

针刀术后应根据患者的具体情况决定是否配合手法治疗：

①如属于相关椎体移位，针刀术后立即进行手法治疗；

②如属于脊柱区带软组织损伤者，针刀术后在各个进针点处，指压 20 秒，以促进局部的微循环。

如果确诊有明显细菌感染情况的，可选用适当类型的抗生素。慢性期可以配合使用胎盘组织液 2ml，肌肉注射，每日 1 次，连用 10 日。

【针刀术后康复治疗】

（一）目的

针刀医学认为本病的根本原因是由内脏器官慢性软组织损伤、脊柱区带病理变化和电生理线路紊乱导致支配内生殖器的神经电流量异常所致的一种慢性疾病。

针刀松解术后康复治疗的目的是进一步调节电生理线路功能，调节机体内环境，促使其早期康复。

（二）原则

慢性盆腔炎可在针刀治疗 48～72 小时后选用下列疗法进行康复治疗。

（三）方法

1. 毫针法

处方一：主穴取上髎、次髎、秩边、维道、子宫穴、中极、三阴交、血海。高热恶寒加刺十二井放血，泻曲池、行间。

操作：上髎、次髎分别刺入第 1、2 骶孔中，进针 1.5～3 寸，施提插泻法，患者觉整个骶部均出现酸麻胀为佳。秩边用芒针刺法，对准水道穴，进针 3～5 寸，施捻转泻法，令针感传至会阴部或小腹部，施术 1～2 分钟，不留针。骶部穴位起针时若有出血勿止，任其自然流出。维道、子宫穴均呈 45° 角向中极方向针刺，进针 1～1.5 寸，施捻转泻法。中极直刺，深约 1～1.5 寸，施提插泻法。三阴交、血海均直刺，进针 1～1.5寸，施提插泻法。适用于热毒炽盛型。

处方二：主穴取气海、带脉、中极、阴陵泉、行间。热毒内壅加大椎、曲池、合谷；瘀血内阻加膈俞、肝俞、血海、太冲；热毒伤阴加太溪、复溜、三阴交、肾俞；气血不足加足三里、三阴交、大赫、气穴。

操作：实证用泻法，下腹部穴位注意针刺的深度，同时不可刺入发炎组织，可以加用电针，下腹部穴位可以加灸。留针 30～40 分钟。急性盆腔炎每日治疗 2 次，慢性盆腔炎每日或隔日治疗 1 次。

处方三：主穴取关元、气冲、中极、三阴交。湿热内蕴加上髎、阴陵泉、归来、蠡沟；肝肾阴亏加肝俞、肾俞；气血不足加足三里、公孙。

操作：穴位常规消毒，针刺肝俞、足三里、肾俞用补法，不留针，余穴均用平补平泻手法，留针 20 分钟左右。每日 1 次，15 次为 1 疗程，经前 10 天左右开始治疗，经期不停。

处方四：合谷、曲池、行间、中封、冲门、次髎。

操作：合谷、曲池、行间、中封、次髎可反复提插捻转，施行泻法。冲门因在病变部位附近，针刺时注意不要刺中发炎组织。留针时间可适当延长至 1 小时左右。适用于湿热壅盛型。

处方五：三阴交、中极、次髎、气海。

操作：进针得气后，施提插捻转补泻手法，中等强度刺激。月经过后 4～5 日开始治疗，每天 1 次，至经前 2～3 日停止。适用于血瘀型。

处方六：带脉、中极、次髎、阴陵泉、丰隆、血海、行间。

操作：带脉针尖向中极方向斜刺，进针约 1～2 寸，施捻转泻法。丰隆直刺，进针 1～1.5 寸，施提插泻法。行间直刺或稍向上斜刺，进针约 0.5 寸，施捻转泻法。阴陵泉向阳陵泉方向进针，深约 1～1.5 寸，用捻转平补平泻法。中极、次髎、血海操作同前。适用于肝郁化火型。

处方七：阴陵泉、行间、中极、维胞。

操作：常规针刺，进针得气后，施提插捻转补泻法。每日 1 次，10 次为 1 疗程。适用于湿热壅盛型。

2. 电针法

处方：子宫、肾俞、归来、气海、中极、三阴交。

操作：每次取 3～4 个穴，中等刺激，得气后，接电针仪，通电，使用疏密波，电流强度以患者能耐受为宜，每次通电留针 20～30 分钟。

3. 艾灸法

处方一：隔姜灸法。取穴：关元、气海、大肠俞、归来、次髎。

操作：用 0.2cm 厚鲜姜片，刺数孔，放置在施灸的穴位上，然后放上中艾炷点燃，每穴每次施灸 5～7 壮，每日 1 次，10 次为 1 疗程。共 3 个疗程。

处方二：热敏灸法。取穴：水道、足三里、子宫、次髎、中髎、关元、大肠俞、三阴交、归来。选择上述穴位中腹部、腰骶部各两个穴位，行定点艾灸，每穴 15 分钟，每日 1 次，于每次月经干净 3 天后开始艾灸，灸 15 日为 1 个疗程，共 3 个疗程。

操作：①热敏化腧穴：在上述穴位上，分别进行悬灸（回旋、雀啄、温和灸）的操作，先回旋灸 2 分钟温通局部气血，继以雀啄灸 1 分钟加强敏化，循经往返灸 2 分钟激发经气，最后以温和灸开通经络。热敏反应：透或远离施灸部位产生酸、胀、麻、痛等非热感，出现一种以上即可。②热敏化悬灸：在上述每个有热敏现象的腧穴上施艾条悬灸，直到扩热、透热或感传现象消失为一次施灸剂量，每日 1 次，于每次月经干净 3 日后开始施灸，15 日为 1 个疗程。

处方三：温针灸法。取穴：气海、关元、中极、子宫、大肠俞、肾俞。

操作：先用毫针刺入穴位，中度刺激，得气以后，在毫针的针柄上插上艾卷点燃，使热量从针柄传到穴位局部，患者感到针刺部位热酸胀舒适时效果好，留针 20 分钟左右，每次选用 3～4 个穴，隔日 1 次，10 次为 1 疗程。

处方四：温针灸法。取穴：关元、中极、足三里、三阴交、水道、归来、气海、次髎。

操作：穴位常规消毒，每次选用 5～7 穴，进针得气后，针柄加 2cm 药用艾条行温针治疗，待艾条燃尽后出针。每日 1 次，10 次为 1 疗程。

4. 刺络拔罐法

处方：主穴：十七椎下、腰眼。配穴：八髎穴周围的络脉。

操作：患者取俯卧位，全身放松，局部常规消毒，三棱针快速刺入穴位，出针后立即拔罐，5～10分钟起罐，出血量最少应在3～5ml，最多可达60ml，起罐后用碘酒棉球消毒针孔，每3～5日治疗1次。

5. 皮肤针法

处方一：脊柱两侧、骶部、腹部两侧、少腹部和胃脘部。

操作：用皮肤针按常规点刺脊柱两侧，重点为 T_5～T_8 椎，点刺腰、骶、腹部两侧，配合刺下腹部及胃部，纵横刺，用弹刺手法，勿使出血，每日1次，15次为1疗程。

处方二：L_3～S_3 夹脊、小腹部任脉、肾经、胃经、脾经。

操作：每次以叩刺腰、骶夹脊穴为主，再轮流辅以腹部诸经腧穴。手法用重或中等刺激，隔日1次。本法主要用于慢性盆腔炎。

处方三：脊柱两侧、下腹部、腹股沟、腰部、骶部、三阴交、期门、带脉区、阳性反应物处，腹胀痛甚者叩刺下腹部。

操作：中、重度刺激，叩刺顺序应从上到下，由外向里，反复叩刺3～4遍，隔日1次，10次为1疗程，疗程间隔5～6日。

6. 皮内针法

处方：关元、归来、肾俞、三阴交、阴陵泉。

操作：将穴位及针具常规消毒，用30号毫针加工制成的皮内针沿皮刺入0.5～1寸深，针柄贴在皮肤上用胶布固定，埋针时间约2日左右，每日可用手指按压局部数次，以增强刺激，每次只选2个穴，上穴轮用，3日施治1次，7次为1疗程。

7. 芒针法

处方：子宫、维道、血海、足三里、三阴交。

操作：患者取仰卧位，双腿屈起，刺维道进针后沿腹股沟向耻骨联合方向透刺，刺子宫穴可平行腹股沟的耻骨联合方向透刺，深度一般在肌层与脂肪层之间，双侧同时进针，刺激由小到大，由慢到快，当会阴部或小腹部有明显的抽动感后出针，隔日1次，7～10次为1疗程。

8. 耳针法

处方一：子宫、卵巢、内分泌、肾上腺。

操作：中等刺激，留针20分钟，每日1次，或耳穴埋针。

处方二：盆腔、子宫、肾上腺、卵巢、三焦、内分泌、肝、脾、肾。

操作：每次选用3～4穴，急性盆腔炎用针刺法或加用电针，或用埋针法，也可耳背寻找瘀血络脉放血。每日治疗1次，慢性盆腔炎用针刺法，也可用埋针、埋丸法。

处方三：脾、肾上腺、子宫、盆腔、三焦。

操作：取单侧穴，用0.5寸毫针，刺入软骨，留针30～60分钟。每日或隔日1次，亦可用揿针埋针法，两耳交替使用。

处方四：子宫、卵巢、内分泌、交感、腹。

操作：用28号0.5寸毫针垂直皮肤轻轻捻入穴内，深度可达0.1寸左右，留针15～20分钟，留针期间可捻针刺激1～2次，每次只用1耳，双耳轮用，每日或隔日1次，10次为1疗程。也可用耳内埋针的方法治疗。

处方五：子宫、内分泌、卵巢、膀胱、盆腔。

操作：中等或强刺激，留针 20～30 分钟，隔日或每日 1 次，10 次为 1 疗程。也可埋针 3～7 日。

9. 激光照射法

处方一：冲门、气海、肾俞、白环俞、血海、三阴交、足三里。

操作：用氦-氖激光照射器，光斑直径 1.5～2mm，照射距离 2～5cm，每穴照射 5 分钟，一次治疗一般不超过 20 分钟，每日或隔日 1 次。

处方二：耳穴：子宫、内分泌、盆腔、卵巢穴。

操作：用医用氦-氖激光治疗仪照射双侧耳穴，输出功率为 6mW，光斑直径 2mm，波长为 6328 埃，使光束导光纤维直接接触皮肤，每穴照射 3～5 分钟，每日 1 次，10 次为 1 疗程，疗程间隔 5 日。

处方三：子宫、血海、三阴交、肾俞、气海。

操作：采用输出功率 3～5mW，光斑直径 1～2mm，照射距离 1～3cm。每穴照射 5 分钟，每日或隔日 1 次，每疗程 10 次，疗程间隔 7～10 天。

处方四：主穴取中极、气海、子宫、关元。肾俞、关元俞为配穴，每次取 4 穴。

操作：用氦氖激光照射 5 分钟，波长 6328 埃，光斑直径 0.3cm，距离 5～10cm。于经期第 6 日开始治疗，每日 1 次，15 次为 1 疗程。

10. 穴位敷贴法

处方一：下腹部疼痛为主，取归来、水道；腰痛为主，取命门、肾俞、气海俞、腰阳关；腰骶坠痛为主，取关元俞、膀胱俞、上髎、次髎；炎性包块，贴阿是穴。

操作：以消化膏（干姜 30g，红花 24g，肉桂 15g，白芥子 18g，麻黄 21g，胆南星 18g，生半夏、生附子各 21g，红娘子、红芽大戟各 3g 制膏，加入麝香 4g，藤黄面 30g）贴敷上穴，冬季 2 日换药 1 次，夏季 12 小时，12 次为 1 疗程，逢经期停用。

处方二：气海、白环俞、神阙、阴陵泉、三阴交。

操作：药物制备：硫黄 18g，母丁香 15g，麝香 3g。共研细末，以独头蒜 2 枚捣如膏，与上药末混合制丸，大小如黑豆即可，外以朱砂 3g 为衣，再将川椒 50g，韭菜子 20g，附片 20g，肉桂 20g，蛇床子 20g，独头蒜 300g 放入 500ml 芝麻油内，入锅加热，过滤过渣，再将油熬至滴水成珠为度，徐徐加入广丹 250g，搅拌收膏，密贮备用，每次选 2～3 个穴，取熬制的黑膏适量，摊于牛皮纸或油纸上，再将药丸 1 粒研末后放在膏药中间，贴于穴位上，以胶布固定，3 日换 1 次药，10 次为 1 疗程，疗程间隔 3～5 日。

处方三：神阙、关元、归来。

操作：将制乳香、没药、炮山甲各 6 份，蟾酥 1 份研极细粉末，装瓶待用。敷贴时用水把药粉调成硬币大小药饼，再用鲜姜汁或蒜汁滴于穴位，然后把药饼置于穴位上，盖一层不透水纸，用敷料、胶布固定，早晚用热水装在所敷部位上热敷 30 分钟，2 日换 1 次贴药，10 次为 1 疗程。

11. 穴位埋线法

处方一：中极、阴陵泉。

操作：每次只取 1 穴，上两穴轮用。先将局部及针具消毒，在施治局部进行浸润麻醉，用缝皮针穿上 0 号羊肠线在穴位处缝 1 针，将残留在皮肤表面的线头剪去，5 日以后在另穴埋线，5 次为 1 疗程，疗程间隔 1 周。

处方二：中极、次髎、白环俞、气冲。

操作：每次选用 1～2 穴，常规消毒后，埋入 2cm 长的羊肠线，15 日后再埋植 1 次。适用于慢性盆腔炎。

12. 中药外治法

处方一：大黄 9g，芒硝 9g，冰片 3g。

操作：将以上中药研末，醋调匀，敷于盆腔炎性包块相应的皮肤处，外罩塑料袋，袋外置热水袋，水凉后更换，敷 1 小时即可。每日 1 剂，10 日为 1 疗程。此方清热泻火、消肿止痛，适用于慢性盆腔炎引起的包块。

处方二：透骨草 200g，红藤 15g，赤芍 15g，三棱 10g，莪术 10g，牡丹皮 10g，水蛭 10g，虻虫 10g，昆布 15g，海藻 10g，槟榔 12g，路路通 15g，皂角刺 10g。

操作：以上药物用温水拌匀后装纱布袋内，洒白酒约 30ml 放于蒸锅内蒸 20 分钟后取出，待温度适宜时敷于下腹部，若温度下降可在药袋上加热水袋保温，温度维持在 40℃左右为宜，敷 30 分钟左右，每晚 1 次，每付药可用 3 日，3 周为一疗程。经期停用。

处方三：芒硝 150g，干水蛭 50g，路路通 75g，夏枯草 75g。

操作：以上诸药碾成颗粒，放入蒸锅隔水蒸至热透，取出药包敷于下腹部，可外盖棉被防止热力散失。每日治疗 1～2 次，半个月更换 1 次药物，1 个月经周期为 1 个疗程，经期停用。

13. 中药内服法

处方一：金鸡冲剂。

操作：每次月经干净后口服金鸡冲剂，每日 2 次，每次 8g，连服 20 日。可以达到清热解毒、健脾除湿、通络活血的作用。

处方二：丹参、生地、白芍、炒当归、椿根皮、益母草、延胡索、泽泻、香附、王不留行、车前草、桃仁、茯苓、何首乌、红藤、郁金、焦山楂各 10g，木香 6g，炙甘草 6g。血瘀重者加川芎 10g、桂枝 9g；湿毒偏重加苍术、藿香、砂仁各 6g。

操作：上述诸药，每日 1 剂，水煎 2 次，取汁共 300ml 混匀，分早晚口服。1 个月经周期为 1 疗程，经期停用。

处方三：当归、赤芍、川楝子各 12g，路路通、丹参、红藤、败酱草各 15g，薏苡仁 24g，元胡 12g，香附 9g。有包块者可加三棱、莪术各 15g，川芎 10g，三七 6g；输卵管不通者加细辛 6g，皂角刺 15g；腰酸明显者可加川断 15g。

操作：以上诸药水煎服，每日 1 剂，于月经干净后 3 日开始服，2 周为 1 疗程。

处方四：川楝子、延胡索、刘寄奴、皂角刺、茵陈、金银花各 10g，土茯苓、赤芍各 12g，三七末 5g（另包冲服），丹参 20g，败酱草 15g。

操作：上述诸药日煎 3 次，取汁混匀，分 2 次服用，每日 1 剂。1 个月为 1 疗程，治疗期间忌辛辣饮食。

处方五：柴胡 20g，香附 15g，枳壳 20g，苦参 20g，败酱草 20g，白花蛇舌草 15g，金银花 15g，杜仲 40g，续断 20g，元胡 20g，当归 20g。肝火盛者加生地 15g，牡丹皮 15g，赤芍 20g；输卵管不通者加水蛭 10g，橘核 15g，荔枝核 15g；乳房胀痛者加天门冬 20g，山慈菇 15g。

操作：上药水煎服，取汁 300ml，每日 1 剂，分早晚 2 次温服，10 剂为 1 疗程。

处方六：红藤 30g，银花 15g，赤芍 15g，桃仁 15g，三棱 10g，皂角刺 10g，丹皮 10g，丹参 15g，延胡索 10g，王不留行 15g，泽兰 10g。

操作：以上诸药每日 1 剂，水煎 2 次，取汁合用早晚 2 次分服，于每次月经干净 3 日后服用，连服 15 日为 1 个疗程。

14. 康复体操

挺胸式：10 分钟×2 组，每天 2 次×60 天。

搓腰式：10 分钟×2 组，每天 2 次×60 天。

搓脚心：10 分钟×2 组，每天 2 次×60 天。

【针刀术后护理】

1. 生活起居护理

应居住在干燥、通风、安静、清洁的环境中，保持适当温度、湿度，维持室内空气新鲜，注意避免直接吹风。生活要有规律，避免劳累。

2. 饮食护理

由于慢性盆腔炎的病程较长，患者应注意加强营养，多食用高蛋白、高维生素、易消化吸收的食物，忌腥辣、肥腻、生冷及刺激性饮食。湿热型患者，多吃清淡富有营养的食品，寒凝患者可多食蔬菜、羊肉、大枣、糯米等品。可每日用蒜泥 20g，新鲜益母草 500g，炒熟服用。

3. 情志护理

加强对患者的心理疏导；慢性盆腔炎患者由于患病时间长，反复发作，对治疗失去信心，担心该病不易根治。又由于被疾病长期折磨易产生急躁情绪。因此，在治疗过程中，一定要向患者多作解释，要帮助患者做好思想准备，增强战胜疾病的信心，保持心情舒畅，主动配合治疗。也有个别患者轻视此病，导致病情加重，后患无穷，对这类患者要言明利害，劝其及早防治。应特别注意新患者的接待，细心地介绍病房环境及注意事项，多与患者谈心，讲解该病的一般知识及护理常规，通过其自我调节，解除患者的消极心理，使之情绪稳定，放下包袱，愉快地接受治疗和护理，树立战胜疾病的信心。

4. 对症处理及护理

（1）疼痛的护理　慢性盆腔炎的主要症状是腹痛，它的疼痛较急性盆腔炎轻，患者一般能够耐受。通过与患者谈心，分散其注意力，以缓解疼痛，或用热食盐袋热敷下腹部也可使疼痛减轻。

（2）伤口的护理　针刀手术后，即配合相应的西药静脉滴注和中药内服，嘱患者 2 日内不可坐浴，以免感染。

5. 健康教育

疾病康复后，应及时向患者发放健康教育处方，嘱咐患者注意会阴部清洁干燥，勤洗勤换，经期、产后、流产后应用无菌会阴垫，以预防感染，提倡淋浴，积极治疗外阴炎，阴道炎和宫颈炎，防止逆行感染，做好避孕。节制房事，炎症发作期与月经期均禁止性交和盆浴，尽量避免冒雨涉水，感受寒邪，尤其经期应注意腹部保暖，保持大便通畅。

第五节　乳腺囊性增生症

【概述】

本病也称慢性囊性乳腺病（简称乳腺病），是乳腺间质的良性增生。如增生发生于腺管周围，可伴有大小不等的囊肿形成；如增生发生于腺管内，可表现为上皮的乳头样增生，并伴有乳腺管囊性扩张；也可见增生发生于小叶实质者。本病是妇女多发病之一，常见于 25～40 岁之间。由于本病的临床表现有时与乳腺癌相似，因此，本病的正确诊断非常重要。针刀医学对本病的病因病理有着全新的认识，并在临床上取得了良好的治疗效果。

【病因病理】

成年妇女乳腺随月经周期出现增生和恢复的周期性改变。有些患者受生理性雌激素刺激过度或发生变异反应而恢复不全。切开乳房，可见乳腺组织呈黄白色、无包膜样结构，其中有许多散在的小囊，导管内充满灰绿色脱落的细胞，呈膏状；组织学检查，可见导管上皮呈腺样增生，常有小囊肿形成；或由于囊内出血及扩张，使导管阻塞，形成较大的囊肿；囊内上皮细胞的增生可形成乳头样结构；导管周围结缔组织和纤维间质增生能使腺泡变形。

针刀医学认为，情绪性损伤和药物性损伤（使用含性激素或影响性激素的药物），引起下丘脑－垂体－卵巢轴功能异常，导致调节人体内分泌电生理线路系统功能紊乱和乳腺软组织代谢障碍是本病发生的主要原因和病理过程。

【临床表现】

1. 症状

（1）乳房胀痛　具有周期性，常于月经前期发生或加重，少数患者也可无周期性加重。

（2）乳房肿块　常为多发性，见于一侧或两侧。可较局限，或分散于整个乳房，月经期后可减少或消失。

（3）乳头溢液　约有15%的患者可见乳头溢液。

2. 体征

查体可见肿块呈结节状，大小不一，质韧而不硬，活动度好，但与周围组织分界不清楚。腋窝淋巴结不肿大。

【诊断要点】

根据以上临床表现和体征，诊断并不困难，对不能排除有乳腺癌的患者，必要时可进行活组织切片检查。如患者有乳腺癌家族史，组织切片发现上皮细胞增生活跃。若是乳腺癌，则以外科手术为主。

【针刀治疗】

（一）治疗原则

依据针刀医学关于慢性软组织损伤的理论、慢性软组织损伤病理构架的网眼理论以及电生理线路的理论，乳腺囊性增生是由于乳腺软组织代偿性增生所形成的肿块。针刀治疗一是调节相关电生理线路，二是将肿块包膜刺破，使肿块内容物进入组织间隙，人体将其作为异物吸收。针刀治疗前，必须对肿块作穿刺活检，以排除乳腺癌。

（二）操作方法

1. 第 1 次针刀刺破乳腺肿块

（1）体位　坐位。

（2）体表定位　乳腺肿块。

（3）消毒　施术部位用碘伏消毒 2 遍，然后铺无菌洞巾，使治疗点正对洞巾中间。

（4）麻醉　1%利多卡因局部定点麻醉。

（5）刀具　使用Ⅰ型针刀。

（6）针刀操作　乳腺肿块较小的可用 1 支针刀以一点三孔方式切破肿块包膜（图 7-20）。摸准肿块，用一手固定。针刀于 12 点定位点进针，刀口线与乳腺管方向一致，针刀体与皮肤呈 90°角，按针刀四步进针规程进针刀，通过皮肤达皮下组织，刺破囊壁，即有一落空感，此时，缓慢进针刀，在囊腔中作纵疏横剥 2～3 刀，范围 0.5cm。当刀下再有一突破感时，即刺破对侧囊壁，退针刀到囊腔中，作扇形提插刀法切割 2～3 刀，以刺破对侧囊壁为准。

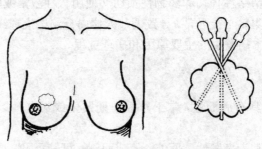

图 7-20　一点三孔针刀切割示意图

（7）注意事项　对乳腺肿块较大的用 4 支针刀分别切破肿块四周的包膜（图 7-21）。摸准肿块，用一手固定。

①第 1 支针刀于 12 点定位点进针，刀口线与乳腺管方向一致，针刀体与皮肤呈 90°角，按针刀四步进针规程进针刀，通过皮肤达皮下组织，刺破囊壁，即有一落空感，此时，缓慢进针刀，在囊腔中纵疏横剥 2～3 刀，范围 0.5cm。

②第 2 支针刀于 6 点定位点进针，刀口线与乳腺管方向一致，针刀体与皮肤呈 90°角，按针刀四步进针规程进针刀，通过皮肤达皮下组织，刺破囊壁，即有一落空感，此时，缓慢进针刀，在囊腔中纵疏横剥 2～3 刀，范围 0.5cm，与第 1 支针刀会师。

③第 3 支针刀于 9 点定位点进针，刀口线与乳腺管方向一致，针刀体与皮肤呈 90°角，按针刀四步进针规程进针刀，通过皮肤达皮下组织，刺破囊壁，即有一落空感，此时，缓慢进针刀，在囊腔中纵疏横剥 2～3 刀，范围 0.5cm。

④第 4 支针刀于 3 点定位点进针，刀口线与乳腺管方向一致，针刀体与皮肤呈 90°

角，按针刀四步进针规程进针刀，通过皮肤达皮下组织，刺破囊壁，即有一落空感，此时，缓慢进针刀，在囊腔中纵疏横剥2～3刀，范围0.5cm，与第3支针刀会师。

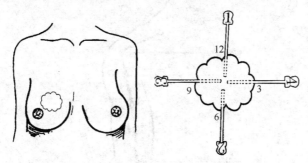

图7-21 针刀切割示意图

2. 第2次针刀调节电生理路线

（1）体位 俯卧位。

（2）体表定位 膻中、外关（双）。

（3）消毒 施术部位用碘伏消毒2遍，然后铺无菌洞巾，使治疗点正对洞巾中间。

（4）麻醉 1%利多卡因局部定点麻醉。

（5）刀具 使用Ⅰ型针刀。

（6）针刀操作

①针刀调节膻中穴的电生理线路（图7-22） 在两乳头连线的中点定位。刀口线与人体长轴一致，针刀体与皮肤垂直，按针刀四步进针规程进针刀，针刀经皮肤、皮下组织达筋膜层，当患者有酸、麻、胀感时，快速纵行疏通2～3刀，每7天作1次针刀松解，3次为1个疗程。可连续作2个疗程。

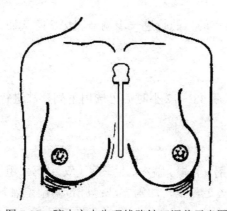

图7-22 膻中穴电生理线路针刀调节示意图

②针刀调节外关穴的电生理线路（图7-23） 在前臂背侧，腕上2寸，尺、桡骨之间定点。刀口线与人体长轴一致，针刀体与皮肤垂直，按针刀四步进针规程进针刀，针刀经皮肤、皮下组织达筋膜层，当患者有酸、麻、胀感时，快速纵行疏通2～3刀，每7天作1次针刀松解，3次为1个疗程。可连续作2个疗程。双侧操作方法相同。

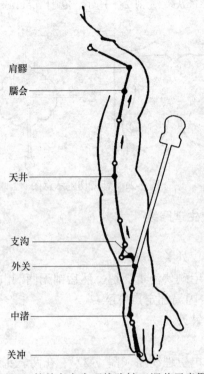

肩髎
臑会
天井
支沟
外关
中渚
关冲

图 7-23　外关穴电生理线路针刀调节示意图

【针刀术后康复治疗】

（一）目的

针刀松解术后康复治疗的目的是进一步调节乳房新陈代谢，增进局部血液循环，促进组织早期康复。

（二）原则

乳腺囊性增生针刀术后 48～72 小时后可选用下列疗法进行康复治疗。

（三）方法

1. 毫针法

处方一：第一组取屋翳、乳根、膻中、足三里（双）；第二组取肩井（双）、天宗（双）、肝俞（双）。肝火上炎型去足三里，加泻太冲；肝肾阴虚型兼补肾俞；月经不调加三阴交；胸闷加合谷；肩困加外关；气血亏损补足三里、气海。

操作：两组穴交替使用，每日 1 次。屋翳针尖向下斜刺 0.5～0.8 寸，乳根沿乳房向上横刺 0.5～0.8 寸，使针感向乳房扩散；膻中针尖向乳房横刺 0.3～0.5 寸；太冲直刺 0.5～0.8 寸，肝俞向脊柱方向斜刺 0.5～0.8 寸，丰隆直刺 0.5～1.2 寸，三阴交直刺 0.5～1 寸。除肩井用弱刺激外，其余诸穴均用中等强度刺激。留针 20～30 分钟，每日 1 次，10 次为 1 疗程，疗程间隔 3～5 日，经期暂停治疗，治疗期间治疗药物全部停服。

处方二：通乳穴（肿块外 1～1.5cm 处的正常组织）配合合谷、膻中。

操作：病人仰卧，医生右手的拇指和食指触及肿块部位，以寻找和确定"通乳穴"。准确的进针点，应在肿块外 1cm 处正常皮肤上，直刺 1.5～2 寸，也可根据乳房厚薄来决定进针深度，以不超过肋骨为限。膻中穴针尖向下斜刺 5 分深，针感胀沉。合谷穴针感向上传导，用中强度捻转提插，5 分钟行针 1 次，留针 20 分钟。拔针后用姜在各针眼上灸，热度以患者能忍受为度。灸后用热毛巾或热水袋敷患处 10 分钟，每日 1 次，一般 3～5 次治愈。

处方三：甲组穴位选屋翳（双）、乳根（双）、合谷（双）；乙组穴位选肩井（双）、天宗（双）、肝俞（双）。肝火型加太冲；冲任失调型去合谷加太溪、肾俞；气血双虚型去合谷加足三里、脾俞；胸闷胁胀加膻中；月经不调加三阴交；带下异常加带脉。

操作：屋翳、乳根、天宗呈 25°向外斜刺 1.5 寸，肩井由后向前斜刺 1.5 寸，膻中向下平刺 1 寸，其他穴位常规刺法，得气后留针 30 分钟，期间行针 1～2 次。甲乙两组穴位交替使用，每日 1 次，10 次为 1 个疗程，疗程间休息 3 日，月经期不治疗。

处方四：主穴取肾俞、命门、风府、神封、步廊、期门，配穴取太溪、三阴交、太冲、子宫、归来。

操作：局部皮肤常规消毒，肾俞向脊柱方向斜刺 25～40mm，行捻转补法或平补平泻法，频率为 120 转/分钟，幅度为 180°；命门直刺 25mm，行捻转补法；风府向下颌方向刺入 25mm，行捻转补法；灵墟、神封、步廊均向乳房方向平刺 25～40mm，太溪直刺 15mm，三阴交直刺 40mm，均行捻转补法或平补平泻法；太冲向足心斜刺 25mm，行捻转泻法，频率为 60 转/分钟，幅度为 360°；子宫、归来直刺 25mm，行捻转泻法。每日 1 次，施手法后，留针约 20 分钟。周日及月经期停止治疗，1 个月经周期为 1 疗程，共治疗 2 个疗程。

处方五：乳房肿块、灵墟、神封、步廊、期门、膻中、气海、关元、太溪、三阴交、太冲。

操作：患者取仰卧位，以肿块为中心，离肿块边界 1cm 处作圆周，用 75%酒精棉球消毒后，用 0.3mm×40mm 毫针，每隔 1 寸左右，针尖指向圆心，与表皮成 45°角斜刺，将病灶处围住。灵墟、神封、步廊、期门均向乳房方向平刺 25～40mm，膻中穴针尖向下平刺 25～40mm，太溪直刺 15mm，三阴交直刺 40mm，太冲向足心斜刺 25mm，气海、关元直刺 25mm。针刺上述均行平补平泻法。留针 30 分钟后徐徐取针。隔日 1 次，月经期停止治疗。1 个月为 1 疗程。

处方六：屋翳、乳根、足三里、肩井、日月、血海、梁丘，肝气郁结配肝俞、太冲。

操作：单侧乳腺增生的患者取患侧穴位，双侧增生的患者取双侧穴位。膻中穴向患乳方向平刺，屋翳向下平刺，乳根、日月穴沿肋间隙向外平刺，足三里、血海、梁丘、太阳穴均直刺，肩井穴针刺不可太深，以免伤及肺脏。手法用平补平泻法，留针 30 分钟后起针。然后沿足阳明胃经经络循行、足少阳胆经经络循行及膻中穴，在乳腺周围用 3 号火罐拔罐，留罐 10 分钟，每于经前乳房开始胀痛开始治疗，每日 1 次，10 次为 1 疗程。

处方七：乳根、膻中、天井。

操作：穴位常规消毒，用 28 号 1.5 寸毫针针刺。乳根穴向乳房平刺进针 0.5 寸，用平补平泻法使针感传至整个乳房；膻中穴向下平刺 0.8 寸，用捻转泻法；天井穴直刺 1

寸，用提插泻法，使针感传至腋下，每穴施手法 1 分钟。每日针灸 1 次，每次留针 30 分钟，隔 10 分钟行针 1 次，7 日为 1 个疗程。本方适用于肝郁气滞型。

处方八：乳根、三阴交、照海。

操作：穴位常规消毒，三阴交沿胫骨后缘刺入，与皮肤成 45°斜刺，进针 1.0～1.5 寸，采用提插补法，使针感上传至腹部，其余平补平泻。每日针灸 1 次，每次留针 30 分钟，隔 10 分钟行针 1 次，7 日为 1 个疗程。本方适用于肝肾阴虚型。

处方九：乳根、血海、关元、照海。

操作：穴位常规消毒，血海、关元用补法，余穴用平补平泻法。每日针灸 1 次，每次留针 30 分钟，隔 10 分钟行针 1 次，7 日为 1 个疗程。本方适用于冲任失调型。

2. 电针法

处方一：甲组穴位选屋翳（双）、乳根（双）、合谷（双）；乙组穴位选肩井（双）、天宗（双）、肝俞（双）。

操作：屋翳、乳根、天宗呈 25°向外斜刺 1.5 寸，肩井由后向前斜刺 1.5 寸，膻中向下平刺 1 寸，其他穴位常规刺法，得气后接 G6805 型电针治疗仪，连续波，电量以患者可耐受为度，每次通电 20～30 分钟。甲乙两组穴位交替使用，每日 1 次，10 次为 1 个疗程，疗程间休息 3 日，月经期不治疗。

处方二：人迎、夹脊穴。

操作：患者仰卧位，双侧人迎穴常规消毒，左手食指推开颈动脉，右手持 30 号针灸针沿指甲边缘垂直进针 0.8～1.2 寸，得气后留针 20 分钟后取针。然后取俯卧位，用 1.5 寸毫针，在 C_3（患侧）、C_5（患侧）、C_9（双侧）棘突下旁开 1 寸向内 75°斜刺 1.0～1.5 寸，C_{11}（双侧）、L_2（双侧）棘突下旁开 1 寸直刺 1.5 寸，得气后在 C_3、C_5 夹脊穴接 MODEL D6805-1 型电针治疗仪，选用连续波，以患者耐受为度，留针 20 分钟，隔日 1 次。治疗从月经过后 3～7 天开始，到下次月经来潮为 1 个疗程。月经结束后 3～7 天继续第 2 个疗程，共观察 2 个疗程。

处方三：膻中、乳根、足三里、肿块周围。痰凝者加丰隆，性情急躁者加三阴交，胸闷不适、胸胁胀痛者加期门或太冲。

操作：针刺膻中时针尖向上平刺。乳房肿块处周围围刺，其余穴位常规操作，针刺后接通 G6805 治疗仪，选用连续波，留针 30 分钟；同时用 TDP 照射患乳，每日 1 次，10 次为 1 个疗程。

处方四：主穴选用增生局部的穴位及阿是穴等穴位。配穴随症加减，如肝气郁结或肝郁化火型加刺太冲，气血虚弱型加刺足三里、气海，肝肾阴虚型加刺太溪、肾俞，冲任失调加三阴交。

操作：在增生局部以阿是穴为主穴，采用围刺法。针尖刺入皮肤后，调转针尖方向，沿皮下向增生方向水平进针，使针尖达到增生部位，刺入少许后，施以平补平泻手法。配穴采用提插捻转等手法。手法操作完毕后连接电针。选用两主穴分别接上电极采用按摩波，强度以患者能够耐受为度。同时，在增生部位采用 FS20-40 型远红外线治疗仪直接照射，以皮肤潮红为度。每日 1 次，每次 30 分钟，10 次为 1 疗程，休息 3 日后继续下 1 疗程。

处方五：主穴取膺窗、乳根、足三里、太冲、三阴交。肝郁者加肝俞；脾胃弱者加脾俞、胃俞；胸胁不舒者加膻中、曲池。

操作：局部常规消毒后，先刺患侧膺窗、乳根（进针 2 分许上下针对着横刺），针深 1.2 寸，行平补平泻手法，要求有酸胀感到乳房；足三里平补平泻，要求麻胀感向上传达；太冲用提插捻转泻法，要求酸麻到足背；三阴交平补平泻，要求麻胀感到小腿及足。之后接 G6805 电针仪，用连续波，通电 20 分钟，强度以患者能耐受为度。同时采用艾条温和灸，以局部出现红晕为度。每日 1 次，10 次为 1 个疗程。

处方六：屋翳、乳根、足三里、肩井、日月、血海、梁丘，肝气郁结配肝俞、太冲。

操作：单侧乳腺增生的患者取患侧穴位，双侧增生的患者取双侧穴位。膻中穴向患乳方向平刺，屋翳向下平刺，乳根、日月穴沿肋间隙向外平刺，足三里、血海、梁丘、太阳穴均直刺，肩井穴针刺不可太深，以免伤及肺脏。手法用平补平泻法，得气后接电针，用连续波。然后沿足阳明胃经经络循行、足少阳胆经经络循行及膻中穴，在乳腺周围用 3 号火罐拔罐，留罐 10 分钟，每于经前乳房开始胀痛开始治疗，每日 1 次，10 次为 1 疗程。

处方七：阿是穴。气郁痰凝者用足三里、丰隆、膻中、肝俞；肝肾阴亏者用太溪、肾俞、肝俞、天宗；冲任失调者用合谷、三阴交、肾俞、肩井。

操作：阿是穴采用并刺法，电针选用疏密波，配穴除了肝肾阴亏型要用补法外，其他型皆用平补平泻法。每日 1 次，每次治疗 20～30 分钟，每 10 次为 1 疗程。每疗程间隔 3～5 日。

3. 艾灸法

处方一：膻中、屋翳、乳根、阿是穴（肿块）。

操作：使用药艾隔姜灸，每穴灸 3 柱，每日 1 次，10 次为 1 个疗程，疗程间休息 3 天，月经期不治疗。

处方二：中脘、膻中、乳根、章门、膈俞、天溪等。

操作：按照从上到下，从右到左，从背到腹的顺序依次熏灸。将艾条悬垂于距离穴位皮肤 3～5cm 处，温和熏灸，以局部皮肤有温热感而不致灼痛为度。躯干穴位每个部位 10 分钟，四肢穴位每个部位 5 分钟。每组穴位约需温灸 1 小时，灸后饮适量温开水，休息片刻。以上根据患者所选取的最佳时间段必选择温灸 1 次，其余时间每隔 2～3 天温灸 1 次，每个月经周期温灸 10～12 次为 1 个疗程，根据病情治疗 1～3 个疗程。

4. 穴位埋线法

处方一：主穴取足三里、乳根；肝郁气滞配期门；冲任失调配三阴交；痰瘀互结配丰隆。

操作：穴位常规消毒，用 7 号注射针头作套管，30 号 30mm 长毫针磨平针头作针芯，将已消毒的 1.5cm 羊肠线埋植在穴位的皮下组织内，于入针处覆盖创可贴 24 小时，嘱患者 1 周内保持局部清洁，防止感染。15 日 1 次，4 次为 1 疗程。

处方二：肝俞（双侧）、膻中、阳陵泉、三阴交、足三里、丰隆（单侧）。胃脘不适、呃逆者加中脘。

操作：穴位处皮肤常规消毒后，将药线植入穴位的肌肉层，出针后用消毒纱布或创可贴紧压针孔止血，保护针孔，胶布固定 24 小时。每 4 周 1 次，3 次为 1 疗程。

处方三：屋翳、足三里、肝俞、肾俞、乳根、膻中。

操作：穴位常规消毒，用持针钳取一段约 1.5cm 长已消毒的羊肠线，放置在 9 号针头前端，后接无头毫针，左手拇指、示指绷紧进针部位皮肤，针先取一侧屋翳、乳根、膻中 3 穴，进针 0.5cm 后针尖斜向患处刺入，针深 2.5cm 左右，手法平补平泻，要求酸胀到乳房，出针后肝俞、肾俞要求酸胀到腰背，足三里要求酸胀感向上传达。以上诸穴有针感后，边推针芯，边退针管。出针后，按压针孔片刻，贴上创可贴，1 日后去除，24 小时内禁浴。15 日 1 次，6 次为 1 疗程。

处方四：乳根（双侧）、膻中、太冲（双侧）、三阴交（双侧）、血海（双侧）。

操作：患者俯卧位，常规严格消毒后，将 1cm 长度的 2-0 号羊肠线放入 9 号腰穿针头不用局麻，像注射一样直接快速斜刺穴位，行提插手法得气后，边推针芯边退针，将羊肠线埋入穴位，出针，消毒针孔，用创可贴贴 24 小时，每月治疗 1 次，3 次为 1 个疗程。

处方五：膻中、屋翳、足三里、三阴交。肝郁痰凝配肝俞、太冲；冲任不调配关元、次髎；肝肾亏损配肾俞、肝俞。

操作：穴位皮肤常规消毒，将准备好的羊肠线放入 8 号一次性注射针头的前端，后端接针芯。左手拇、食指绷紧或捏起进针部位皮肤，右手持针快速垂直刺入皮下，再令针体与皮肤成 30°左右夹角，将针刺入到所需深度，当出现针感后，边推针芯，边退埋线针，将羊肠线埋植在穴位的皮下组织与肌层之间，线头不露出皮肤。针孔消毒后外敷创伤贴。埋线时间在月经干净后 3 日，下次月经前 5 日。每个月经周期治疗 2 次。2 个月经周期为 1 个疗程。

处方六：天宗、肩井、肾俞。肝郁气滞者配肝俞；血虚者配血海、三阴交。

操作：根据患者症情每次选 2～4 穴。常规皮肤消毒后，取准备好的羊肠线置入 9 号针头前端，后接针芯，左手拇、食指绷紧进针部位皮肤，右手持针，刺入到皮下和肌层之间，稍作捻转，待得气后，边推针芯，边退针管，将羊肠线埋填于穴位之内，针孔处贴创可贴。1 个月治疗 1 次，2 次为 1 疗程。

处方七：膻中、期门、天枢、风市、阳陵泉、丰隆、肩井、膈俞、肝俞、脾俞，分 3 组取穴，每次取上下、左右、前后共 8～10 穴，连续 3 次穴位不重复。

操作：穴位常规消毒，膻中、期门、天枢、风市、阳陵泉、丰隆、肩井用 1.0～1.5cm 羊肠线；膈俞、肝俞、脾俞用 1.5～2.0cm 羊肠线。用无菌眼科镊将肠线装入埋线针前端，背部穴位针尖斜向脊柱方向刺入 2.0～2.5cm，有针感后注入肠线，腹部穴位直刺达肌层注入肠线，四肢穴位直刺 1.0～2.0cm 有酸、胀、重针感后注入肠线，肠线不得露出皮肤，出针后用消毒干棉球压盖针孔，24 小时后去除。前 3 次每周治疗 1 次，后 3 次每 2 周治疗 1 次，6 次共 8 周为 1 疗程。

5. 推拿疗法

处方一：乳根穴。

操作：按摩手法由轻到重，每次 10 分钟，1 个月为 1 个疗程，连续 3 个月。同时服用谷维素 20mg，每日 3 次，乳康片 2 片，每日 2 次。

处方二：主要经脉选任脉、冲脉、足三阴经、足阳明胃经、足太阳膀胱经、手三阴经。基本穴位选内关、公孙、三阴交、阴陵泉、蠡沟、足三里、膻中、屋翳、乳根、章门、极泉、手三里、背俞穴、太溪、阿是穴等。

操作：令患者俯卧，掌揉背部足太阳膀胱经 3～5 遍。拇指点按肺俞、厥阴俞、心俞、天宗及阿是穴各 1 分钟。令患者仰卧，用鱼际揉胸上部及胸大肌处各 2～3 分钟，提拿（提颤）胸大肌，点膻中、屋翳、乳根、章门各 1 分钟。于增生处行捻揉法 1 分钟。按揉前臂三阴经，点按极泉、手三里各 1 分钟。拇指交替按压小腿内侧三阴交至阴陵泉经线 3～5 遍，重点施术于阴陵泉。按压足三里、蠡沟、三阴交各 1 分钟。将手掌置于神阙上，振颤至腰部发热为宜。双手同时点按内关、公孙穴各 0.5 分钟。

处方三：患侧膺窗、乳根、天溪、神封。

操作：一手托住患侧乳腺，一手在穴位上进行轻柔地运摩和揉拿，再从四周乳根部向乳头方向运摩梳理，反复 3～5 次，然后在肿块周围操作，再揉挤乳头周围，如此反复操作。3 周为 1 疗程。

处方四：脊柱、膈俞、肝俞、肾俞、天宗、肩井、曲池、合谷、三阴交、胸大肌腱、屋翳及腹部。

操作：病人取俯卧位，医者先捏脊 3 遍，再点按膈俞、肝俞、肾俞、天宗，拿肩井等穴。再取病人仰卧位，医者双手拇指点按曲池、合谷、三阴交等穴。拿揉双侧胸大肌腱，再擦推上胸廓前部；再用掌振法振腹，振腹时以神阙穴为中心，以每分钟 400～600 次频率进行。隔日推拿 1 次，每周 3 次，10 次为 1 疗程，1 疗程后不需休息，可连续进行第 2 疗程推拿。

处方五：风池、肩井、合谷、肝俞、脾俞、胃俞、肾俞。

操作：患者取正坐位，医者先按揉其风池，再沿颈椎向下到大椎两侧，往返按揉数 10 次，然后拿风池、肩井、合谷，时间约 5 分钟。接着用一指禅推法沿背部膀胱经往返治疗，重点在肝俞、脾俞、胃俞、肾俞，时间约 7 分钟。再按揉上述穴位，以病人感觉酸胀为度，时间约 3 分钟。以上治疗隔日 1 次，月经期停止治疗。1 个月为 1 疗程。

6. 中药外治法

处方一：丝瓜络 5g、艾叶 15g、红花 30g、乳香 10g、没药 10g、当归 50g、制草乌 30g 等。

操作：将上药制成细粉，取黄酒 500ml，烧开后纳入药粉，煎至黏糊状，冷却备用。根据患者乳房肿块大小，剪下相应大小敷料块，取中药膏均匀涂于敷料上，厚约 2～3mm，贴于患病部位，胶布固定，每贴保持 3～4 日，每周 2 次，10 次为 1 疗程。

处方二：火炭母叶子。

操作：将火炭母叶子洗净晾干，取叶片 10～20 片置于 55℃以上白酒 10ml 中，混匀盛在紧闭的器皿中，入锅至水沸后 10 分钟取出，待热度适宜时贴敷于乳房患处。每侧贴 10 张，重症者可贴满整个乳房，戴上稍紧胸罩即可。每日 1 次，连续 10 日。严重者连续贴 1 个月。

处方三：炮穿山甲 15g、姜黄 50g、急性子 50g、天葵子 50g、乳香 50g、朱砂莲 50g、透骨草 50g、金果榄 50g、威灵仙 50g、大蜈蚣 20 条。

操作：上述药物研细末，用蜂蜜调和药末成泥状，放在小方块形胶布中央，贴穴位。穴位选用：屋翳、乳根、灵墟、天池、胸乡、神封、膏肓、膈俞、风门、肝俞及肿块部位。贴敷穴位可分两组，每组 4～5 个穴位，1 次贴 24 小时，轮换使用，30 日为 1 个疗程。

处方四：全蝎、当归、木香、苏木、川芎、红花、川贝母、牛膝、乳香、没药、自然铜、血竭、穿山甲、麝香等。

操作：将上述药物研末粉碎过筛成细末，加冰片少许，用75%的酒精调成糊状。用消毒棉签蘸生理盐水洗净患者脐部，将调好的药物5~10g敷于局部。为避免药物过快干燥，上贴一小块塑料薄膜，再外敷一块消毒纱布后用胶布固定即可。换药时间视病人的具体情况而定，3周为1疗程。

处方五：乳腺贴。

操作：将乳腺贴从防粘纸上剥下，直接贴敷在相应的穴位上，轻按片刻，48小时换贴，不需贴敷其他药物。穴位选用膻中、气户、期门、乳根、足三里及阿是穴。

处方六：三棱、莪术、制南星、冰片按3:3:3:1比例，研成粉末，加甘油调成膏状以备用。

操作：清洁皮肤后，将上述药物制成1.5cm×1.5cm大小、0.3cm厚的薄片，贴敷于气海、关元及乳房局部阿是穴，再用无菌纱布外敷，胶布固定，4~6小时后取下，每日1次，经期停用。1个月为1疗程。

处方七：生南星、生半夏、白附子、重楼、马钱子、狼毒、甘松、千金子、卢巴子、樟脑、肉桂、血竭等，以松香为基质。除千金子、马钱子外，其余药物研末过100~120目筛，将千金子、马钱子用少量香油炸焦去药用油。随后把松香溶化入前药末，再加入适量药油使其成膏状备用。

操作：取杏核大一块贴于太渊穴上，对病程长或冲任不调者加用列缺穴。用胶布覆盖。1日换药1次或隔日换药1次，1个月为1疗程。

7. 中药内服法

处方一：小金丸。

操作：0.6g内服，每日2次，每月1个疗程，共3个疗程，月经期停用。

处方二：逍遥丸。

操作：口服，每次6g，1日3次，3个月为1疗程。

处方三：柴胡12g、当归10g、白芍10g、玄胡10g、郁金12g、青皮9g、川楝子12g、三棱9g、莪术9g、桃仁10g、红花10g、橘核10g。

操作：每日1剂，分2次服，10日为1个疗程。

处方四：月经前期用柴胡6g、青皮10g、郁金10g、香附10g、桃仁6g、莪术12g、生山楂10g、浙贝母6g、海藻10g；月经后期用仙茅10g、山萸肉20g、菟丝子10g、黄精10g、女贞子10g、旱莲草10g、熟地10g、补骨脂10g、枸杞10g。

操作：每日1剂，水煎分2次服用，10日为1疗程，疗程间休息3日。

处方五：柴胡10g、当归10g、香附15g、白芍15g、川芎15g、郁金15g、皂刺15g、王不留行25g、白芥子25g、鸡内金25g，夏枯草30g。

操作：水煎服，每日1剂，1次口服100ml，1日3次，10日为1疗程。

处方六：柴胡10g、郁金10g、陈皮10g、半夏12g、川楝子12g、白术12g、白芍12g、三棱9g、莪术9g、玫瑰花12g、八月札12g、红枣8粒、薏苡仁10g。

操作：水煎服，每日1剂，1次口服100ml，1日3次，15日为1疗程。

处方七：柴胡12g、郁金10g、延胡索10g、王不留行10g、川楝子10g、皂角刺

10g、土鳖虫 10g、丹参 15g、牡蛎 15g。肝火旺者加夏枯草 10g；肝肾阴虚者加山茱萸 15g、熟地黄 20g；气血两虚者加生黄芪 30g、当归 6g；月经不调者加紫河车 10g、女贞子 10g。

操作：水煎服，每日 1 剂，分 2 次口服，行经期间停药，经净后继服。

处方八：全瓜蒌 24g、橘核 24g、制香附 24g、炒麦芽 30g、连翘 18g、当归 18g、牛膝 18g、川芎 9g、乳香 9g、没药 9g、生甘草 9g。如食欲欠佳或时有恶心者可去乳香、没药，加木香 12g、郁金 9g。病程长、肿块大且乳痛明显者，去甘草，加海藻 15g、昆布 15g、赤芍 15g，水煎 2 次分服。服药期间忌食生冷辛辣饮食。

操作：水煎服，每日 1 剂，分 2 次口服。

8. 药膳疗法

处方一：海带豆腐汤。

操作：海带 2～3 尺，豆腐 1 块，煮沸汤饮食之。佐料按常规加入，可加食醋少许。

处方二：海带绿豆薏米汤。

操作：海带 70g，生薏苡仁 65g，绿豆 70g，冰糖 70g，加水煲成饮料（或放入电冰箱内制成冷饮）。每日 1 剂，可于整个夏令饮用。

处方三：海带响螺汤。

操作：响螺肉 70g，海带 50g，洗净切块，瘦猪肉 70g。煮汤食用。如在冬季严寒时，可加胡椒 10 粒，生姜 5 片。

处方四：海带鳖甲猪肉汤。

操作：海带 65g（清水洗去杂质泡胀切块），鳖甲 65g（打碎），猪瘦肉 65g，凤尾菇 65g，共煮汤，汤成后加入适量盐、麻油调味即可。每日分 2 次食用。

处方五：海参乌鸡汤。

操作：发海参 96g，乌骨鸡半只，龙眼肉 35g，生姜 2 片，冬菇 5 枚，盐适量，煲汤，日分 2 次温服。此方适用于身体较为虚弱的妇女食用，有助补益气血，不仅对乳房有保健作用，而且有一定的抗妇科肿瘤作用。

处方六：刀豆木瓜肉片汤。

操作：先将猪肉 50g 洗净，切成薄片，放入碗中加精盐、湿淀粉适量，抓揉均匀，备用。将刀豆 50g，木瓜 100g 洗净，木瓜切成片，与刀豆同放入砂锅中，加适量水，煎煮 30 分钟，用洁净纱布过滤，取汁后再入砂锅，视滤液量可加适量清水，大火煮沸，加入肉片，拌匀，调入黄酒适量，再煮沸，加葱花、姜末适量，并加少许精盐，拌匀即成。可当汤佐餐，随意食用。当日吃完。

处方七：橘饼饮。

操作：将金橘饼 50g 洗净，沥水后切碎，放入砂锅中，加适量水，用中火煎煮 15 分钟即成。早、晚分服，饮用煎汁的同时，嚼食金橘饼。

处方八：肉苁蓉归芍蜜饮。

操作：将肉苁蓉 15g，当归 10g，赤芍 10g，柴胡 5g，金橘叶 10g，半夏 10g 同放入砂锅中，加适量水，浸泡片刻，煎煮 30 分钟，用洁净纱布过滤，取汁放入容器中，待其温热时，加入蜂蜜 30ml，拌和均匀即成。上、下午分服。

处方九：香附路路通蜜饮。

操作：将香附 20g，路路通 30g，郁金 10g，金橘叶 15g 洗净，入锅，加适量水，煎煮 30 分钟，去渣取汁，待药汁转温后调入蜂蜜 30ml，搅匀即成。上、下午分服。

处方十：黑芝麻核桃仁蜜饮。

操作：黑芝麻 10～15g，核桃仁 5 枚，蜂蜜 1～2 匙冲食之。

处方十一：枸橘李粉方。

操作：将枸橘李（即香橼）100g 晒干或烘干，研成细粉，装瓶备用。每日 2 次，每次取枸橘李干粉 5g，用适量黄酒加温开水（调匀）送服。

处方十二：萝卜拌海蜇皮。

操作：将白萝卜 200g 洗净，切成细丝，用精盐 2g 拌透。将海蜇皮 100g 切成丝，先用凉水冲洗，再用冷水漂清，挤干，与萝卜丝一起放碗内拌匀。炒锅上火，下植物油 50ml 烧热，放入葱花 3g 炸香，趁热倒入碗内，加白糖 5g，麻油 10ml 拌匀即成。佐餐食用。

处方十三：青皮山楂粥。

操作：将青皮 10g，生山楂 30g 分别洗净，切碎后一起放入砂锅中，加适量水，浓煎 40 分钟，用洁净纱布过滤，取汁待用。将粳米 100g 淘洗干净，放入砂锅中，加适量水，用小火煨煮成稠粥，粥将成时，加入青皮、山楂浓煎汁，拌匀，继续煨煮至沸，即成。早、晚分食。

处方十四：紫菜蟹肉粥。

操作：紫菜 30g，蟹肉 70g，生姜丝 10g。煮粥当早餐吃。可隔日 1 次，连服 30 剂。

处方十五：玫瑰蚕豆花茶。

操作：将玫瑰花 6g，蚕豆花 10g 分别洗净，沥干，一同放入茶杯中，加开水冲泡，盖上茶杯盖，焖 10 分钟即成。可代茶饮，或当饮料，早、晚分服。

处方十六：金橘叶茶。

操作：将金橘叶（干品）30g 洗净，晾干后切碎，放入砂锅，加水浸泡片刻，煎煮 15 分钟，用洁净纱布过滤，取汁放入容器中即成。可代茶饮。或当饮料，早、晚分服。

处方十七：山楂桔饼茶。

操作：生山楂 10g，桔饼 7 枚沸水泡之，待茶沸热时，再加入蜂蜜 1～2 匙，当茶频食之。

处方十八：天合红枣茶。

操作：天门冬 15g，合欢花 8g，红枣 5 枚，泡茶食之，加蜂蜜少许。

9. 物理疗法

处方一：患侧乳房。

操作：应用大连奥瑞电子公司生产的 WE2102 多功能微波治疗仪对患者进行治疗。工作频率为 2450MHz 和 915MHz 两种频率的微波，功率为 0W～200W。辐射器直径可选用 160mm 或 100mm。在治疗时将辐射器置于病变部位距皮肤 10～20mm 处；治疗温度为 40℃～43℃，以患者能耐受为度。10 次为 1 个疗程。

处方二：屋翳、乳根、膻中、期门。

操作：将自拟乳痛消散（天冬、郁金、当归、浙贝母、穿山甲等）加天冬素片共研末加蒸馏水调成糊状，涂于光电离子治疗仪的电极片上，分别放在上述 4 个穴位上，电流以患者能耐受为宜，每日每穴治疗 20 分钟，10 日为 1 个疗程，连续治疗 3 个疗程。

第八章

常见儿科疾病针刀治疗与康复护理

第一节　小儿先天性斜颈

【概述】

先天性肌性斜颈又称小儿肌性斜颈、原发性斜颈，是由于一侧胸锁乳突肌较短或收缩所致颈脖歪斜的疾病，临床以患侧颈部有一肌性肿块，头向患侧歪斜、前倾，颜面旋向健侧，下颌指向健侧肩部为其特征，久之可使面部变形。根据其临床表现，可归属于中医学"颈筋硬结""斜颈"等范畴。

【病因病理】

其病因尚未完全肯定，目前有许多说法：①与损伤有关。分娩时一侧胸锁乳突肌因受产道或产钳挤压受伤出血，血肿机化形成挛缩。②分娩时胎儿头位不正，阻碍一侧胸锁乳突肌血运供给，引起该肌缺血性改变所致。③由于胎儿在子宫内头部向一侧偏斜所致，而与生产过程无关。

中医学认为引起小儿斜颈的病因比较单纯，有内外二因。禀赋不足，颈肌气血瘀滞是产生斜颈的内在因素；孕妇少动及胎儿出生时局部受损是发生斜颈的外在因素。

（1）孕妇少动　坐卧少动，性情怠惰是导致小儿斜颈的常见原因之一，由于坐卧少动致胎头偏斜，不能及时调整，局部气血瘀阻。

（2）娩出受损　小儿出生时因过于肥大、臀位、横位等原因，娩出困难，或用产钳、电吸助产，致颈部局部受损，经脉阻滞，经气失畅，凝集而成肿块。

中医学认为，本病的主要病理因素是气血瘀滞，经筋挛缩。无论是坐卧少动，还是产时受损，都致颈肌局部气血瘀滞，经脉瘀阻，络脉不宣，筋肉失于濡养，拘挛收缩，或离经之血瘀积于皮下、肌腠之间，瘀血久聚，凝滞不化，以致胸锁乳突肌肿胀变性。针刀医学认为，肌性斜颈的病理主要是患侧胸锁乳突肌发生纤维性挛缩，起初可见纤维细胞增生和肌纤维变化，最终全部为结缔组织所代替。

【临床表现】

患儿头向患侧歪斜、前倾，下颌转向健侧，不能自行端正头部。颈部一侧胸锁乳突肌出现椭圆或梭形肿块，质硬，轻者可为较软的肿块或仅见条索样变。将颈部向健侧旋转时，肿块突出明显。以后肿块逐渐挛缩紧张，更为硬韧，头颈歪斜日趋明显，屈向健侧的活动受限。较大的患儿，其颜面发育两侧不对称，患侧面部扁短，健侧面部长圆，双眼不在同一平面。晚期颈段脊柱向健侧侧弯，上胸段脊柱则发生代偿性向患侧侧弯。患儿一般生后1周即有症状，肿块2～4周内迅速增大。

【诊断要点】

（1）患儿可有难产史，特别是臀位牵引史。

（2）出生1周后见胸锁乳突肌有2～4cm的梭形或椭圆形肿块，无压痛，可随肌肉移动，局部颜色正常。

（3）头部向患侧倾斜，面部则转向健侧。

（4）X线检查无特殊。

（5）患儿一般活动正常，手足活动也正常。

（6）先天性肌性斜颈应与其他原因所致的斜颈相鉴别，如应注意排除骨关节疾患或损伤所致的斜颈；通过X线片排除先天性颈椎畸形、颈椎半脱位、高肩胛症、颈椎外伤、结核、类风湿关节炎等；亦应排除肌炎、淋巴腺炎、眼病引起的斜颈，某些神经性疾患和痉挛性斜颈以及姿势异常等引起的斜颈。

【针刀治疗】

（一）治疗原则

依据病理构架的网眼理论，先天性斜颈一是由于胸锁乳突肌起止点的粘连、瘢痕，其肌腹挛缩，二是由于该肌的病变引起其附近的软组织也产生网络状的粘连、瘢痕，且病变侧的粘连、挛缩所引起的拉力异常，对侧也会有引力异常，从而形成一个病理构架。故治疗应通过针刀整体松解，手法辅正，再配合适当的牵引，颈托固定，理疗和中药纠正挛缩后导致的血运障碍问题和畸形，可使本病得到治愈。

（二）操作方法

1. 第1次针刀松解胸锁乳突肌起点及行径途中的粘连、瘢痕

（1）体位　侧卧位，头偏向对侧。

（2）体表定位　胸锁乳突肌起点，肌腹部压痛点。

（3）消毒　施术部位用碘伏消毒2遍，然后铺无菌洞巾，使治疗点正对洞巾中间。

（4）麻醉　用1%利多卡因局部浸润麻醉，每个治疗点注药1ml。

（5）刀具　使用Ⅰ型4号直形针刀。

（6）针刀操作（图8-1、图8-2）

①第1支针刀松解胸锁乳突肌胸骨头起点：使用Ⅰ型4号针刀，对瘢痕坚硬而且高出皮肤的患者，需要使用Ⅱ型针刀，否则容易引起针刀体断裂或者损伤重要神经血管。令患儿取患侧在上的侧卧位，术者刺手持针刀，在胸锁乳突肌胸骨头起点处及有压痛、硬结、条索处使刀口线与肌纤维走行方向平行，针刀到达胸骨骨面后，调转刀口线90°，在骨面上铲剥2～3刀，范围0.5cm。

②第2支针刀松解胸锁乳突肌锁骨头起点：在胸锁乳突肌锁骨头起点处及有压痛、硬结、条索处进针刀，针刀操作方法与第1支针刀相同。

③第3支针刀松解胸锁乳突肌肌腹部：肌腹部挛缩性病变主要位于下段，此段无较大神经血管通过，故行针刀治疗是安全的。令患儿取患侧在上的侧卧位，在胸锁乳突肌下段的条索、硬结处取数点（一般3～4点），术者用押手将肌腹捏起，刺手持针刀，针

体与体表呈 15°～20°斜行刺入，刀口线与肌纤维平行，用通透剥离法。注意切勿垂直刺入，以防误伤颈部的大血管。由于肌腹部的粘连瘢痕较多，可分次在不同平面多点对肌腹部的病变进行整体松解。

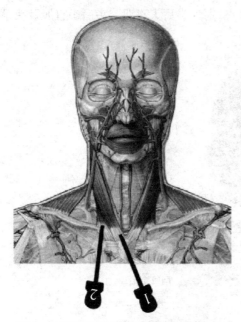

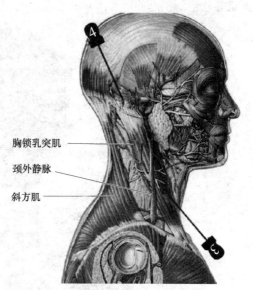

胸锁乳突肌

颈外静脉

斜方肌

图 8-1　针刀松解胸锁乳突肌起点示意图　　图 8-2　针刀松解胸锁乳突肌肌腹部与止点示意图

④第 4 支针刀松解胸锁乳突肌止点：使用 Ⅰ 型 4 号针刀，体位同上，在止点处的痛点及硬结或条索处定 2～3 点。术者刺手持针刀，刀口线与肌纤维走行方向平行刺入，深达乳突骨面，调转刀口线 90°，在骨面上铲剥 2～3 刀，范围 0.5cm。

⑤如患儿未得到及时治疗，病情可随年龄增长而加重。因此，在治疗时，就需分别对不同年龄采取相应的辅助治疗措施。6 个月以内的患儿一般不用针刀治疗，仅用轻柔的手法加姿势矫正；5 岁以下的患儿行针刀治疗需配合麻醉镇痛；而 5 岁以上的患儿随年龄增长，胸锁乳突肌的挛缩及缺血性肌纤维变性加重，针刀治疗的次数会增加，且需同时松解对侧胸锁乳突肌的粘连和瘢痕。

（7）注意事项

①在做肌腹部针刀松解时，应注意不要损伤胸锁乳突肌中段后侧的颈外静脉，具体方法是在针刀定位时，用手指按压锁骨上窝，显露颈外静脉在胸锁乳突肌中段后侧的充盈程度，用龙胆紫标出静脉走行方向，针刀松解时避开血管走行路径即可。

②对挛缩明显的患者，肌腹部可作分次松解，每次松解 2～3 个点，每 5～7 天松解 1 次，最多不超过 4 次。每次进针刀位置与上上次进针刀位置间隔 0.5cm，松解方法与第 1 次针刀松解方法相同。

2. 第 2 次针刀松解上段颈部的慢性软组织损伤

（1）体位　俯卧低头位。

（2）体表定位（图8-3）

①横线为7个点，中点为枕外隆凸，在上项线上向两侧旁开2.5cm为2个点，再向外旁开2.5cm为2个点。两侧乳突为2个点。这7点为项韧带、头后大直肌、头后小直肌、头上斜肌、胸锁乳突肌、头夹肌及头最长肌的止点。

②竖线为2个点，即寰椎棘突和枢椎棘突，分别为头后大直肌、头后小直肌及头下斜肌等软组织的起点。

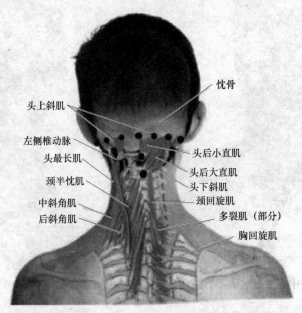

图8-3　小"T"形针刀术体表定位示意图

（3）消毒　施术部位用碘伏消毒2遍，然后铺无菌洞巾，使治疗点正对洞巾中间。

（4）麻醉　1%利多卡因局部麻醉。

（5）刀具　使用I型针刀。

（6）针刀操作（图8-4、图8-5）

①横线第1支针刀松解项韧带止点、斜方肌起点、头半棘肌止点　术者刺手持针刀，刀口线与人体纵轴一致，刀体向脚侧倾斜45°，与枕骨垂直，押手拇指贴在上项线枕外隆凸的头皮上，从押手拇指的背侧进针刀，针刀到达上项线骨面后，调转刀口线90°，铲剥2～3刀，范围不超过0.5cm，然后提针刀于皮下组织，向左右呈45°角，分别达上项线下1cm，铲剥2～3刀，范围不超过0.5cm，以松解斜方肌起点和头半棘肌止点。

②横线两侧第2支针刀进针点　从第1支针刀进针点分别向左右旁开2.5cm定2个点，为两侧的第2支针刀进针点，松解头后大直肌、头后小直肌以及头上斜肌的止点。术者刺手持针刀，刀口线与人体纵轴一致，刀体与人体矢状轴呈45°角，向脚侧倾斜45°，与枕骨垂直，押手拇指贴在上项线进针刀点上，从押手拇指的背侧进针刀，针刀到达上下项线骨面后，调转刀口线90°，铲剥2～3刀，范围不超过1cm。

③横线两侧第3支针刀进针点　从第2支针刀进针点分别向左右再旁开2.5cm为2

个点，为两侧的第 3 支针刀进针点，松解头夹肌止点、胸锁乳突肌止点、头最长肌止点。术者刺手持针刀，刀口线与人体纵轴一致，刀体向脚侧倾斜 45°，与枕骨垂直，押手拇指贴在上项线进针刀点上，从押手拇指的背侧进针刀，针刀到达上项线骨面后，再向下刺入达下项线，调转刀口线 90°，铲剥 2～3 刀，范围不超过 1cm。

④横线两侧第 4 支针刀进针点　以两侧乳突为进针刀点，松解胸锁乳突肌止点、头最长肌止点。术者刺手持针刀，刀口线与人体纵轴一致，刀体向脚侧倾斜 45°，与枕骨垂直，押手拇指贴在乳突尖部，从押手拇指的背侧进针刀，针刀到达乳突骨面后，调转刀口线 90°，铲剥 2～3 刀，范围不超过 1cm。

⑤竖线第 1 支针刀　在寰椎后结节用针刀松解头后小直肌起点，术者刺手持针刀，刀口线与人体纵轴一致，刀体向头侧倾斜 45°，与寰椎后结节呈 60° 角，针刀直达寰椎后结节，在骨面上提插 2～3 刀。

⑥竖线第 2 支针刀　枢椎棘突进针刀，松解头后大直肌起点、头下斜肌起点。术者刺手持针刀，刀口线与人体纵轴一致，刀体向头侧倾斜 45°，与枢椎棘突呈 60° 角，针刀直达枢椎棘突顶点骨面，纵疏横剥 2～3 刀，范围不超过 0.5cm，以松解头后大直肌的起点，然后稍退针刀，再从枢椎棘突两侧刺入，深度不超过 0.5cm，提插 2 刀，以松解头上斜肌的止点。再退针刀于棘突顶点的上缘，将针刀体逐渐向脚侧倾斜与颈椎棘突走行方向一致，调转刀口线 90°，沿棘突上缘向内切 2 刀，切开棘间韧带，范围不超过 0.5cm。

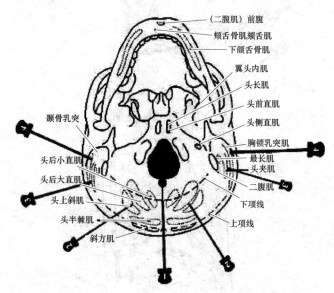

图 8-4　小 "T" 形针刀术松解示意图（1）

（7）注意事项（图 8-6）　进针刀时，刀体向头侧倾斜 45°，与枢椎棘突呈 60° 角，针刀直达枢椎棘突顶点骨面，对棘突顶点的病变进行松解，要进入棘间，松解棘间韧带，必须退针刀于棘突顶点的上缘，将针刀体逐渐向脚侧倾斜与颈椎棘突走行方向一致，才能进入棘突间，切棘间韧带的范围限制在 0.5cm 以内，不会切入椎管。如超过此范围，针刀的危险性明显加大。

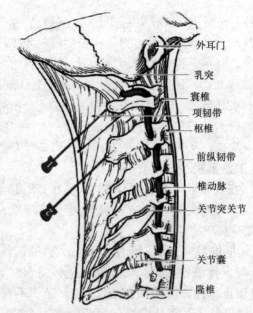

图 8-5　小 "T" 形针刀术松解示意图（2）

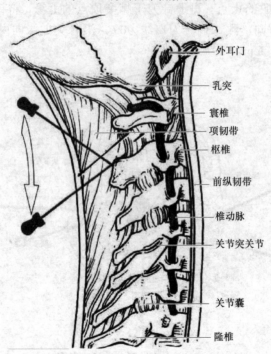

图 8-6　针刀体角度变化示意图

【针刀术后手法治疗】

（1）针刀治疗后即刻手法　每次针刀治疗后均须立刻行手法治疗。主要的方法为分筋、理筋及肌抗阻力牵拉。

（2）针刀间隔期手法　以传统的推拿按摩手法为主，目的是帮助肌肉恢复血液循环，解除硬结，增加弹性。

【针刀术后康复治疗】

（一）目的

针刀松解术后康复治疗的目的是增强局部血液循环，促使患者形成一个新姿势的习惯，促进松解后的局部组织早日康复。

（二）原则

小儿先天性斜颈针刀术后 48～72 小时后可选用下列疗法进行康复治疗。

（三）方法

1. 毫针法

处方一：天柱、大椎、大杼、阳陵泉、悬钟、颈阿是穴。

操作：针刺得气后，行平补平泻手法，可结合颈部推拿，每日 1 次，6 次为 1 疗程。

处方二：阳陵泉透阴陵泉、风池、太阳、天宗。

操作：取对侧阳陵泉穴，向阴陵泉透刺，用捻转泻法。同时嘱患者自行活动颈部，幅度由小逐大，控制正常活动度，尤其加强向患侧活动。可辅助进行局部推拿，同时点揉太阳、风池、天宗穴。

处方三：风池、天柱、后溪、悬钟。

操作：取患侧风池、天柱、后溪、悬钟，用 1 寸毫针点刺，不留针。然后局部推揉按摩，医者一手固定患儿头部，另一手在胸锁乳突肌肿块处推揉按摩，使局部轻微发红，一般 3～5 分钟。接着用牵引矫正法，医者一手扶住患侧肩部，另一手扶住患儿头部，一边牵引，一边将面部扭向患侧，颈部转向健侧肩峰，一般 5～8 次。

处方四：阿是穴（胸锁乳突肌挛缩触之最明显处）。

操作：患儿仰卧位，术者位于患儿头顶部，在胸锁乳突肌挛缩触之最明显处常规消毒，取 0.45mm×40mm 毫针，由乳突向锁骨侧用分刺法，将针深刺入肌肉之间，得气后留针 5 分钟出针。

处方五：主穴：翳风、完骨、扶突、气舍、外关、曲池、合谷；配穴：天窗、天牖、水突、阿是穴。

操作：主穴、配穴每次共选 6～8 穴。穴区常规消毒，用 32 号 1 寸毫针快速轻柔点刺，以得气为度，不留针。10 次为 1 疗程。（白金尚，耿惠.李延芳针刺治疗小儿先天性斜颈经验）

2. 指针法

处方一：风池、完骨、天窗、肩外俞、肩井。

操作：点患侧风池、完骨、天窗、肩外俞、肩井穴 2～3 分钟，揉、捏、伸展牵拉患侧胸锁乳突肌 10～15 分钟，再点患侧上述穴位 2～3 分钟。

处方二：颈部夹脊穴、风池、天柱、落枕穴。

操作：拿捏颈部夹脊穴，斜扳颈部，点按风池、天柱、落枕等穴，每次 20 分钟。

3. 艾灸法

处方：风池、扶突、完骨、颈部阿是穴。

操作：艾灸时患儿取侧卧位，医者左手固定好患儿头部，右手持点燃的艾条，对准患侧风池、扶突、完骨穴，回旋式温和灸约 5 分钟，然后沿患侧胸锁乳突肌（重点为包块处）雀啄灸约 5 分钟，使之有温热感，局部皮肤潮红为度。隔日 1 次，10 次为 1 个疗程。配合颈部推拿。

4. 推拿疗法

处方一：置患儿侧卧位，在患侧敷一热毛巾，（温度在 30℃～40℃之间）。①医生于患儿背部，用拇指指腹揉患侧风池穴，然后沿胸锁乳突肌从上往下按摩，重点在肿块局部反复操作 3～4 分钟；②去掉热毛巾，医生用拇指和食指、中指轻提肿块，并上下来回捻转 1 分钟；③医生用一只手固定患侧肩部，另一只手（要轻、慢、稳）把患儿头扳向健侧，矫正保持 10 秒钟，反复 10～20 次；第四步：医生用双手于下颌和顶部，以颈椎为纵轴向上端轻轻地拔伸，同时向健侧旋转；第五步：医生用中指指腹按摩患侧数遍，再用小鱼际肌依次推揉颈、肩、胸部肌肉 3 分钟（寒冷时注意室内温度）。

处方二：患儿仰卧位，在患侧胸锁乳突肌处擦儿童用爽身粉，以免损伤患儿皮肤。医者在患侧的胸锁乳突肌施用推揉法 5 分钟，继而拿法 5 分钟；医者一手扶患侧肩部，另一手扶住患儿头顶，使患儿头部渐渐向健侧肩部倾斜，逐渐将患侧胸锁乳突肌拉长，此法反复操作数次约 10 分钟；医者再在患侧胸锁乳突肌施用推揉法 10 分钟。治疗师注意手法要轻柔舒缓，以免造成血管神经的损伤。

5. 牵引疗法

处方一：颈椎坐式牵引。牵引重量 15～20kg，持续 15 分钟，每天 1 次×3 天。

处方二：颈椎坐式牵引下推拿。擦法 10 分钟、拿法 5 分钟、理筋 5 分钟。每天 1 次×3 天。

6. 中药离子导入

处方：中药：黄芪 60g，当归 20g，白芍 20g，白芷 10g，桂枝 10g；取穴：风池（双）、百劳（双）、天鼎（双）。

操作：将上方浸泡于 1000ml 水中，半小时后煎熬成 250ml 药液，瓶装备用。离子导入 30 分钟，每天 1 次×5 天。

7. 中药外敷法

处方：青木风藤 10g，大川芎 10g，制乳香、没药各 10g，仙灵脾 10g，生地黄 10g，制川乌 10g，徐长卿 10g，威灵仙 10g，玄明粉 10g（后下）。

操作：上方加醋煎汤，患儿仰卧位，暴露患处，用毛巾浸汤药后热敷，可促进血肿吸收消散，防止肌纤维再次挛缩，每次 20 分钟。敷后，医者可在患处抹爽身粉，略加揉按手法。

8. 康复锻炼法

处方一：抱患儿时，使之身体向患侧倾斜，通过发育性反射使其头部抬起，每日可重复多次。

处方二：双手抱住患儿头部，有节奏地做颈部被动运动：前屈、后伸、左右侧屈、左右旋转动作，患侧运动要多于健侧，一般比例可为 2∶1，每日 3～4 次，每次 20 组，逐日递增。

处方三：康复操。

颈项对抗式：10 秒×3 组，每天 1 次×60 天。

伸项式：10 秒×10 组，每天 1 次×60 天。

缩项式：10 秒×10 组，每天 1 次×60 天。

搓腰式：10 分钟×2 组，每天 1 次×60 天。

搓脚心：10 分钟×2 组，每天 1 次×60 天。

【针刀术后护理】

1. 生活起居护理

针刀术后患儿往往用头颈胸石膏固定，会使患儿不能平卧，对睡觉造成困难，此时可以将上身垫高，使其能舒服入睡或者患儿休息时取半侧卧位，健侧床面垫高，使脸转向患侧；睡眠时用沙袋或装有豆类米粒的枕头将患儿颈部固定在良姿位（即头部转向患侧）；婴幼儿能抬头时，用玩具吸引婴儿的头抬转向患侧，或帮助其被动完成此动作；患儿卧房内患侧墙面上可用有吸引力的图案或声音，使其头转向患侧；或者健侧床边靠墙，墙壁不做任何装饰，患侧外上方吊气球或各样玩具吸引患儿头转向患侧；家长在日常生活中也要有意识地把患儿要用或玩的东西放在其患侧方使其活动能经常牵引胸锁乳突肌，促进恢复。

2. 饮食护理

由于已习惯颈部畸形，针刀矫正固定后近期的体位改变会使患儿感到不适应，可能会出现恶心、呕吐，影响营养的摄取。站在患侧喂奶水，使患儿的脸转向患侧吸奶；要多哄劝患儿，做颜色搭配漂亮的饭菜，鼓励多进食。多食水果及蔬菜，可将番茄、鲜葡萄、白萝卜等洗净榨汁服用。

3. 情志护理

患儿对检查、治疗和护理都会存在恐惧心理，而且对打针吃药更是害怕，所以进针或吃药时给其讲故事、玩玩具或用患儿感到新奇的东西吸引他，分散其注意力。夸奖其坚强勇敢，树立战胜病痛的信心。

4. 对症处理及护理

患儿在做完针刀手术后即可带颈托做颈部维持牵引或凹型枕固定，要注意保持姿势，随时检查牵引角度有无变化，凹型枕有无移位，如有改变则及时调整，以保证患儿颈部始终处于伸直位。对于不配合的患儿要用头颈胸石膏固定代替颈托。石膏固定后观察患儿的呼吸情况，若呼吸困难要打开石膏重新固定。术后和间隔期的手法治疗要注意力度。

5. 健康教育

本病越早发现畸形越轻，效果越好，但随年龄的增长病情将会加重。患儿的家属要了解疾病的危害，坚定治疗的信念。在针刀解除畸形之后一定坚持配合理疗、手法治疗及中药治疗，以纠正患侧痉挛后导致的血供障碍。拆除固定后，家属要经常叮嘱患儿克服以前总向患侧偏头的习惯。

第二节 小儿膝内翻

【概述】

小儿膝内翻（即"O"形腿）是由于婴儿时期缺乏维生素 D，以致骨质缺钙、变软、骨骺发育障碍而引起的肢体畸形。近年来，由于营养条件的改善以及采取各种预防措施，典型的病例已不多见。

【病因病理】

本病常因缺乏维生素 D 和日光照射，肠道疾病或食物中钙、磷的缺乏所致。上述因素均可引起血清中钙、磷的不足，钙、磷乘积下降，造成骨骼钙化障碍，骨质普遍软化，在受压或负重后则会产生骨骼畸形。常见为膝内翻（即 O 型腿）和膝外翻（即 X 型腿）。

在临床上亦有不少并无缺钙因素的 O 型腿婴幼儿病例，其病因与胎位、出生后哺育不当有关系。因幼儿骨骼正处于迅速发育期，如卧床、站立时没有注意下肢体位，即可造成 O 型腿。

【临床表现】

因 1 岁内小儿可有生理性弯曲，故仅 1 岁以上的小儿才出现明显下肢畸形。膝内翻，双下肢伸直或站立时，两膝之间形成空隙，严重者近似"O"形，又叫 O 型腿。

【诊断要点】

根据典型的 O 型腿畸形的临床症状和体征，结合血生化改变及 X 线改变可做出正确诊断。

辅助检查：①血清钙稍降低，血磷明显降低，钙磷乘积亦低（常<30），碱性磷酸酶增高。②X 线检查：干骺端临时钙化带模糊或消失，呈毛刷样，并有杯口状改变，骨骺软骨明显增宽，骨骺与干骺端的距离加大，骨质普遍稀疏，密度减低，可有骨干弯曲。

【针刀治疗】

（一）治疗原则

依据针刀医学关于慢性软组织损伤的理论及慢性软组织损伤病理构架网眼理论，以及挛缩的部位，用针刀将膝关节周围软组织所产生的粘连、瘢痕进行整体松解，使膝部的动态平衡得到恢复，从而矫正畸形。

（二）操作方法

1. 第 1 次针刀松解膝关节前内侧软组织粘连瘢痕

（1）适应证

①年龄在 10 周岁以内的婴幼儿。

②未患过小儿麻痹症者。

（2）体位　仰卧位。

（3）体表定位（图 8-7）　膝关节前内侧定位。

（4）消毒　施术部位用碘伏消毒 2 遍，然后铺无菌洞巾，使治疗点正对洞巾中间。

（5）麻醉　用 1%利多卡因局部浸润麻醉，每个治疗点注药 1ml。

（6）刀具　使用Ⅰ型和Ⅱ型直形针刀。

（7）针刀操作

①第 1 支针刀松解髌上囊（图 8-7）　使用Ⅰ型直形针刀。在髌骨上缘 2cm 定点，针刀体与皮肤垂直，刀口线与股四头肌方向一致，按针刀四步进针规程进针刀，经皮肤、

皮下组织，当穿过股四头肌有落空感时，即到达髌上囊，先纵疏横剥 2 刀，然后将刀体向大腿方向倾斜 45°，针刀沿股骨凹面，提插 2 刀，以疏通髌上囊与关节囊的粘连点。范围不超过 1cm。

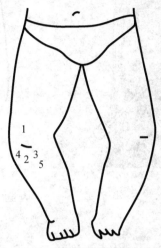

图 8-7　膝关节前内侧体表定位示意图

②第 2 支针刀松解髌下脂肪垫（图 8-7）　使用 I 型直形针刀。针刀体与皮肤垂直，刀口线与髌韧带走行方向一致，按针刀四步进针规程进针刀，经皮肤、皮下组织，穿过髌韧带后有明显的落空感，再进针刀 1cm，即到达髌下脂肪垫，纵疏横剥 2 刀。范围不超过 1cm。

③第 3 支针刀松解髌内侧支持带（图 8-7）　使用 II 型直形针刀。在髌骨内下缘 2cm 定点，针刀体与皮肤垂直，刀口线与下肢纵轴一致，按针刀四步进针规程进针刀，经皮肤、皮下组织，刀下有韧性感，深入其中，纵疏横剥 2～3 刀。范围不超过 1cm。

④第 4 支针刀松解髌外侧支持带（图 8-7）　使用 I 型直形针刀。在髌骨外下缘 2cm 定点，针刀体与皮肤垂直，刀口线与下肢纵轴一致，按针刀四步进针规程进针刀，经皮肤、皮下组织，刀下有韧性感，深入其中，纵疏横剥 2～3 刀。范围不超过 1cm。

⑤第 5 支针刀松解鹅足的挛缩点（图 8-8）　在胫骨上段内侧部定位。刀口线与下肢纵轴方向一致，按针刀四步进针规程进针刀，经皮肤、皮下组织胫骨内侧骨面，贴骨面分别向上、中、下作扇形铲剥 2～3 刀，范围为 1cm。

2. 第 2 次针刀松解胫侧副韧带的粘连瘢痕

（1）体位　仰卧位，屈膝 30° 角。

（2）体表定位（图 8-9）　膝关节内侧。

（3）消毒　施术部位用碘伏消毒 2 遍，然后铺无菌洞巾，使治疗点正对洞巾中间。

（4）麻醉　用 1%利多卡因局部浸润麻醉，每个治疗点注药 1ml。

（5）刀具　使用 I 型和 II 型直形针刀。

（6）针刀操作（图 8-10）

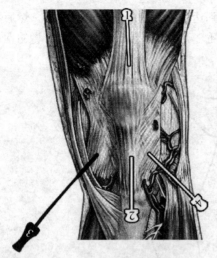

图 8-8　膝关节前外侧针刀松解示意图

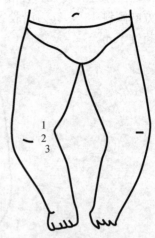

图 8-9　胫侧副韧带体表定位示意图

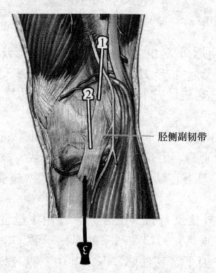

胫侧副韧带

图 8-10　胫侧副韧带粘连针刀松解示意图

①第 1 支针刀松解胫侧副韧带起点　使用 I 型直形针刀。在股骨内髁中部定点，针刀体与皮肤垂直，刀口线与大腿纵轴平行，按针刀四步进针规程进针刀，经皮肤、皮下组织到达股骨内髁骨面韧带起点处，向上，向下各铲剥 2 刀，范围不超过 0.5cm。

②第 2 支针刀松解胫侧副韧带行经路线的粘连瘢痕　使用 I 型直形针刀。在膝关节内侧间隙压痛点定点，针刀体与皮肤垂直，刀口线与小腿纵轴平行，按针刀四步进针规程进针刀，经皮肤、皮下组织，当刀下有韧性感时，即到达到胫侧副韧带，刺入韧带，向上、向下各铲剥 2 刀，范围不超过 0.5cm。

③第 3 支针刀松解胫侧副韧带止点　使用 II 型直形针刀。在胫骨上段内侧韧带止点处定点，针刀体与皮肤垂直，刀口线与小腿纵轴平行，按针刀四步进针规程进针刀，经皮肤、皮下组织到胫骨内侧骨面韧带止点处，向上、向下各铲剥 2 刀，范围

不超过 0.5cm。

（7）注意事项

①由于膝内翻患者膝关节内侧副韧带粘连和瘢痕很严重，用Ⅰ型针刀不能完全松解其粘连和瘢痕，需使用Ⅱ型针刀，松解范围宽，疗效好。

②对 4 岁以下的儿童不用Ⅱ型针刀，只用Ⅰ型针刀，第 3 次针刀手术按上述部位松解，只是具体位置于第 1、2 次旁开 0.5～1cm。一般情况下，需要 1～2 个疗程，即 3～6 次。

【针刀术后手法治疗】

每次针刀术毕，均作短暂膝关节对抗牵引，以进一步拉开粘连和挛缩，但由于儿童在生长期，不能使用暴力牵引，应循序渐进。否则，可能造成膝关节骨折等严重并发症。

【针刀术后康复治疗】

（一）目的

针刀松解术后康复治疗是根据慢性软组织损伤的理论及慢性软组织损伤病理构架的网眼理论，以及挛缩的部位，进一步使膝部的动态平衡得到恢复，从而矫正畸形促使其早期康复。

（二）原则

膝内翻患儿在针刀术后 48～72 小时后可选用下列疗法进行康复治疗。

（三）方法

1. 毫针治疗

处方一：内膝眼（患）、血海（患）、阴陵泉（患）、鹤顶（患）、委中（患）、阿是穴。

操作：患者仰卧位，内膝眼向内后方斜刺，其他穴位直刺，得气后留针 30 分钟，其间间断行针以加强针感，每日 1 次，10 日为 1 疗程。

处方二：鹤顶（患）、血海（患）、阴陵泉（患）、阳陵泉（患）、曲泉（患）。

操作：鹤顶、血海、曲泉直刺，阴陵泉透刺阳陵泉，取 3 寸长不锈钢毫针进行透刺，使患者有小腿放射感为佳。

2. 电针治疗

处方：阴陵泉（患）、血海（患）、内膝眼（患）、曲泉（患）。

操作：血海和内膝眼针刺得气后接电针仪，断续波，留针 30 分钟，主要用于治疗膝关节外翻患儿肌肉力量的恢复。

3. 艾灸法

处方：冲门（双）、阴陵泉（患）、阴谷（患）、阴包（患）、阳陵泉（患）、风市（患）、太溪（双）。

操作：以上诸穴针刺得气后，均选取 3～4 个穴位，在针柄加长约 1.5cm 的一截艾条，进行温针灸，温针时间为每次 30 分钟，每日 1 次，7 日为 1 疗程。

4. 中药熏洗法

处方：生川乌 30g、生半夏 30g、独活 30g、淫羊藿 30g、冰片 20g、白芷 60g、牛膝 20g、泽兰叶 30g、苏木 30g、杜仲 30g、伸筋草 30g、透骨草 30g、陈艾 60g。

操作：以上诸药打碎成粗粉状，装入纱布袋中，首次用可先在盆中加水 5000ml，药袋放入水盆中，将水加热，保持一定的温度，熏洗患膝，每次 60 分钟，一袋可以反复使用 5～7 日，每日 1 次。药液再次使用时可适当加水。

5. 康复锻炼

①搓腰式　10 分钟×2 组，每天 2 次×100 天。

②搓脚心　10 分钟×2 组，每天 2 次×100 天。

【针刀术后护理】

1. 生活起居护理

针刀术后因有矫正支架固定，患儿只能仰卧，不可侧卧。吃饭时一定要让其上身坐起，不可躺着进食防止食物呛到气管，年龄小的患儿要抱起喂食。护理人员抱患儿时应一手前臂托患儿臀部下侧，并将支架握住，勿使其下坠，另一手抱患儿臀部。

固定期间要注意防寒保暖，保持臀部会阴部的皮肤清洁干燥。坚持到户外去，多接受阳光紫外线照射。保证充足的睡眠。

2. 饮食护理

小儿膝内翻主要是由于缺乏维生素 D 引起佝偻病或骨软化病所导致的膝部畸形，故在日常饮食中要多食用富含维生素 D 的食物，如维生素 D 强化奶、鱼肉、鱼子等，还要多吃虾皮、动物肝脏、豆制品、芹菜、油菜、小白菜等含钙量高的食物。蛋白质的补充也要足量，因为蛋白质分解的氨基酸可使钙形成可溶性的钙盐促进钙的吸收。避免使用草酸、液体石蜡、氢氧化铝凝胶等妨碍维生素 D 及钙质吸收的药物。禁食菠菜。

3. 情志护理

儿童与成年人的心理区别较大，往往不能理解疾病造成的痛苦，所以没有坚定地把疾病治愈的信心。针刀治疗后，由于下肢要固定在矫形支架上，患儿会感到束缚感甚至有些疼痛，此时讲故事、给其看画报等会分散他们的注意力。另一方面，儿童有很强的模仿性，树立典型，鼓励向英雄学习，表扬其勇敢，多数患儿都可以效仿。与患儿交朋友，取得其信任，有利于治疗的顺利进行，尽快恢复健康。

4. 对症处理及护理

（1）在膝内翻针刀矫正术后，要以 O 型腿矫形支架固定患儿（图 8-11），固定时，若 O 型腿较严重，则有些很难一次贴紧矫正器纵梁（如踝关节外侧、大腿外段上缘），所以用绷带包裹时，要以患儿耐受为度，适而止。隔 3～5 日重新再紧，直到可以固定在靠近纵梁为止。此外，要分别在膝关节和小腿中上段的外侧缘垫棉垫。因为此两处紧贴纵梁，是最大的受力点。若同时有踝关节内翻者，要在踝关节处将足跟包绕固定于纵梁。（固定一个月后也要在外踝关节外加棉垫），在足部挡板上打孔，分别将双足足背固定于挡板上，使足与小腿成 90°。膝关节处用宽绷带包绕胫骨髁和股骨髁。膝外翻患儿针刀矫正术后，矫形支架固定同膝内翻。只是受力点不同，要在踝关节外侧上缘和大腿上段外侧垫棉垫，防止压伤皮肤。

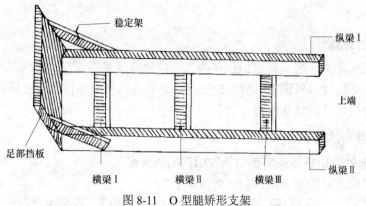

图 8-11　O 型腿矫形支架

（2）开始固定时患儿出现哭闹，此时多是不习惯所致，但也不可马虎大意，一定要注意检查。如皮肤与纵梁接触处是否有挤压，若有应及时调整，防止皮肤压伤。

（3）矫形器固定要有 1～2 个月，小儿皮肤娇嫩，所以其间要定期查看固定点的皮肤有无破损，防止感染。同时配以手法按摩，改善局部血液循环。

（4）对典型患者配合维生素 D 治疗时，长期服用宜用纯维生素 D 制剂而不宜用鱼肝油，以防维生素 A 中毒。早产儿出生 3 个月内可给予较大剂量维生素 D，可达20000IU。

5. 健康教育

向患儿家长介绍本病的相关知识，加深对疾病的了解，使其认识到本病的治疗和功能锻炼是长期和艰巨的，做好充分的思想准备并树立战胜疾病的信心。以积极坚持配合治疗，针刀治疗后要继续按摩和功能锻炼，定期复查，防止复发。一般治疗后半年内每月复查 1 次；半年后，改为每 3 个月复查 1 次。平时保证营养摄取合理充足，加强户外运动。

第三节　小儿膝外翻

【概述】

小儿膝外翻（即 X 型腿），是膝关节以下向外翻转，股骨下面关节向外倾斜，病儿双膝靠拢后，两侧内踝之间有一距离。其发病机制和病因与 O 型腿相同，所应用的矫形器也和 O 型腿相同，固定方法稍有差异。

【病因病理】

参照本章第二节。

【临床表现】

膝外翻，与膝内翻相反，双下肢伸直时，两足内踝分离而不能并拢，严重者近似"X"形，又叫 X 型腿。

【诊断要点】

根据典型的 X 型腿畸形的临床症状和体征，结合辅助检查，可做出正确诊断。

【针刀治疗】

（一）治疗原则

依据针刀医学关于慢性软组织损伤的理论及慢性软组织损伤病理构架网眼理论，以及挛缩的部位，用针刀将膝关节周围的软组织的粘连、瘢痕进行整体松解，使膝部的动态平衡得到恢复，从而矫正畸形。

（二）操作方法

1. 第1次针刀松解膝关节前内侧软组织粘连瘢痕

参见小儿膝内翻的第1次针刀松解方法。

2. 第2次针刀松解股直肌与股中间肌之间的粘连瘢痕、腓侧副韧带起止点

（1）体位　仰卧位，屈膝30°角。

（2）体表定位（图8-12）　股骨下段。

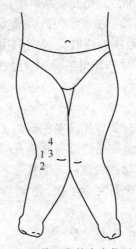

图8-12　股骨下段体表定位示意图

（3）消毒　施术部位用碘伏消毒2遍，然后铺无菌洞巾，使治疗点正对洞巾中间。

（4）麻醉　1%利多卡因局部麻醉。

（5）刀具　使用Ⅰ型针刀。

（6）针刀操作

①第1支针刀松解腓侧副韧带起点的粘连和瘢痕（图8-13）　在股骨外侧髁部找到膝外侧副韧带起点的压痛点定点，刀口线与下肢纵轴方向一致，针刀与皮肤呈90°角，按针刀四步进针规程进针刀，经皮肤、皮下组织、筋膜达股骨外侧髁骨面，纵疏横剥2～3刀，范围0.5cm。

②第2支针刀松解腓侧副韧带止点的粘连和瘢痕（图8-13）　在腓骨头找到腓侧副韧带止点的压痛点定点，刀口线与下肢纵轴方向一致，针刀与皮肤呈90°角，按针刀四步进针规程进针刀，经皮肤、皮下组织、筋膜达腓骨头骨面，在其前侧铲剥2～3刀，范围0.5cm。

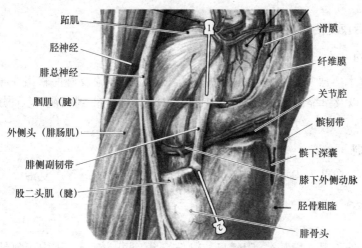

跖肌
胫神经
腓总神经
腘肌（腱）
外侧头（腓肠肌）
腓侧副韧带
股二头肌（腱）

滑膜
纤维膜
关节腔
髌韧带
髌下深囊
膝下外侧动脉
胫骨粗隆
腓骨头

图 8-13　腓侧副韧带起、止点针刀松解示意图

③第 3 支针刀松解股直肌与股中间肌下部的粘连瘢痕（图 8-14）　在髌骨外上 3cm 定点。刀口线与下肢纵轴方向一致，按针刀四步进针规程进针刀，经皮肤、皮下组织到达浅筋膜层，在此处摆动针刀刀刃，找到股直肌与股中间肌下部的间隙，将针刀插入两肌之间，作纵行疏通 3～4 刀，范围为 3cm，以松解两肌之间的粘连和瘢痕。

④第 4 支针刀松解股直肌与股中间肌中部的粘连瘢痕（图 8-14）　与第 3 支针刀平行，在第 3 支针刀上方 3cm 定点。刀口线与下肢纵轴方向一致，按针刀四步进针规程进针刀，针刀经皮肤、皮下组织到达浅筋膜层，在此处摆动针刀刀刃，找到股直肌与股中间肌下部间隙后，将针刀插入两肌之间，作纵行疏通 3～4 刀，范围为 3cm，以松解两肌之间的粘连和瘢痕。

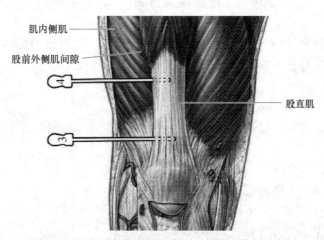

肌内侧肌
股前外侧肌间隙

股直肌

图 8-14　股直肌与股中间肌中、下部针刀松解示意图

【针刀术后手法治疗】

每次针刀术毕，均作短暂膝关节对抗牵引，以进一步拉开粘连和挛缩，但由于

儿童在生长期，不能使用暴力牵引，应循序渐进。否则，可能造成膝关节骨折等严重并发症。

【针刀术后康复治疗】

（一）目的

针刀松解术后康复治疗是根据慢性软组织损伤的理论及慢性软组织损伤病理构架的网眼理论，以及挛缩的部位，进一步使膝部的动态平衡得到恢复，从而矫正畸形促使其早期康复。

（二）原则

膝外翻患儿在针刀术后 48～72 小时后可选用下列疗法进行康复治疗。

（三）方法

1. 毫针法

处方一：外膝眼（犊鼻）、阳陵泉、梁丘、足三里、鹤顶、委中，阿是穴。

操作：患者俯卧位，外膝眼向内后方斜刺，其他穴位直刺，得气后留针 30 分钟，其间间断行针以加强针感，每日 1 次，10 日为 1 疗程。

处方二：鹤顶（患）、梁丘（患）、阳陵泉（患）、阴陵泉（患）、足三里（患）。

操作：鹤顶、梁丘、足三里直刺，阳陵泉透刺阴陵泉，取 3 寸长不锈钢毫针进行透刺，使患者有小腿放射感为佳。

2. 电针法

处方：风市（患）、梁丘（患）、犊鼻（患）、足三里（患）。

操作：风市、梁丘和犊鼻、足三里针刺得气后两两接电针仪，断续波，留针 30 分钟，主要用于治疗膝关节外翻患儿肌肉力量的恢复。

3. 艾灸法

处方：冲门（双）、阳陵泉（患）、曲泉（患）、阴陵泉（患）、三阴交（患）、太溪（双）。

操作：以上诸穴针刺得气后，均选取 3～4 个穴位，在针柄加长约 1.5cm 的一截艾条，进行温针灸，每日 1 次，每次 30 分钟，7 日为 1 疗程。

4. 推拿疗法

处方：腰髋、大腿、膝关节周围。

操作：腰髋、大腿、膝部施行按揉法 15 分钟、拿法 10 分钟、理筋 5 分钟。每日 1 次，2 周为 1 疗程。

5. 中药外治

同本章第二节小儿膝内翻。

6. 康复锻炼

同本章第二节小儿膝内翻。

【针刀术后护理】

同本章第二节小儿膝内翻。

第四节　小儿屈指肌挛缩

【概述】

屈指肌挛缩是由缺血、损伤、感染等引起的一组疾病，按受累的肌肉部位不同，分为手内在屈指肌挛缩和前臂屈指肌挛缩，临床表现为程度不同的手指屈曲畸形。

【病因病理】

主要是局部石膏或夹板包扎过紧、肌肉针刺或注射刺激性药物、断肢再植缺血时间过长、肌肉直接外伤、感染等均可使屈指肌发生挛缩。

其中手内在屈指肌挛缩临床上较为多见的原因是局部注射刺激性药物或针刺引起肌肉挛缩。手内在肌体积小，结构精细。针刺后形成血肿、感染或注射刺激性药物后，可能引起肌肉瘢痕挛缩。这种挛缩不同于缺血性挛缩，病变较局限，治疗效果也较好。

【临床表现】

不同的肌肉挛缩产生程度不同的手指屈曲畸形，有时可伴发过伸畸形。详见本节诊断依据。

【诊断要点】

按受累的肌肉部位不同，分为手内在屈指肌挛缩和前臂屈指肌挛缩。

1. 手内在屈指肌挛缩

（1）拇短屈肌　产生拇指掌指关节屈曲畸形。

（2）小指短屈肌　小指屈曲畸形。

2. 前臂屈指肌挛缩

（1）拇长屈肌　产生拇指指间关节和掌指关节屈曲畸形。

（2）指浅屈肌　第2～5指近节指间关节、掌指关节、腕关节和肘关节屈曲畸形。

（3）指深屈肌　第2～5指近节指间关节、掌指关节和腕关节屈曲畸形。

除了上述典型畸形外，局部肌肉可扪及条索状或硬结状团块，手指朝向畸形相反方向被动活动时，硬块或索条触及更显著。

病史询问对诊断也很重要，如外伤、压迫、感染、药物局部注射、针刺等也是诊断的依据。

【针刀治疗】

1. 拇短屈肌挛缩针刀松解术

（1）体位　坐位。

（2）体表定位　拇短屈肌起止点。

（3）刀具　使用Ⅰ型斜刃针刀。

（4）麻醉　1%利多卡因局部麻醉。

（5）针刀操作（图8-15）

①第1支针刀拇短屈肌止点　于拇指近节指骨底的桡侧定点，刀口线与拇短屈肌走行方向一致，严格按四步进针刀规程进针刀，针刀体与皮肤呈90°角刺入。通过皮肤达皮下组织即有一坚韧感，此时，将针刀体向拇指远端倾斜，使针刀体与拇指皮肤面呈

0°角，向远端用提插刀法切割 2～3 刀，范围不超过 0.5cm。

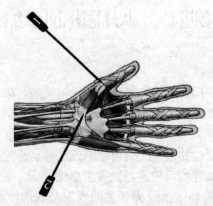

图 8-15　针刀松解拇短屈肌起止点示意图

②第 2 支针刀拇短屈肌起点　于掌根与桡侧腕屈肌腱交界处定点，刀口线与拇短屈指肌走行方向一致，严格按四步进针刀规程进针刀，针刀体与皮肤呈 90°角刺入。通过皮肤达皮下组织即有一落空感，再进针刀，当刀下有坚韧感时，将针刀体向拇指近端倾斜，使针刀体与拇指皮肤面呈 0°角，向远端用提插刀法切割 2～3 刀，范围不超过 0.5cm。

2. 拇长屈肌挛缩针刀松解术

（1）体位　坐位。

（2）体表定位　拇长屈肌起点及行经路线。

（3）刀具　使用Ⅰ型斜刃针刀。

（4）麻醉　1%利多卡因局部麻醉。

（5）针刀操作（图 8-16）

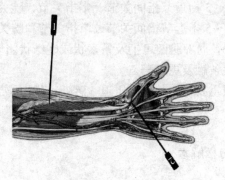

图 8-16　针刀松解拇长屈肌起点及行经路线示意图

①第 1 支针刀拇长屈肌起点　于桡骨上 1/3 前面定点，刀口线与拇长屈指肌走行方向一致，严格按四步进针刀规程进针刀，针刀体与皮肤呈 90°角刺入。针刀经皮肤，皮下组织，筋膜至桡骨面，铲剥 2～3 刀，范围不超过 1cm。

②第 2 支针刀松解拇长屈肌与屈肌支持带的粘连　于拇指近节指骨底的桡侧找到条索或硬结处定点，刀口线与拇长屈指肌走行方向一致，严格按四步进针刀规程进针刀，针刀体与皮肤呈 90°角刺入。通过皮肤达皮下组织即有一坚韧感，纵疏横剥 2～3 刀，范

围不超过 0.5cm。然后用提插刀法切割 2～3 刀，范围不超过 0.5cm。

3. 指深屈肌挛缩针刀松解术

（1）体位　坐位。

（2）体表定位　指深屈肌起点及行经路线。

（3）刀具　使用 I 型斜刃针刀。

（4）麻醉　1%利多卡因局部麻醉。

（5）针刀操作（图 8-17）

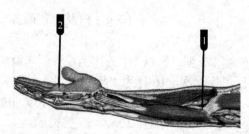

图 8-17　针刀松解指深屈肌起点及行经路线示意图

①第 1 支松解针刀指深屈肌起点　于尺骨上 1/3 前面定点，刀口线与指深屈指肌走行方向一致，严格按四步进针刀规程进针刀，针刀体与皮肤呈 90°角刺入。针刀经皮肤，皮下组织，筋膜至尺骨面，铲剥 2～3 刀，范围不超过 1cm。

②第 2 支针刀松解指深屈肌在屈肌腱鞘的粘连　在挛缩手指远端掌横纹处触到串珠状硬结处定位，刀口线与该指屈指肌腱走行方向一致，严格按四步进针刀规程进针刀，针刀体与皮肤呈 90°角刺入。通过皮肤达皮下组织即有一落空感，此时，将针刀体向该指近端倾斜，使针刀体与该指皮肤面呈 0°角，刀下寻找环形卡压腱鞘近侧后，用提插刀法向环形卡压腱鞘切 2～3 刀，范围不超过 0.5cm。

【针刀术后手法治疗】

针刀术后不用任何手法治疗。

【针刀术后康复治疗】

（一）目的

针刀松解术后康复治疗是根据慢性软组织损伤的理论及慢性软组织损伤病理构架的网眼理论，以及挛缩的部位，进一步使手指肌群的动态平衡得到恢复，从而矫正畸形促使其早期康复。

（二）原则

小儿屈指肌挛缩在针刀术后 48～72 小时后可选用下列疗法进行康复治疗。

（三）方法

1. 毫针法

处方：阳池、阳谷、阿是穴。

操作：阳池、阳谷常规针刺操作，在患部周围短针围刺。每日 1 次，7 日为 1疗程。

2. 中药内服法

处方一：三棱、莪术、红花、白芥子、牡蛎、延胡索、桃仁各 20g，甲珠 5g，丹参 30g，川牛膝、鹿角霜各 15g。

操作：上述诸药 2 日 1 剂，水煎服。本方具有软坚活血的作用。

处方二：三棱、莪术、熟地、肉苁蓉、锁阳、淮牛膝各 15g，白芥子、牡蛎、当归、鹿角霜各 10g，甘草 5g。

操作：上述诸药 2 日 1 剂，水煎服。本方具有益肾软坚的作用。

3. 中药外治法

处方一：三棱、莪术、白芷、红藤各 100g，白及、芒硝各 250g，川芎 30g、赤芍 50g

操作：以上诸药研成细末，醋、水以 1:1 的比例，将药末调成糊状，直接敷于患处，外用敷料包扎，敷料 2 日更换 1 次，10 日为 1 疗程。

处方二：苏木 10g，艾叶 15g，伸筋草 15g，海桐皮 15g，透骨草 15g，川断 30g，五加皮 15g，川桂枝 15g，当归 15g，桃仁 10g，红花 5g。

操作：以上块状药打碎成粗粉状，与其他药物一起装入纱布袋中，在盆中加水 5000ml，药袋放入水盆中，将水加热，保持一定的温度，熏洗患膝，每次 60 分钟，一袋可以反复使用 5 日左右，每日 1 次。药液再次使用时可适当加水。

【针刀术后护理】

1. 生活起居护理

掌指关节或指间关节由于屈伸困难，患儿吃饭、穿衣、持物等基本活动都受到影响。在治疗期间患手被固定，护理人员要定期为其清洁个人卫生，帮其穿衣，喂饭。

包扎解除后，这些事情就要让患儿尽量自己做。后期更要鼓励其做精细活动。如用筷子等，还要练习手指屈曲，勾拉健手手指或其他物品，以锻炼指屈肌力量。

2. 饮食护理

要注意营养均衡，不可偏食。

3. 情志护理

行针刀术时，患儿会表现出害怕、恐惧、逃避或不配合的情况，护理人员要加以哄劝，并夸其勇敢，讲一些小故事或拿玩具、食物引逗其分散注意力。

治疗后恢复期的握拳锻炼可能会有疼痛，导致患儿产生抵触情绪，不能配合。护理人员要帮助患儿锻炼，鼓励其像正常孩子一样活动手指，稍有改善即加以表扬，以增强信心，加速康复。

4. 对症处理及护理

（1）医者治疗时要准确熟练，尽量减少患儿的疼痛。

（2）术后按压进针点的同时对患指关节进行手法拔伸，并使其被动屈伸。要以患儿能够耐受为度，手法要轻，不可强行屈曲，屈曲到最大限度以棉花或绷带卷填充掌心包扎。

（3）包扎后经常掐压患指末端，询问患儿是否有麻木、疼痛或者观察其是否躲避。若轻微疼痛是正常现象，鼓励其忍受；若没有感觉，说明包扎太紧，可能压迫了神经或血管，要打开绷带适当放松后重新包扎。

（4）解除包扎后家长要鼓励患儿做握拳活动，可由被动逐渐过渡到自主活动，每日不少于 20 次。屈指活动时，先固定掌指关节 180°伸直位，然后尽量屈曲指间关节以达到最大范围。在第 2 次针刀治疗后即可以不固定掌指关节进行锻炼，加大活动范围，以达到手指充分屈曲。

（5）功能锻炼后配合药物熏洗。

5. 健康教育

加强卫生宣教，让患儿及家长了解本病发生发展的全过程，以便早期发现早期治疗。恢复期制订合理的锻炼计划，循序渐进，持之以恒。

第五节　小儿股骨头骨骺炎

【概述】

本病又称幼年畸形性骨软骨炎，临床上又将其称为扁平髋或潘西病。主要是因为股骨头骺的骨化核的缺血坏死，导致股骨头不同程度的变形，从而影响髋关节功能活动的一种骨性关节炎。本病多见于儿童，特别是 4～7 岁的幼童，多以单侧发病为主；在成人，该病则以骨关节炎的形式出现。

【病因病理】

本病发生的原因，大部分学者认为多由髋关节的外伤及其慢性劳损所造成，如自高处跳下或多次摔倒以及髋部的撞击伤等，虽未出现骨折类的破坏，却可使位于股骨头处的骨骺受到损伤，并引起股骨头骨骺处的血供发生障碍，从而导致股骨头缺血性坏死。

由于小儿股骨头骨骺炎起病缓慢，病程长，所以其症状以及体征在早期均不会明显，而易被忽视，一旦症状明显时，又往往已是后期，给治疗带来困难。所以对该病要早发现、早治疗，才会有好的治疗效果。

【临床表现】

在患者步行时，可发现跛行，在快速步行时跛行会表现得更加明显，而且远行困难。患者在发病之初，往往会在走路时出现患髋的疼痛，而于休息后减轻。主要表现在腹股沟的内侧处，并常向同侧的髋膝部放射，随病情进展，疼痛可由间歇性逐渐转变为持续性，此时髋关节功能障碍明显。本病开始时会因为疼痛而影响活动以及负重，随病情进展，由于股骨头骨骺的变形会逐渐影响患髋的屈伸与旋转活动，特别是在髋关节外展外旋时，活动受限更加明显，严重时下蹲与盘腿不能，穿裤子也会感到困难。至后期，患髋会出现屈曲、内收挛缩畸形，并伴有肌肉萎缩，以大腿为明显，臀部肌肉也可出现萎缩。

【诊断要点】

（1）跛行：可于患者步行时发现，让患者快速步行时，跛行会更加明显，远行则显得更为困难。

（2）疼痛：起初于步行时出现患髋疼痛，休息可缓解，常向同侧髋膝部放射，到后期，可由间歇性疼痛转变为持续性疼痛。

（3）髋关节运动功能障碍。

（4）后期患髋会呈屈曲、内收样挛缩畸形。

（5）肌肉萎缩，以大腿为明显。

（6）X线表现：

①早期：髋关节囊阴影会扩大，而关节间隙增宽，干骺端脱钙；股骨头处的骨化核会变小，而密度增高，外形尚可，数周后股骨头可向外侧脱位，半年后骨化核会出现碎裂；

②缺血坏死期：此期中，股骨头会变扁；

③退行期：病后1～3年内会发生退行性改变，股骨颈变得短而宽，干骺端稀疏，并有囊性样变；

④恢复期：股骨头骨骺密度恢复正常，但股骨头则变成宽扁的卵圆形、杯状，从而形成扁平状髋，甚至会出现半脱位。

【针刀治疗】

（一）治疗原则

针刀治疗依据针刀医学慢性软组织损伤病因病理学理论和病理构架的网眼理论，通过对髋关节周围软组织的关键病变点进行整体松解，再加以针刀术后的手法，彻底松解病变的病理构架，消除髋关节的病变，从而增加股骨头的血液供应，以达到治疗目的。

（二）操作方法

1. 第1次针刀松解髋关节前侧关节囊及内收肌起点的粘连和瘢痕

（1）体位　仰卧位。

（2）体表定位　髋关节前侧关节囊，内收肌起点整体松解。

（3）消毒　施术部位用碘伏消毒2遍，然后铺无菌洞巾，使治疗点正对洞巾中间。

（4）麻醉　1%利多卡因局部麻醉。

（5）刀具　使用Ⅰ型针刀。

（6）针刀操作（图8-18）

①第1支针刀松解髋关节髂股韧带及髋关节前面关节囊　从髋关节前侧关节穿刺点进针刀，刀口线与下肢纵轴平行，针刀体与皮肤呈90°角，针刀经皮肤、皮下组织，当针刀下有韧感时，即到了髂股韧带中部，纵疏横剥2刀，范围不超过1cm，再向下进针，当有落空感时，即到关节腔，用提插刀法切割2刀，范围不超过1cm。

②第2支针刀松解耻骨肌起点　从耻骨上支耻骨肌起点进针刀，刀口线与下肢纵轴平行，针刀体与皮肤呈90°角，针刀经皮肤、皮下组织，直接到达耻骨上支肌肉起点部，在骨面上左右上下各铲剥2刀，范围不超过0.5cm。

③第3支针刀松解长收肌起点　从耻骨结节进针刀，刀口线与下肢纵轴平行，针刀体与皮肤呈90°角，针刀经皮肤、皮下组织，向耻骨下支方向行进，刀下有坚韧感时为长收肌起点，上下铲剥2刀，范围不超过0.5cm。

④第4支针刀松解短收肌、股薄肌起点　从耻骨结节下外1cm进针刀，刀口线与下肢纵轴平行，针刀体与皮肤呈90°角，针刀经皮肤、皮下组织，沿耻骨下支方向向外下行进，刀下有坚韧感时为短收肌、股薄肌起点，贴骨面上下铲剥2刀，范围不超过0.5cm。

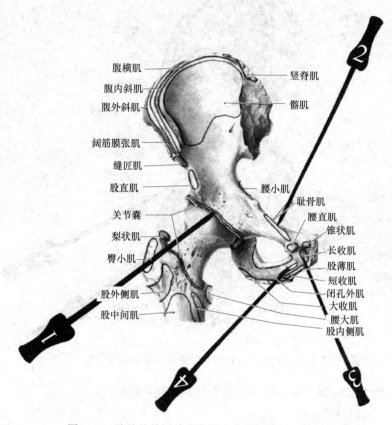

图 8-18　髋关节前侧关节囊及内收肌起点针刀松解示意图

图中标注（由上至下、由左至右）：
腹横肌　　竖脊肌
腹内斜肌　髂肌
腹外斜肌
阔筋膜张肌
缝匠肌
股直肌　　腰小肌
关节囊　　耻骨肌
梨状肌　　腰直肌
臀小肌　　锥状肌
　　　　　长收肌
　　　　　股薄肌
　　　　　短收肌
股外侧肌　闭孔外肌
股中间肌　大收肌
　　　　　腰大肌
　　　　　股内侧肌

2. 第 2 次针刀松解髋关节后外侧关节囊及股二头肌起点的粘连和瘢痕

（1）体位　侧俯卧位。

（2）体表定位　髋关节前侧关节囊，内收肌起点整体松解。

（3）消毒　施术部位用碘伏消毒 2 遍，然后铺无菌洞巾，使治疗点正对洞巾中间。

（4）麻醉　在硬膜外麻醉下进行。

（5）刀具　使用 II 型针刀。

（6）针刀操作（图 8-19）

①第 1 支针刀松解髋关节外侧关节囊　从髋关节外侧关节穿刺点进针刀，刀口线与下肢纵轴平行，针刀体与皮肤呈 130°角，沿股骨颈干角方向进针刀，针刀经皮肤、皮下组织，达股骨大转子尖，提插刀法切割 2 刀，切开部分臀中肌止点，然后抬起针刀，使针刀体向上与股骨干呈 90°角，再向下进针。当有落空感时即到关节腔，用提插刀法切割 2 刀，范围不超过 1cm。

②第 2 支针刀松解髋关节后侧关节囊　在股骨大粗隆平面，贴股骨后缘进针刀，针刀体与皮肤呈 130°角，沿股骨颈干角方向进针刀，针刀经皮肤、皮下组织，紧贴股骨颈，当有落空感时，即到关节腔，用提插刀法切割 2 刀，范围不超过 1cm。

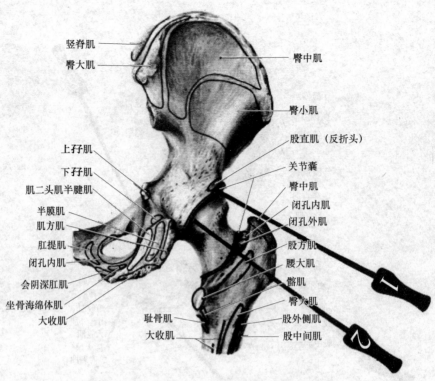

图 8-19　髋关节后外侧关节囊针刀松解示意图

3. 第 3 次针刀松解臀大肌、臀中肌起点处的粘连和瘢痕

（1）体位　健侧卧位。

（2）体表定位　髂嵴髂骨翼交界处。

（3）消毒　施术部位用碘伏消毒 2 遍，然后铺无菌洞巾，使治疗点正对洞巾中间。

（4）麻醉　1% 利多卡因局部麻醉。

（5）刀具　使用 I 型针刀。

（6）针刀操作（图 8-20）

①第 1 支针刀松解臀大肌起点后部的挛缩点　在髂骨翼臀后线以后找到臀大肌的起点定位。刀口线与臀大肌肌纤维走行方向一致，针刀经皮肤、皮下组织、到达髂骨翼骨面，向下铲剥 2～3 刀，范围为 1cm。

②第 2 支针刀松解臀大肌起点前部的挛缩点　以第 1 支针刀前方 3cm 定点，针刀操作方法同第 1 支针刀操作方法。

③第 3 支针刀松解臀中肌起点后部的挛缩点　在髂骨翼上髂嵴最高点向后 5cm 处定位。刀口线与臀中肌肌纤维走行方向一致，针刀经皮肤、皮下组织、到达髂骨翼骨面，调转刀口线 90°，向下铲剥 2～3 刀，范围为 1cm。

④第 4 支针刀松解臀中肌起点中部的挛缩点　在髂骨翼上髂嵴最高点向后 3cm 处定位。刀口线与臀中肌肌纤维走行方向一致，针刀经皮肤、皮下组织、到达髂骨翼骨面，调转刀口线 90°，向下铲剥 2～3 刀，范围为 1cm。

⑤第 5 支针刀松解臀中肌起点前部的挛缩点　在髂骨翼上髂嵴最高点处定位。刀口

线与臀中肌肌纤维走行方向一致，针刀经皮肤、皮下组织、到达髂骨翼骨面，调转刀口线90°，向下铲剥2～3刀，范围为1cm。

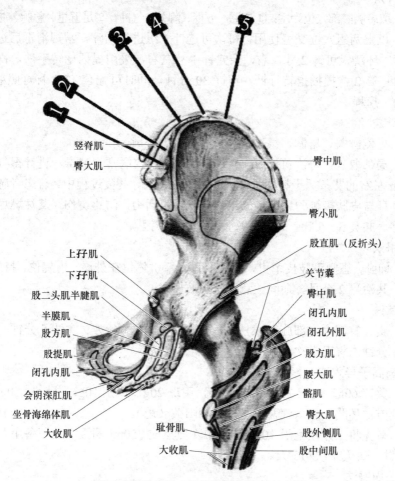

图8-20　臀大肌、臀中肌松解针刀示意图

【针刀术后手法治疗】

针刀术毕，手法拔伸牵引，旋转髋关节3次，在病床上进行间断下肢牵引6周，牵引重量30kg，以使关节间隙增宽，血液微循环得以恢复，有利于软骨的生长发育。

【针刀术后康复治疗】

（一）目的

针刀松解术后康复治疗是根据慢性软组织损伤的理论及慢性软组织损伤病理构架的网眼理论，以及挛缩的部位，进一步使股骨头周围肌群和血供得到恢复，从而促使其早期康复。

（二）原则

小儿股骨头骨骺炎在针刀术后48～72小时后可选用下列疗法进行康复治疗。

（三）方法

1. 毫针法

处方：取患侧髋部穴位为主：①居髎、五枢、髀关、气冲；②足五里、急脉、冲门、环跳。

操作：以上两组穴位交替使用，每次可选针 1 组进行治疗。常规消毒后进针，急脉穴针 0.5 寸，环跳穴可针 2 寸左右，余穴针 1 寸左右，采用提插捻转手法，得气后留针 5 分钟，再行第 2 次提插捻转行针，留针 30 分钟，同时可配合 TDP 神灯照射。每日 1 次，7 次为 1 疗程。

2. 温针法

处方：患侧髀关、居髎、气冲、五枢、急脉、环跳。

操作：局部取穴，每次可选 3～5 穴进行治疗。穴区常规消毒，进针得气后，将截好的约 2cm 左右的艾条插于针柄上，从下端点燃艾条。艾灸过程中，若患者感到局部灼痛，可在针身与皮肤接触的地方垫一纸片，以减缓活力，防止烫伤。艾炷燃尽将灰烬取下再换一炷，共灸 3～5 壮。每日 1 次，10 次为 1 疗程。

3. 牵引法

处方：仰卧，患侧下肢皮牵引，重量 15kg，牵引体位在外展、内旋位，持续 2 小时，每日 2 次，共治疗 2 个月。期间注意观察患肢血供。

4. 推拿法

处方：腰、臀、大腿部施行㨰法 10 分钟、按揉法 5 分钟、拿法 5 分钟、理筋 5 分钟、擦法 5 分钟。每天 1 次×15 天。

5. 中药离子导入法

处方：黄芪 60g，当归 20g，白芍 20g，甲珠 20g，白芷 10g，盐附片 20g；

腧穴处方：环跳（患）、髀关（患）、膝阳关（患）。

操作：首先将上方浸泡于 1000ml 水中，煎熬成 250ml 药液，装瓶备用。然后离子导入 30 分钟，每天 1 次×15 天。

6. 中药内服法

处方：血府逐瘀汤（市售）。

操作：每日 3 次，每次 10ml，可连续治疗 2 周。

7. 康复锻炼法

四向式：6 个×2 组，每天 2 次×150 天。

划圆式：6 个×2 组，每天 2 次×150 天。

击打式：6 个×2 组，每天 2 次×150 天。

后伸式：6 个×2 组，每天 2 次×150 天。

蹬车式：10 分钟×2 组，每天 2 次×150 天。

搓腰式：10 分钟×2 组，每天 2 次×150 天。

搓脚心：10 分钟×2 组，每天 2 次×150 天。

【针刀术后护理】

1. 生活起居护理

首先要做到不让患者负重，只要站立时就要使用双拐杖，即使常人认为很轻的物品，也不要让患者去搬运。可在床上仰卧位，做无负重锻炼。要随时注意防潮湿、防风、防寒冷。

2. 饮食护理

要注意营养均衡，不可偏食。应以含钙质、蛋白质、维生素丰富、以易消化的食物为主，切忌刺激性食物及冰冷的食物。应将饭菜端到患者面前用饭，尽量减少负重走动。

3. 情志护理

要鼓励患者树立信心，保证患者的良好心态和足够的睡眠，行针刀术时，患儿会表现出害怕、恐惧、逃避或不配合的情况，护理人员要加以哄劝，并夸其勇敢，讲一些小故事或拿玩具、食物引逗其分散注意力。

治疗后恢复期的行走锻炼可能会有疼痛，导致患儿产生抵触情绪，不能配合。护理人员要帮助患儿锻炼，鼓励其拄双拐行走，稍有改善即加以表扬，以增强信心，加速康复。

4. 对症处理及护理

（1）医者治疗时要准确熟练，尽量减少患儿的疼痛。

（2）术后按压进针点的同时对患髋关节进行相应手法拔伸，并使其被动曲伸。要以患儿能够耐受为度，手法要轻，不可强行活动。

（3）功能锻炼后配合药物熏洗。

5. 健康教育

加强卫生宣教，让患儿及家长了解本病发生发展的全过程，以便早期发现早期治疗。恢复期制订合理的锻炼计划，循序渐进，持之以恒。本病应早诊断，早治疗，才能收到好的效果。患病期间少站、少走，减轻股骨头受压。

第九章

常见妇儿科疾病临证医案精选

第一节　常见妇科疾病临证医案精选

一、功能失调性子宫出血医案

患者：杨某，女，15 岁，于 2016 年 5 月 9 日来我院就诊。

主诉：经期长，经量多，半年。

现病史：患者半年前因学习紧张，每月月经经期长，9～10 天淋沥不尽，经量大，曾服中西药治疗，稍有好转但停药后，月经仍不正常，遂来我院求诊。

查体：妇科检查未发现明显器质性疾病，基础体温呈单向。

辅助检查：子宫双侧附件 B 超示卵巢增大，子宫内膜增生期改变。

诊断：功能失调性子宫出血。

治疗：不予麻醉，以 I 型针刀分别松解命门、三阴交（双）、关元、膈俞（双）、血海（双）、肾俞（双）穴处电生理路线，拔出针刀后在每个进针刀点指压 20 秒。术后口服抗生素常规预防感染 3 天，并予以灸法治疗。取穴：膈俞（双）、肝俞（双）、肾俞（双）、腰阳关、八髎。操作：取 0.2cm 厚的鲜姜片，用针穿数孔，放在穴位上，然后置 1 黄豆大小艾炷于姜片上点燃，每次施灸 7～10 壮，以施灸处皮肤红润，温润为度，每天 1 次，连续 5 天。48 小时后，嘱患者依功能失调性子宫出血康复操锻炼。

2016 年 6 月 5 日，第一次随诊，患者诉：此次月经，经期正常，但经量仍较大。于 2016 年 7 月 1 日，月经前 5 天依上方予以隔姜灸，每日 1 次，连续 5 天。配合针刺，取穴：命门、关元、百会、肾俞、三阴交、蠡沟、肝俞、夹脊、归来、足三里、脾俞。操作：以毫针刺入，采用补法，先紧按慢提，每 10 分钟刮弹各 1 次，出针扪穴。以上得气后留针 30 分钟。每天 1 次，连续 5 天。

2016 年 10 月 10 日，第二次随诊，患者诉：近 3 个月，月经经期正常，经量恢复正常。

按：针刀医学认为，功能失调性子宫出血的根本原因是电生理系统功能紊乱所引起，用针刀调节电生理线路系统使之恢复正常功能，该病就可治愈。但用针刀治疗前应排除肿瘤等器质性病变以及甲状腺病变等内科疾病引起者。以针刀调节电生理路线，恢复电生理路线正常功能，并以针刺、隔姜灸，调节冲任，温阳补气，故本病得除。

二、痛经医案

患者：凌某某，女，26 岁，博士研究生，于 2016 年 4 月 9 日来我院就诊。

主诉：月经时下腹部绞痛 1 年。

现病史：患者 1 年前因学习紧张每次月经来潮时下腹部绞痛难忍并放射至腰骶部，恶心欲呕，手足发凉，甚至昏厥，两日后自行缓解，经内服中药治疗好转，近 3 个月再次发作，遂来我院求诊。

查体：妇科检查未发现明显器质性疾病。

影像学检查：子宫双侧附件 B 超未见异常。

诊断：原发性痛经。

治疗：在局部麻醉下以 I 型针刀松解 $L_2 \sim L_4$ 横突尖，腰肋韧带在第 12 肋和髂嵴附着部。术后口服抗生素常规预防感染 3 天，并予以灸法治疗。取穴：肝俞、胆俞、期门、支沟、太冲、三阴交、阳陵泉、膈俞。操作：每次取三穴，用艾条温和灸，每穴施灸 30 分钟，每日一次，连续 5 天。48 小时后予以腰骶部推拿治疗，操作：患者俯卧，医者在腰骶部施以揉法 5 分钟，理筋 5 分钟，擦法 10 分钟，侧扳法整复腰骶椎，并嘱其依痛经康复操锻炼。

2016 年 4 月 15 日第二诊：不予麻醉，以 I 型针刀分别松解三阴交（双）、关元、肾俞（双）、足三里（双）、气海、归来（双）、肝俞（双）穴处。术后口服抗生素常规预防感染 3 天。48 小时后依上法予以腰骶部推拿治疗，并依上方予以灸法治疗，连续 15 天。嘱其依痛经康复操锻炼。

2016 年 10 月 16 日第一次随诊：近半年来月经来潮时未觉疼痛。

按语：针刀医学认为，痛经的主要原因是支配盆腔的骶神经受到卡压，引起人体内生化成分的改变所致。故依据针刀医学关于腰腹部弓弦力学系统的解剖结构，以及痛经的网状立体病理构架，第一次松解腰肋韧带起止点和其在横突部的附着点，并以手法整复腰骶椎小关节，使腰骶部恢复动态平衡，解除骶神经受到的卡压。第二次针刀调节相关穴位，恢复人体内生化成分的正常功能，故痛经可得到解除。

三、闭经医案

患者：李某某，女，25 岁，研究生，于 2017 年 3 月 8 日来我院就诊。

主诉：停经半年。

现病史：患者半年前因胆结石服用中药后，出现停经，停药后月经一直未来潮，遂来我院求诊。

查体：妇科检查未发现明显器质性疾病。

辅助检查：子宫及双侧附件 B 超未见异常；内分泌测定示催乳素（PRL）、黄体生成素（LH）及促卵泡（FSH）等激素水平正常。

诊断：继发性闭经。

治疗：不予麻醉，以 I 型针刀分别松解三阴交（双）、关元、血海（双）、肾俞（双）、脾俞（双）、足三里（双）穴。术后口服抗生素常规预防感染 3 天，并予以灸法治疗。取穴：关元、归来、肝俞、胆俞、脾俞、胃俞、八髎。操作：以艾炷隔姜灸，每次选四穴，每穴 3～5 壮，连续 15 天。48 小时后予以腰骶部推拿治疗。操作：患者俯卧，医者在腰骶部施以揉法 5 分钟，理筋 5 分钟，擦法 10 分钟，侧扳法整复腰骶椎，并嘱其依闭经康复操锻炼。

2017 年 3 月 28 日，第一次随诊，患者诉：月经来潮，但经量较少，三天即停。于2017 年 4 月 24 日月经前 5 天依上方予以隔姜灸，每日 1 次，连续 5 天。配合针刺，取穴：关元、三阴交（双）、气海、血海（双）、足三里（双）、太冲（双）。操作：关元、血海用补法，三阴交、气海平补平泻，太冲用泻法，得气后留针半小时，每日 1次，连续 5 天。

2017 年 9 月 20 日，第二次随诊，患者诉：月经来潮，每月准时，经量正常。

按：针刀医学认为，闭经的根本原因是电生理系统功能紊乱所引起，用针刀调节电生理线路系统使之恢复正常功能，该病就可治愈。但用针刀治疗前应排除肿瘤、生殖器官畸形、结核等原因引起者。以针刀调节电生理路线，恢复电生理路线正常功能，并以针、隔姜灸，活血化瘀，温阳补气，故本病得除。

四、慢性盆腔炎医案

患者：赵某某，女，42 岁，干部，于 2017 年 5 月 7 日来我院就诊。

主诉：小腹坠胀伴经期延长 1 年。

现病史：患者近 1 年来时感小腹及腰部坠胀不适，左侧为甚，经期延长淋沥不尽达十余天，易疲劳，周身无力，白带量多，烦躁易怒，睡眠欠佳，遇劳累或月经前后加重，曾在医院进行抗炎治疗，病情好转，月余后复发，遂来我院求诊。

辅助检查：B 超示：子宫后位、均匀性增大，子宫肌层回声均质，内膜线居中，呈线状。双侧附件区未见明显异常。子宫直肠窝可见范围 26～18mm 不规则液性暗区回声。

查体：输卵管压痛，可触及囊性包块，子宫旁片状增厚压痛。

诊断：慢性盆腔炎。

治疗：在 1% 利多卡因局部麻醉下以 I 型针刀分别松解左、右侧第 2、3、4 骶后孔并在 T_{12}～L_2 病理区带范围内找阳性压痛点、条索结节予以切开、刮碎。术后静滴磷霉素 6g，每日 1 次，连续 3 天，预防感染。并配合口服中药治疗，处方：当归 10g、赤芍10g，熟地 10g，川芎 8g，阿胶 10g，艾叶 10g，黄柏 6g，酸枣仁 20g。日服 1 剂，水煎分 2 次服，连服 10 日。

2017 年 5 月 17 日第 2 次针刀治疗，患者诉腰部坠胀感明显缓解，予以第 2 次针刀治疗，继续在 T_{12}～L_2 病理区带范围内找阳性压痛点、条索结节标记后在 1% 利多卡因局部麻醉下以 I 型针刀切开、刮碎。术后静滴磷霉素 6g，日 1 次，连续 3 天，预防感染。并配合口服中药治疗，处方：当归 10g，赤芍 10g，熟地 10g，川芎 8g，阿胶 10g，艾叶10g，黄柏 6g，酸枣仁 20g，制香附 9g，川楝子 9g，延胡索 9g，五灵脂 9g，乌药 9g，枳壳 6g，木香 6g，制乳没各 6g，日服 1 剂，水煎分 2 次服，连服 10 日。

2017 年 5 月 27 日，第一次复诊，患者诉：腰部已无坠胀感，月经正常。口服中药治疗，处方：依上方内服中药，日服 1 剂，水煎分 2 次服，连服 10 日。

2017 年 6 月 6 日，第二次复诊，患者诉：腰部无坠胀感，月经正常，睡眠尚可。

按：针刀医学认为，慢性盆腔炎的根本原因是脊柱区带软组织损伤引起脊柱弓弦力学系统的力平衡失调以及电生理系统功能紊乱，该患者通过针刀整体松解骶后孔和脊柱病理区带范围内的阳性压痛点、条索结节，调节了力平衡失调，破坏慢性盆腔炎形成的网状立体病理构架，从而达到治愈该病的目的。

五、乳腺囊性增生症医案

患者：梅某某，女，36 岁，职员，于 2016 年 9 月 1 日来我院就诊。

主诉：右侧乳房肿痛 3 个月。

现病史：患者 3 个月前于月经前突发右侧乳房胀痛，扪之有硬块，月经后自行缓解，曾内服中药治疗，疗效不显，遂来我院求诊。

查体：患者右侧乳房可扪及数个椭圆形囊性肿块，活动度好，与周围组织分界不清楚。

影像学检查：B 超检查示肿块边缘欠清，血流不丰富，提示为乳腺增生。

诊断：乳腺囊性增生。

治疗：在局部麻醉下，以Ⅰ型针刀分别从 12 点、6 点、9 点、3 点位置刺破乳腺肿块。术后口服抗生素常规预防感染 3 天，并予以艾灸治疗取穴：大椎、肩井（患）、内关（患）、阿是穴。操作：以艾炷每次行雀啄灸法 20 分钟，连续 10 天。48 小时后嘱患者依乳腺囊性增生康复操锻炼。

2016 年 9 月 12 日，第一次随诊：针刀创口已愈合，乳房胀痛明显减轻。予以针刺治疗，取穴：膻中、肝俞、屋翳、乳根、期门、水泉、蠡沟、阿是穴。操作：膻中、肝俞、屋翳、乳根、期门穴用泻法，水泉、蠡沟穴用补法，得气后，留针 30 分钟，日 1次，10 次 1 疗程，连续 3 疗程。

2016 年 10 月 12 日，第二次随诊：患者诉近 1 个月来未觉乳房疼痛，右侧乳房肿块消失。

按：依据针刀医学关于慢性软组织损伤的理论、慢性软组织损伤病理构架的网眼理论，乳腺囊性增生是由于乳腺组织代偿性增生所形成的肿块。针刀治疗是将肿块包膜刺破，使肿块内容物进入组织间隙，人体将其作为异物吸收。同时予以针刺、艾灸治疗以软坚散结，温阳补气，故本病得除。

第二节 常见儿科疾病临证医案精选

一、小儿先天性斜颈医案

患者：田某，女，4 岁，于 2017 年 5 月 3 日来我院就诊。

主诉：头向右侧偏斜 4 年余。

现病史：患儿出生后第三周发现头向右侧偏斜，下颏转向对侧，并在右侧胸锁乳突肌内发现硬而无疼痛的梭形肿物，在当地医院诊断为小儿先天性斜颈，经过按摩、理疗等治疗无效。现在头的偏斜更明显，而且面部两侧不对称。

查体：向右侧偏斜，下颌转向左侧，右侧面部长度变短，两眼和两耳不在同一平面，颈部两侧的肌肉挛缩变硬。

影像学检查：颈部 X 线片示：颈椎呈侧弯畸形，弧度的凹侧朝向右侧。

诊断：小儿先天性斜颈。

治疗：第一次针刀松解胸锁乳突肌起止点及行经途中的粘连、瘢痕：在局部麻醉下应用针刀分别松解胸锁乳突肌胸骨头、锁骨头起点，肌腹挛缩处，以及乳突处止点。术后立即手法拉伸一下胸锁乳突肌，使粘连、瘢痕进一步松解开。抗生素常规预防感染 3 天。术后第三天开始行局部按摩，颈椎牵引治疗。

2017 年 5 月 8 日二诊：在局部麻醉下行颈椎大"T"形针刀松解术。针刀术毕，嘱患者俯卧位，助手牵拉患者肩部作对抗，术者正对头顶，左手前臂尺侧压在病人枕部，右手托住患者下颌作屈颈弹压手法，进一步松解颈部的粘连和瘢痕。颈托固定保护。

2017 年 5 月 13 日三诊：针刀松解双侧第 1~6 颈椎横突的粘连和瘢痕。针刀术后用两点一面手法进一步松解横突处的粘连和瘢痕。48 小时后颈部予以中频治疗，1 次 20 分钟，每日 1 次，连续 3 日；颈椎牵引，牵引重量 15kg，持续 15 分钟，每日 1 次，连续 3 日。

2017 年 5 月 18 日四诊：经过 3 次针刀整体松解，患儿可以很容易地使头颈处于中立位，家长对治疗很满意。嘱继续按摩和颈椎牵引治疗 1 个月。

按：小儿先天性斜颈多数认为是胎儿胎位不正或受到不正常的子宫壁压力，使头颈部姿态异常而阻碍一侧胸锁乳突肌的血液循环，使该肌缺血，导致纤维变性。或者由于在分娩时应用产钳助产等原因，胎儿受到强烈的牵引导致胸锁乳突肌发生血肿、纤维化而引起。因为胸锁乳突肌的挛缩、纤维化牵拉头部使其向患侧偏斜。根据针刀医学的网眼理论，一个点的粘连、瘢痕，如果没有得到好的修复，就会导致一个面的粘连、瘢痕的形成。小儿先天性斜颈虽然是胸锁乳突肌的挛缩、纤维化造成的，但由于胸锁乳突肌的损伤没有得到好的修复，慢慢地就会造成颈深筋膜、颈阔肌、斜角肌的挛缩，最后造成颈椎及上胸椎出现侧弯畸形，弧度的凹侧朝向患侧。

根据针刀医学的网眼理论，小儿先天性斜颈的治疗就不仅仅是松解挛缩的胸锁乳突肌，还应该整体松解颈部的软组织，所以应用到临床，该患者我们仅仅针刀松解治疗了 3 次，就取得了满意的效果。

二、小儿膝内翻医案

患者：周某某，男，9 岁，学生，于 2016 年 6 月 10 日来我院就诊。

主诉：开始学行走时发现膝内翻，并逐渐加重 8 年。

现病史：患者 11 个月学走路时被发现膝内翻，并进行了系统的抗佝偻病治疗无效，膝内翻逐渐加重，现呈明显的 O 型腿畸形，查血钙、血磷、碱性磷酸酶等均正常。

查体：双下肢明显 O 型腿，膝间距 4.0cm。

影像学检查：X 线片示膝内翻角 10°。

诊断：小儿膝内翻。

治疗：第一次针刀松解膝关节前内侧软组织的粘连、瘢痕，在局部麻醉下行针刀松解髌上囊、髌下脂肪垫、髌内外侧支持带、鹅足。术后行短暂膝关节对抗牵引，以进一步拉开膝部的粘连和挛缩，抗生素常规预防感染 3 天。

2016 年 6 月 15 日二诊：针刀松解胫侧副韧带的粘连瘢痕，在局部麻醉下松解胫侧副韧带的起止点和行经路线的粘连瘢痕。术后行短暂膝关节对抗牵引，以进一步拉开膝部的粘连和挛缩，抗生素常规预防感染 3 天。72 小时后膝部予以中频治疗，1 次 20 分钟，每日 1 次。

2016 年 6 月 20 日三诊：经过 2 次针刀整体松解患者 O 型腿明显好转，膝间距为 0。嘱患者加强膝部股四头肌和髋内收肌的锻炼，以加强肌力，增强膝关节的稳定性，防止复发。

2016 年 12 月 21 日复诊：O 型腿完全矫正，X 线片示膝外翻角 5°。

按：小儿膝内翻产生的原因主要为两类：一为病理性因素如佝偻病；二为生活习惯和不良姿势如下地走路太早等等。针刀医学认为不管是那种原因造成的膝内翻，最终的原因还是膝关节周围的力平衡失调造成的。即膝关节内侧的软组织拉力增加，而外侧的软组织拉力不足造成。所以通过针刀整体松解膝关节周围的软组织，恢复下肢的正常力线，而达到治愈该病的目的。

根据针刀医学的弓弦理论，仅通过两次针刀整体松解膝关节周围的软组织，就取得了满意的疗效。膝内翻到底是骨头的问题，还是软组织的问题，这值得大家深思。

三、小儿膝外翻医案

患者：刘某，女，7 岁，学生，于 2016 年 7 月 9 日来我院就诊。

主诉：开始学行走时发现膝外翻，并逐渐加重 6 年。

现病史：患者 1 岁学走路时被发现膝外翻，并进行了系统的抗佝偻病治疗无效，膝外翻逐渐加重，现呈明显的 X 型腿畸形，查血钙、血磷、碱性磷酸酶等均正常。

查体：双下肢明显 X 型腿，踝间距 5.0cm。

影像学检查：X 线片示膝外翻角 20°。

诊断：小儿膝外翻。

治疗：第一次针刀松解膝关节前内侧软组织的粘连、瘢痕，在局部麻醉下行针刀松解髌上囊、髌下脂肪垫、髌内外侧支持带、鹅足。术后行短暂膝关节对抗牵引，以进一步拉开膝部的粘连和挛缩，抗生素常规预防感染 3 天。

2016 年 7 月 16 日二诊：针刀松解股直肌与股中间肌之间的粘连、瘢痕和腓侧副韧带起止点的粘连瘢痕。术后行短暂膝关节对抗牵引，以进一步拉开膝部的粘连和挛缩，抗生素常规预防感染 3 天。72 小时后膝部予以中频治疗，一次 20 分钟，每日 1 次。

2016 年 7 月 23 日三诊：经过两次针刀整体松解患者 X 型腿明显好转，踝间距为 0。嘱患者加强膝部股四头肌的锻炼，以加强肌力，增强膝关节的稳定性，防止复发。

2016 年 10 月 22 日复诊：X 型腿完全矫正，X 线片示膝外翻角 8°。

按：小儿膝外翻产生的原因主要为两类：一为病理性因素如佝偻病；二为生活习惯和不良姿势如下地走路太早等等。针刀医学认为不管是那种原因造成的膝外翻，最终的原因还是膝关节周围的力平衡失调造成的。即膝关节外侧的软组织拉力增加，而内侧的软组织拉力不足造成。所以通过针刀整体松解膝关节周围的软组织，恢复下肢的正常力线，而达到治愈该病的目的。

根据针刀医学的弓弦理论，仅通过两次针刀整体松解膝关节周围的软组织，就取得了满意的疗效。膝外翻的治疗是采取截骨的方法还是针刀的方法，也就是膝外翻到底是骨头的问题，还是软组织的问题，这值得大家深思。

四、小儿屈指肌挛缩医案

患者：胡某某，女，3岁，于2016年10月7日来我院就诊。

主诉：左手大拇指掌指关节不能伸直3年。

现病史：患儿从出生到现在左手大拇指掌指关节都不能伸直，在当地医院诊断为小儿先天性屈指肌挛缩，经过按摩手法治疗不明显，经病友介绍而来就诊。

查体：患者左手大拇指掌指关节固定在屈曲50°，在拇短屈肌上可扣及条索状硬结。

影像学检查：X线片未见异常。

诊断：小儿先天性屈指肌挛缩。

治疗：第一次在局部麻醉下用Ⅰ型针刀，首先在掌侧面拇短屈肌上条索状硬结的近端0.5cm松解，可将屈指肌纤维切断少许并从骨面剥离。术后立即行专用手法治疗并固定。抗生素常规预防感染3天。

2016年10月14日二诊：在局部麻醉下用Ⅰ型针刀，首先在掌侧面拇短屈肌上条索状硬结处松解，将屈指肌纤维切断少许并从骨面剥离。术后立即行专用手法治疗并固定。抗生素常规预防感染3天。

2016年10月21日三诊：在局部麻醉下用Ⅰ型针刀，首先在掌侧面拇短屈肌上条索状硬结远端0.5cm处松解，将屈指肌纤维切断少许并从骨面剥离。术后立即行专用手法治疗，手法结束患者的左手大拇指就可以伸直，在伸直位固定。抗生素常规预防感染3天。

2017年4月20日复诊：患儿左手大拇指屈伸自如，家长非常满意。

按：小儿先天性屈指肌挛缩多是由于胎儿胎位不正，受到子宫壁不正常的压力，使手部姿势异常，造成屈指肌缺血挛缩变性所致。如果用开放性手术治疗，不仅损伤大而且手术造成的瘢痕挛缩有可能还会加重屈指肌挛缩。针刀医学把开放性手术变成了闭合性手术，把大创伤变成了微创甚至几乎无创。本病例经过短短三次针刀治疗，就取得了如此效果，针刀医学的发展刻不容缓啊！

五、小儿股骨头骨骺炎医案

患者：何某某，男，9岁，于2016年9月8日来我院就诊。

主诉：右侧髋关节侧间歇性疼痛4年，加重半年。

现病史：患者4年前出现右侧髋关节疼痛，时轻时重，并向膝关节和大腿内侧放射，随活动而加重，休息后缓解。因疼痛不是太厉害，被家长忽视，最近半年来疼痛加重，走路有轻微跛行。在当地医院确诊为小儿股骨头骨骺炎，治疗效果不明显而来我院就诊。

查体：右髋轻度内收，外展明显受限，内收肌痉挛，内旋也受限，但屈伸、内收活动良好，股四头肌萎缩。

影像学检查：髋关节X线片示可见股骨头密度增加，骨骺出现扁平，干骺端增宽，有囊性变，骺板也增宽，股骨头骨骺软骨下方可见线样裂隙。

诊断：小儿股骨头骨骺炎。

治疗：第一次针刀松解髋关节前侧关节囊及内收肌起点的粘连和瘢痕：全麻下应用Ⅱ型弧形针刀分别松解髋关节髂股韧带及髋关节前面关节囊，耻骨肌、长收肌、短收肌、股薄肌起点。针刀术毕，手法拔伸牵引，旋转髋关节2～3次，在病床上进行间断下肢牵引6周，牵引重量30kg，以使关节间隙增宽，血液微循环得以恢复，有利于软骨的生长发育。抗生素常规预防感染3天。

2016年9月15日二诊：针刀松解髋关节后外侧关节囊及股二头肌起点的粘连和瘢痕。全麻下应用Ⅱ型弧形针刀分别松解髋关节外侧关节囊、后侧关节囊以及股二头肌坐骨起点。针刀术毕，手法拔伸牵引，旋转髋关节2～3次，抗生素常规预防感染3天。

2016年9月22日三诊：针刀松解臀大肌、臀中肌起点处的粘连和瘢痕。局部麻醉下用Ⅰ型防滑针刀松解臀大肌起点前、后部的挛缩点，臀中肌起点前、中、后部的挛缩点。针刀术毕，手法拔伸牵引，旋转髋关节2～3次，抗生素常规预防感染3天。口服柔筋散5g每次，一日3次，连用3个月。

2016年12月15日复诊：患者自述疼痛缓解，髋关节活动自如。查体：右髋内收、外展、内旋正常，屈伸自如。嘱患者坚持功能锻炼，口服补肾强骨的中药汤剂，1个月服药7天，用1年。

2017年3月14日复诊：患者活动如常人。X线片显示：右髋关节基本正常。

按：依据针刀医学关于髋部弓弦力学系统的解剖结构，以及小儿股骨头骨骺炎的网状立体病理构架，松解髋部静态弓弦力学单元及髋关节周围浅层皮肤、筋膜、肌肉等软组织的粘连瘢痕，及髋关节前方及后方关节囊，使患者髋关节的血供恢复，股骨头修复加强。

针刀术后予以手法和中药，可以起到通经活络、行气止痛之功效，并能对周围软组织起到一定松解作用，从而能缩短疗程，减轻患者痛苦，使髋关节尽快恢复动态平衡状态。

该患者在多种致病因素的作用下，使髋关节弓弦结合部周围的肌肉、肌腱、韧带、筋膜、关节囊等软组织出现广泛粘连、挛缩、瘢痕，使关节内产生高应力而导致关节内力学平衡失调，关节软骨破坏而致股骨头坏死。根据慢性软组织损伤病理构架的网眼理论，以上三次针刀松解术以及术后手法、康复锻炼从根本上破坏了小儿股骨头骨骺炎的病理构架，从而恢复了髋关节的力学平衡状态，恢复股骨头的血供，故能最终消除疼痛，使髋关节活动自如，股骨头修复如常。

第十章
常见妇儿科疾病临床研究进展

一、痛经

1. 针刀治疗

陆凤美[1]使用超微针刀治疗痛经取得疗效。治疗点为右侧大转子治疗点。操作方法：患者俯卧位，暴露治疗部位，常规消毒，医者戴一次性乳胶手套，双手配合，用超微针刀刺入第 1～3 腰椎棘突旁结节，进针 0.3～0.5cm，切断筋膜结节，切割 1～3 次出针，检查结节大部分消除即可；侧卧位行右侧大转子点治疗，方法同上。隔日 1 次，3 次为 1 个疗程。结果治疗 1 次后，骨盆高低已不明显，小腹部隐痛基本消除；第二次治疗后，腰椎曲度正常，骨盆高低大小一致，小腹部疼痛消除。10 余日后电话随访，诉月经已过，此次月经期间无痛经现象，经量及色质正常。

孟波等[2]使用针刀整体松解术治疗原发性痛经 29 例，效果满意。分 3 次治疗：第一次针刀整体松解腰段脊柱软组织的粘连瘢痕。患者俯卧位，腹部置棉垫。选取 L_3、L_4、L_5 棘突、棘间、横突，骶正中嵴及骶骨后面定点，每个治疗点用 1%利多卡因注射液 1ml 局部浸润麻醉。松解棘突及棘间时：使用汉章 I 型 4 号针刀，刀口线与脊柱纵轴一致，按四步规程进针刀，经皮肤、皮下组织，直达棘突骨面，纵疏横剥 3 刀，然后贴骨面向棘突两侧分别用提插刀法切割 3 刀，深度 0.5cm；再退针刀到棘突表面，调转刀口线 90°，沿棘突上缘用提插刀法切割 3 刀，深度 0.5cm。松解横突时：使用汉章 I 型 3 号针刀，刀口线与人体纵轴一致，针刀经皮肤、皮下组织、胸腰筋膜浅层、骶棘肌达横突骨面，沿横突骨面向外到横突尖部，沿骨缘用提插刀法切割 3 刀，深度 0.5cm。松解骶正中嵴及骶骨后面时：使用汉章感受区，激活内源性镇痛系统释放阿片类物质如 β-内啡肽（β-EP）、脑啡肽（ENK）、强啡肽（DYN）等和促进神经元释放 5-羟色胺、去甲肾上腺素、多巴胺、乙酰胆碱等神经递质，增强镇痛效果。因此，针刺腰腿部感觉中枢头针的对应点，既能疏通经络，又能刺激感觉中枢，故疗效显著。

王素梅等[3]使用针刀治疗痛经 56 例，效果满意。在小腿内侧足内踝尖上 3 寸，胫骨内侧缘后方处进针刀，刺入 1 寸，纵行剥离 2～3 下；在腰部第 2 腰椎棘突下，旁开 1.5 寸处进针刀，刺入 1 寸，纵行剥离 2～3 下；在下腹部前正中线上，当脐中下 3 寸处进针刀，刺入 0.8 寸，纵行剥离 2～3 下；在下腹部前正中线上，当脐中下 1.5 寸处进针刀，刺入 1 寸，纵行剥离 2～3 下；在下腹部脐中下 4 寸，距前正中线 2 寸进针刀，刺入 1 寸，纵行剥离 2～3 下；在背部第 9 胸椎棘突下，旁开 1.5 寸处进针刀，刺入 1 寸，纵行剥离 2～3 下。以上方法均在经行前 1 周治疗，每月 1 次，1 次为 1 疗程。1～2 个疗程疼痛消失者为治愈，16 例，占 28.6%；3～4 个疗程疼痛消失者为显效，20 例，占 35.7%；5～6 个疗程疼痛未消失，但减轻者，为有效，15 例，占 41.7%；5～6 个疗程疼痛未减轻者为无效，5 例，占 13.9%。

刘惠敏等[4]使用针刀整体松解术治疗原发性痛经 43 例，效果满意。第一次针刀松腰部软组织病变点：患者取俯卧位，腹部垫薄枕，充分暴露腰部皮肤，主要松解 L_3、L_4、L_5 棘突点、左右横突点，骶棘肌起点在骶正中嵴处及其两侧各 2cm 处髂腰韧带起止点的粘连瘢痕；第二次针刀松解双侧内收肌起点的病变点，43 例患者经针刀治疗后疗效显著。

谭四兰等[5]用针刀治疗痛经 87 例，效果满意。根据压痛点不同部位，采取相应体位，严格无菌消毒后，铺无菌孔巾，利用 1%利多卡因局部麻醉后，利用汉章牌 4 号 0.8 一次性针刀，严格按照四步进针法进针刀，找到相应病变点，行纵疏横剥后出针，用无菌纱布压迫针孔治疗后常规消毒，无菌创可贴敷贴覆盖，术后相应部位行手法松解治疗，术后口服布洛芬缓释胶囊至疼痛消失，以月经来潮第一日开始治疗，每月 1 次，3 次为 1 疗程。87 例患者经针刀治疗后总有效率为 100%。

2. 针刀结合骨盆矫正术

王荣国[6]用针刀结合骨盆矫正治疗原发性痛经 3 例，效果满意。3 例患者均先行针刀松解术，再行骨盆矫正治疗。针刀松解术：患者取俯卧位、侧卧位，在相应压痛敏感部位标记后，常规消毒，1%利多卡因行局部浸润麻醉，严格遵守刀口线与肌纤维走行平行的原则进针刀，到达硬结部位后行纵行疏通剥离，再"伞型"寻找硬结点作疏通剥离，松解彻底后出针刀，挤出淤血后，干棉球按压 2 分钟，创可贴贴敷刀口。骨盆矫正术：参考郜志广《脊椎矫正技术图解》中骶骨和髂骨矫正中的相应手法治疗。结果 3 例患者均经过 2 次治疗后疼痛基本消失，随访 3 个月，疼痛未诉加重。其中 2 号和 3 号患者月经量较治疗前增多，血块消失。

3. 针刀结合中药治疗

遇雯[7]用针刀配合中药治疗原发性痛经 24 例，效果满意。治疗组采用针刀配合口服中药汤剂治疗，对照组采用口服中药汤剂治疗，全部患者连续治疗 2 个月经周期，治疗结束后 3 个月根据随访结果，进行疗效评价。①针刀治疗方法：针刀选择苏州医疗用品厂有限公司生产的华佗牌针刀，直径 0.5mm，长度 50mm。在经前 2～3 日开始治疗，1 周治疗 1 次，连续治疗 2 个月经周期。患者采用俯卧位和仰卧位，常规消毒。主穴选择肾俞、足三里、三阴交、中极。配穴可选择归来、天枢、阳陵泉、脾俞、肝俞等穴。治疗时，除主穴外可随证加减 2～3 个配穴。施行针刀松解术。除肝俞、脾俞穴斜刺入 0.5 寸左右外，其他穴位均垂直刺入 1 寸左右，达骨骼肌、骨骼或韧带之间，与针灸穴位所至之处基本一致，纵行扇形切割 2～3 刀，局部仅有酸、麻、胀的感觉。针刀术毕，拔出全部针刀，创可贴覆盖针眼。嘱患者创口处保持干燥。②中药汤剂治疗方法：口服中药采用温经汤加减，日 1 剂，分早晚 2 次饭后 1 小时温服。在经前 2～3 日开始服用，连服 7 日，连续治疗 2 个月经周期。24 例患者经治疗后总有效率为 95.83%。

参考文献

[1] 陆凤美，许绍菲. 超微针刀治疗特殊病例举隅[J]. 光明中医，2017，32（8）：1186-1187.

[2] 孟波，张平. 针刀整体松解术治疗原发性痛经临床观察[J]. 实用中医药杂志，2017，33（9）：1075.

[3] 王素梅，张智. 小针刀治疗痛经56例[J]. 中国美容医学，2012，21（1）：418.

[4] 刘惠敏，张佳. 针刀整体松解术治疗原发性痛经的临床观察[J]. 中医伤残医学，2014，22（18）：93-94.

[5] 谭四兰，欧阳粤平，余满华. 针刀治疗原发性痛经的软组织病学探讨[J]. 医学信息，2014，27（6）：141-142.

[6] 王荣国. 针刀结合骨盆矫正治疗原发性痛经3例[C]. 2011中国针灸学会年会论文集，2011：7-9.

[7] 遇雯. 针刀配合中药治疗原发性痛经24例疗效观察[J]. 世界中西医结合杂志，2017，12（9）：1245-1248.

二、乳腺囊性增生症

1. 针刀治疗

李鹏程等[1]运用针刀治疗乳腺囊性增生病68例。第一步为针刀穴位治疗。在两乳头连线的中点，平第4肋间处定点，使用汉章针刀Ⅰ型4号，刀口线与前正中线平行，针体垂直刺入达骨面，横行剥离2～3下。在患侧天宗处，刀口线与脊柱纵轴平行，针体与背平面垂直刺入1cm，横行剥离2～3下。在患侧肩井处，刀口线与肩胛骨平行，针体与进针部位平面垂直刺入0.5cm，横行剥离2～3下。在乳根处，刀口线与前正中线平行，针体垂直刺入达第5肋上缘，纵行剥离2～3下，速度宜慢。第二步为针刀松解局部组织。在乳腺肿块中央或压痛最明显处定点，常规消毒，严格无菌操作，刀口线与乳腺管方向平行，左手固定肿块，食指尖压紧定点部位皮肤，使之不再移动，针刀沿食指指甲加压刺入，进行通透剥离和放射状剥离各2～3下，硬结处小心切开。出针后压迫针孔3～5分钟，无菌纱布覆盖。治疗每周1次，共2～4次。本组患者中，2次治疗后肿块及症状消失者32例，3次治疗后肿块及症状消失20例，4次治疗后肿块及症状消失者16例。观察6～12个月无复发。

彭林顺等[2]运用针刀治疗乳腺囊性增生病23例。患者仰卧位，上肢自然平放，术者检查乳房结节与包块，做好标记，并常规消毒。用汉章4号针刀，左手拇、示指固定肿块，右手持针刀快速刺入，当针刀下有阻力感时，慢慢切开。当针刀下有空、轻、松感时，将针刀提至皮下，针体斜15°刺入，针刀下有阻力感，慢慢切开。上下左右各一针刀，拔出针刀，压迫刀口1分钟，敷创可贴防止感染。小肿块只扎1支针刀，大肿块扎2支针刀，7日治疗1次。1次治愈13例，2次治愈4例，3次治愈6例。随防1年，17例肿块消失，乳房无疼痛，6例肿块明显缩小，无疼痛不适。

李现德等[3]运用针刀治疗乳房囊性增生症22例。患者取仰卧位，上肢自然平放。术者查乳房结节与包块，用紫药水做标记。常规消毒、铺巾，用5ml注射器、6号针头，对每个痛点注射利多卡因2ml。注射时会有阻力感，个别注射时乳头部流出药液，这时，将针尖略移动。出针后，按原针眼垂直进针刀，当针刀到结节位置时，边进刀边进行纵行剥离，刀口线以乳头为中心呈放射状，达至胸大肌。针刀无夹针感、阻力感时，抽出针刀。针眼贴创可贴以防感染。1 次治愈 17 例，2 次治愈 5 例。

类玮玮[4]用针刀联合消乳散结胶囊治疗乳腺增生 124 例，效果满意。患者仰卧位，双手抱头，使两侧乳房充分暴露，确定乳腺肿块中央或压痛点最明显处定点标记，常规消毒，选用Ⅰ型针刀，双手配合，左手固定肿块，食指压紧定点部位皮肤，刀口线与乳腺导管方向平行，右手持针刀沿左手食指指甲边缘加压刺入，通透剥离和纵行剥离 2～3 下；两乳头连线中点处，刀口线与前正中线平行，针体垂直刺入达骨面，横行剥离 2～3 下，出针后压迫针孔，无菌纱布覆盖。每周 2 次，4 周为 1 个疗程。口服中成药消乳散结胶囊 1.2g，日 3 次，口服，4 周为 1 个疗程。124 例患者经治疗后总有效率 93.54%。

种书涛[5]用针刀疗法治疗乳腺增生病 32 例，效果满意。选穴：大椎、肩井（双）、天宗（双）、肝俞（双）。取坐位或俯卧位。充分暴露施术部位，严格消毒，铺无菌洞巾，戴无菌手套，采用汉章牌针刀Ⅰ型 4 号。按四步进针法刺入 1～1.5cm，先切割 2 刀，再纵行疏通、横向挑拨各 2 次。大椎穴，刀口线与脊柱的纵轴一致，向斜上方刺入，先切割 2 刀，再纵行疏通、横行挑拨；肩井穴，刀口线与斜方肌走行一致刺入，先切割 2 刀，再纵行疏通、横向挑拨，然后调转刀锋，使刀口线与冈上肌走行一致，先切割 2 刀，再纵行疏通、横向挑拨；天宗穴，刀口线与冈下肌走行平行刺入，先切割 2 刀，再纵行疏通、横向挑拨；肝俞穴，刀口线与脊柱平行刺入，先切割 2 刀，并纵行疏通、横向挑拨，再调转刀口线与脊柱成约 75°角切割 2 刀，并纵行疏通、横向挑拨。出针，无菌敷料按压针孔片刻，创可贴敷盖针眼。治疗结束。一星期治疗 1 次，经净后始治，经来则停止治疗。3 次为 1 个小周期，12 次为 1 疗程。注意事项：疏通、挑拨时针体尽量靠近皮肤；如果穴位有阳性结节等反应物，可切割 2～3 刀；针刺深度不可过深，为 1～1.5cm。经过 3 次至 1 个疗程治疗，32 例患者临床治愈 20 例，好转 10 例，无效 2 例，总有效率为 93.75%。

伟剑强等[6]用针刀松解脊柱区条索状结节治疗乳腺增生病 22 例，效果满意。患者取俯卧位。定点，在脊椎两侧或横突末端寻找条索状结节和压痛点，一般选 4～8 点，用甲紫药水作标记。在进针点上常规消毒，铺无菌小孔洞巾，按针刀操作规程，使刀口线与脊柱纵轴平行、垂直于皮肤进针，达横突骨面后，使针体稍倾斜，滑向横突末端，先纵行切割，然后再横行剥离，接着调转刀锋，使刀口线与肌纤维垂直，横切 2～3 刀出针。注意进针不要过深，以免刺入胸腔。辅助治疗：患者坐位，令其两手交叉扣住，置于颈部，医者以一侧膝部抵住患处脊椎，嘱患者略向前倾，医者两手同时扳患者双肘向后上方对抗牵引，调整脊柱微小移位。以上治疗五日 1 次，嘱患者每天扩伸胸背 1～2 次，每次 1～3 分钟。结果 22 例患者，其中显效 13 例，有效 9 例，总有效率 100%。

2. 超微针刀治疗

徐宏[7]用超微针刀治疗乳腺增生 115 例，效果满意。（1）针刀组：基础治疗：心理疏导及口服中成药消乳散结胶囊，每次 3 粒、每日 3 次。超微针刀：治疗点①T_3、T_4 同侧棘突旁；②膻中穴附近筋节点；③乳房下方乳根穴附近筋节点；选用 0.4mm×25mm 的超微针刀，患者暴露治疗部位，常规消毒，双手配合，左手按压结节点，右手持刀，进刀深度 0.5cm，切断筋膜结节，出刀后用干棉球按压伤口 1 分钟，每周 2 次，治疗周期为 5 周；（2）常规组：采用心理疏导及口服中成药消乳散结胶囊，方法及药物同针刀组。两组临床随访观察周期为 5 周，5 周后行乳腺触诊、红外线乳透、乳腺彩超检查。

针刀组总有效率为 85.2%，常规组总有效率为 68.5%。

董林侠[8]用超微针刀疗法治疗乳腺增生 36 例，效果满意。施治部位及准备：大椎、肩井（同侧）、膻中、厥阴俞穴（同侧）或附近筋结点。充分暴露施术部位，严格消毒，戴无菌手套。针刺方法：进针时，刀锋要与肌肉走行方向一致，纵行进针，扇形切割 1 刀，纵行疏通、横行挑拨各 1 次。如穴位附近找到阳性结节，操作时一手挤压筋结点，固定，一手下针切割 1 次并穿透结节。出针后用无菌棉球按压针孔，也可用创可贴覆盖。操作时注意纵行进针，不可横行切断肌丝，针体刺入深度不可过深（1～1.5cm），如果穴位有阳性结节等反应物，针体亦不可穿透结节过深，以防伤及血管或神经。3 日治疗 1 次，3 次为 1 个小周，9 次为 1 疗程避开月经期。经过 3 次至 1 个疗程治疗，36 例患者临床治愈 24 例（66.67%），好转 8 例（22.23%），无效 4 例（11.1%），总有效率达 88.9%。

王远庆[9]用超微针刀立体松解术联合 PPDO 微创埋线治疗乳腺增生 30 例，效果满意。根据椎体移位的相应节段和脊柱弓弦理论选定治疗点。①超微针刀立体松解术治疗点：a 点：C_6、C_7 棘突旁筋结点；b 点：C_7 横突尖上方筋结点；c 点：$T_{3\sim6}$ 棘突旁筋结点；d 点：锁骨下窝处第 1 肋间隙近胸骨柄处筋结点；e 点：喙突筋节点；f 点：第 1～6 肋间隙处近胸骨端处筋节点；g 点：胸骨体中下 1/3 筋结点；h 点：第 1 肋间隙，前正中线旁开 4 寸点。②超微针刀立体松解术操作方法：对 a、b、c 点进行超微针刀治疗时，患者取俯卧位，颈前屈，两手叠压置于前额下，暴露治疗部位，术者站在患者正前方。常规消毒，戴无菌手套，按超微针刀进刀法操作。对 a、b 点进行治疗时，左手拇指摸准局部筋节点，刀口线与身体纵轴平行，沿左手拇指指甲边缘进针 0.5～1cm，呈扇形切割 2～3 刀，当感觉到指下的痉挛结节已缓解或消除时出刀，用干棉球按压针眼 1 分钟即可；对 c 点进行治疗时，刀口线与指下筋节的走行方向垂直进行切割、剥离松解，在结节或钙化点上重点松解。d、e、f、g、h 点治疗时患者取仰卧位，术者站在患者右侧前方。d、e、f、g 点治疗方法同 a、b 点，术毕用拇指指腹将局部发生粘连的特殊筋膜彻底松解。对 h 点进行治疗时刀口线与身体纵轴平行，进刀深度约 0.1cm，为确保安全，术者将库房穴处的特殊筋膜下拉到第 2 肋骨骨面，左手食指置于第 1 和第 2 肋骨间隙，中指置于第 2 和第 3 肋间隙，在第 2 肋骨骨面探索式缓慢进刀，当出现黏滞感时，即到达特殊筋膜层。其余操作方法同 a、d 点。术后每个刀口敷创可贴，超微针刀每周治疗 1 次，4 次为 1 个疗程。要求术者熟练掌握解剖知识，把握进针深度，不可穿过胸腔等组织，以免损伤胸膜和脏器，并且要严格消毒，严防感染。每周治疗 1 次，4 次为 1 个疗程。共治疗 3 个疗程，随访 6 个月观察疗效。30 例患者针刀治疗后总有效率为 96.7%。

3. 针刀结合中药治疗

陈旻等[10]用针刀结合中药治疗乳腺增生病 43 例，效果满意。患者取仰卧位，上肢自然平放，术者检查乳房结节与包块，做好标记，常规消毒，术者戴无菌手套，辅无菌洞巾，标记处注射 2%利多卡因 1～2ml，用汉章 4 号针刀，左手拇、食指固定肿块，右手持针刀快速刺入，当针刀下有阻力感时，慢慢切开，针刀方向与乳头呈放射状，当针刀下有空、轻、松感时，止针，然后将针刀提至皮下，针体斜 15° 刺入，针刀下有阻力感，慢慢切开，上下左右各 1 针刀，拔出针刀，压迫刀口 1 分钟，防止出血，敷创可贴防止感染。小肿块只扎 1 针刀，大肿块扎 2～4 针刀，7 日治疗 1 次。中药治疗基础方：桃仁 10g、红花 8g、当归 15g、赤芍 15g、熟地 15g、川芎 10g、桔梗 30g、柴胡 15g、茯苓 18g。肝郁气滞型加青皮 30g、香附 30g、丹参 10g，或者乳香 10g、没药 10g；冲任失调型加仙灵脾 12g、仙茅 10g、或者鹿角霜 6g、菟丝子 12g、益母草 15g；痰瘀凝结型加黄芪 12g、白术 10g、水蛭 3g、土鳖虫 3g，或者三棱 10g、莪术 10g。每日 1 剂，1 次针刀手术和 7 剂中药为 1 疗程，连续 2 疗程后休息 1 周。本组 43 例，1 疗程治愈（肿块基本消失，乳房无疼痛）9 例，占 20.9%；2 疗程治愈 35 例，占 81.4%；3 疗程治愈 42 例，占 97.6%；1 例肿块明显缩小，无疼痛不适。随访半年，无复发。

4. 针刀结合艾灸治疗

彭桂平等[11]用针刀联合艾灸治疗乳腺增生症 35 例，效果满意。①针刀：患者取仰卧位，双手抱头，两侧乳房充分暴露，两侧各选择一处压痛最显著的包块定位，常规消毒、局麻后，戴无菌手套、铺无菌洞巾，使用一次性 0.8mm×50mm 无菌平刃针刀操作（操作时避免损伤周围血管和神经），在定位处医生将平刃针刀穿刺进入皮肤，根据肿块的形态、大小，继续进针将针刀刺入病灶，然后沿着刀口线的纵轴方向连续切割 3～5 刀，每次切割后停顿约 10 秒再进行下一针刀的切割，感觉针刀处放松后即可拔出针刀，用无菌纱布按压针孔防止出血，无出血后用胶带粘贴，无菌敷料固定，24 小时之内防止沾水，同时防止治疗部位出汗过多，保持针孔清洁。每周进行一次针刀切割，连续 3 周为 1 个疗程，1 个疗程后休息 1 周，总共治疗 3 个疗程。行针刀操作时需避开月经期。②艾灸：准确定位膻中、乳根、肩井、少泽、期门穴，在距离穴位皮肤大约 1.5～3.0cm 处用一端燃烧的艾条熏灼，使局部皮肤毛细血管扩张及病人出现温热感，避免出现烧灼疼痛感觉，每个穴位每次熏灼 10～15 分钟。每月连续灸 10 日为 1 个疗程，1 个疗程结束后休息至下个疗程开始，总共 3 个疗程。治疗组总有效率 100%，其中痊愈 19 例，显效 14 例，有效 2 例。

5. 针刀结合穴位埋线治疗

郭玉峰[12]用针刀配合穴位埋线治疗乳腺增生症 30 例，效果满意。①针刀疗法：取督脉及胸椎棘突旁开 1.5 寸处，左右均取，让患者俯卧在治疗床上，寻找压痛点，用龙胆紫做好标记，逐点常规消毒。术者戴无菌手套，利多卡因逐点注射 1ml，用 4 号针刀，刀口线与进针部位的组织纤维方向平行，垂直于皮肤进入，至肌筋膜层、肌层，遇到阻力或条索时分别行切、割、剥离至无阻力感，出针按压至无出血。敷创可贴，休息 7 日，3～5 次为 1 疗程。②穴位埋线疗法：针刀治疗 7 日后选用穴位埋线疗法，取穴：主穴：天宗（双）、肩井（双）、膻中、太冲（双）。操作方法：选用北京任晓艳穴位埋线医学研究中心提供的一次性无创埋线针，拟埋线穴位以 75% 酒精消毒，将针芯后拉约为 2cm，提取一段医用可吸收线放置在埋线针针管的前段，左手拇食指绷紧或提起进针部位皮肤，右手持针，刺入到所需要深度，当出现针感后边推针芯，边退针管，将线体埋填在穴位的皮下组织或肌层内，出针后，针孔处敷医用胶贴，15 日埋线 1 次，3～5 次为 1 疗程。经治疗后 30 例显效 8 例，有效 20 例，无效 2 例。

参考文献

[1] 李鹏程，陈香兰. 小针刀治疗乳腺囊性增生病 68 例[J]. 中国厂矿医学，2002，15（6）：504.

[2] 彭林顺，彭海洲. 小针刀治疗乳腺囊性增生病 23 例[J]. 河北中医，2001，23（5）：357.

[3] 李现德，张天顺. 小针刀治疗乳房囊性增生症[J]. 前卫医药杂志，1996，13（2）：115.

［4］ 类玮玮. 针刀联合消乳散结胶囊治疗乳腺增生的临床研究[J]. 光明中医，2017，32（1）：99-101.

［5］ 种书涛. 小针刀疗法治疗乳腺增生病 32 例[J]. 上海针灸杂志，2006，25（9）：17-18.

［6］ 韦剑强，王玉珠. 小针刀松解脊柱区条索状结节治疗乳腺增生病 22 例的远期疗效及机理探讨[C].
首届国际针刀医学学术交流会论文集，1999：318-319 .

［7］ 徐宏. 超微针刀治疗乳腺增生临床疗效观察[J]. 航空航天医学杂志，2015，26（8）：921-922.

［8］ 董林侠. 超微针刀疗法治疗乳腺增生病 36 例[J]. 内蒙古中医药，2014，9（41）：74.

［9］ 王远庆. 超微针刀立体松解术联合 PPDO 微创埋线治疗乳腺增生 60 例[J]. CJCM 中医临床研
究，2016，8（16）：26-29.

［10］ 陈旻，何伟力，楼雪莉. 针刀结合中药治疗乳腺增生病 43 例[J]. 中国中医药科技，2013，20
（3）：306.

［11］ 彭桂平，叙春. 小针刀联合艾灸治疗乳腺增生症 35 例[J]. 福建中医药，2014，45（5）：45.

［12］ 郭玉峰. 小针刀配合穴位埋线治疗乳腺增生症 30 例[J]. 四川中医，2011，29（8）：121.

三、慢性盆腔炎

1. 单纯针刀治疗

成树江等[1]运用针刀治疗慢性盆腔炎患者 136 例，显效率达 89.7%。具体方法：依据胸腰段 X 线片，了解 T_{12}、L_1、L_2 椎体有无移位情况，找到病变椎体，在此椎体上、下棘间韧带，左、右关节突关节囊定 6 个点，刀口线与人体纵轴平行，垂直刺入，按骨关节移位方法进行松解；如果有阳性压痛点、条索结节在 T_{12}、L_1、L_2 病理区带范围内，或者在骶骨孔周围，可以在此处进针刀，刀口线和阳性点纵轴平行，垂直刺入，条索和硬结者切开、刮碎。136 例患者经针刀治疗后，临床治愈 86 例，显效 36 例，好转 14 例，总有效率 100%。

2. 水针刀治疗

王竹珍等[2]运用水针刀药磁线四联治疗慢性盆腔炎患者 30 例，治愈 4 例，显效 18 例，好转 8 例。具体方法：将 1%利多卡因 2ml、胎盘组织液 2ml、鱼腥草注射液 2ml、阿米卡星 0.2g，组合成水针四联。含妇炎平药磁医用线 1 条（南阳水针刀研究院制），按吴氏九区线疗四联三刀法分别在病人生殖区（①骶后孔外缘；②骶脊外缘；③尾骨根部背面、骶管裂孔外缘）留线。皮肤常规消毒后取留线的水针刀，在治疗区斜形进针刀，推注水针四联。然后在局部充分摇摆剥离，左右各三刀。当病人有酸、胀感时边推线边退水针刀，将药磁线送入治疗点的肌筋膜层。水针刀退出后，消毒针眼，贴创可贴。同时给予整脊手法，充分舒展线疗，松解病变区肌筋膜。每月月经干净 3～5 日治疗 1 次，3 个月为 1 个疗程。30 例患者经针刀治疗 90.0%治愈。

3. 针刀结合中药灌肠治疗

杨晓梅[3]采用益气扶正高位灌肠法结合针刀治疗慢性盆腔炎，效果显著。针刀法治疗细节：①根据影像检查找到病变椎体，在此椎体上、下椎体的棘间韧带和左、右关节囊定六个点，刀口线与人体纵轴平行，垂直刺入，按骨关节移位方法进行松解。②如有阳性压痛点、条索结节在病理区范围内，或者在骶尾孔周围，可以在此处针刀，刀口线和阳性物纵轴平行，垂直刺入，条索和硬结者务必切开、刮碎。③未发现骨关节移位，也未找到阳性物者，属于单纯生理功能紊乱，在脐下方 3 寸处定一点，刀口线和人体纵轴平行，针体与皮肤平面垂直刺入 0.8cm，纵行剥离 2～3 下。每日 1 次，连用 10 日。在针刀治疗的基础上采用自拟中药汤剂，方剂：马鞭草 9g、油枯灯草 9g、垂盆草 27g、蛇舌草 20g、苦参 15g、仙灵脾 10g、没药 10g、红花 10g、苏木 10g、土鳖虫 10g、白术 9g、桂枝 9g、透骨草 9g、皂角刺 12g、花粉 9g，煎汁 150ml 待药温达到不烫手时，待患者排空大小便后取左侧卧位，双膝屈曲，臀部抬高 20cm 用石蜡油棉签润滑肛门周围，将导尿管插入患者肛门深约 20cm，将药液缓缓注入。保留时间越长越好，其间患者休息 1 小时，治疗结束。每日 1 次，10 日为一疗程，经期停止灌肠治疗。结果 30 例患者经治疗后总有效率 92%。

参考文献

[1] 成树江，周翔，史晨晓. 针刀治疗慢性盆腔炎临床研究[C]. 全国针刀医学学术交流大会论文集，2005：387-391.

[2] 王竹珍，谢柏如，胡卫东. 水针刀药磁线四联治疗慢性盆腔炎临床研究[J]. 中国基层医药，2003，10（8）：776-777.

[3] 杨晓梅. 益气扶正高位灌肠法结合针刀治疗慢性盆腔炎临床疗效观察[J]. 河北医学，2017，23（5）：852-854.

四、先天性斜颈

1. 针刀治疗

龙春尧等[1]运用针刀治疗小儿肌性斜颈 19 例。患侧胸锁乳突肌胸骨端、锁骨端、肌腹、乳突端为进针点，每次选择 2～4 个点。患者仰卧位，头稍后仰偏向健侧，嘱患儿家属分别固定头、胸部，常规消毒局麻后，在左手示指、中指的指示下，针刀逐渐切割胸锁乳突肌肌腱或肌束，至完全松解，肌张力减低或消失后，出刀，创可贴包扎伤口。术后可配合手法治疗，让患者家属固定患儿肩部，术者用双手捧住患儿头，然后轻轻用力将患儿头推向健侧，感到有阻力后即可放松，重复 3～5 次。再捧住患儿头，将其颜面部转向患侧，直到有阻力出现，重复操作 3～5 次。以上侧扳、侧旋手法均须轻柔、缓和，用力循序渐进，逐渐加大颈部活动度，切忌使用暴力，以免造成新的损伤，颈部纵轴上不可有牵引力，防止颈椎关节脱位。每周治疗 1 次。结果：痊愈 12 例，好转 5 例，无效 2 例，总有效率为 89.5%。

洪剑飞等[2]运用经皮针刀治疗斜颈 81 例，病人患侧胸锁乳突肌有不同程度挛缩呈条索状，与周围组织粘连，颈部深筋膜、颈阔肌也有不同程度挛缩。根据挛缩轻重，松解切断胸锁乳突肌的胸骨头及锁骨头或乳突的附着点。患者仰卧位，颈部适当垫高，头偏向健侧，稍用力。根据患者年龄采用不同麻醉方法，年龄较大且能配合者，采用局麻或臂丛神经阻滞麻醉；年龄小且不能配合者，则采用全身麻醉。找到胸锁乳突肌的乳突止点、胸骨头及锁骨头止点，消毒后进针刀行骨膜下剥离松解，深度不可超过止点的厚度。对挛缩的颈阔肌及颈部深筋膜，在紧张处也做适当松解。注意勿损伤神经、血管及重要组织。松解后检查畸形是否过度矫正或功能位、解剖位的改善情况。对部分年龄较大的患儿，面部发育不对称，甚至有颈椎旋转畸形者，一般不强求一次完全矫正，可再行 2～3 次针刀治疗。术后 2～3 天疼痛消除后，可进行功能锻炼，如颈部伸展练习，向患侧后上方主动运动，以消除粘连。每周治疗 2~3 次。随访 6 个月至 14 年，结果优 70 例，良 6 例，差 5 例，优良率为 93.83%。

陈奇才[3]运用针刀治疗小儿肌性斜颈 30 例。患者仰卧位，头稍后仰旋向健侧，嘱患儿父母分别固定头、胸部，常规消毒铺巾，在局麻下进行。切口选择在患侧胸锁乳突肌胸骨端、锁骨端、肌腹、乳突端，每次选择 2~4 个点。左手示指、中指的指示下，按四步进针规程进针刀，逐渐松解挛缩的肌腱或肌束，至肌张力减低或消失为止。每周 1 次。术后配合推拿治疗，在患侧胸锁乳突肌上来回按摩 3~5 分钟，提拿揉捏 5~10 分钟后，拇指往复弹拨胸锁乳突肌硬结 3~5 分钟，再将患儿平放于医生的膝部，医者一手固定患儿两侧锁骨，另一手托住头部做侧屈运动，使其健侧耳和脸尽量接近健侧肩部，做 15 次，然后托住患儿头部作旋转运动，使患儿的下颌尽量接近患侧肩峰，做 15 次。针刀治疗 3 天后进行，每周 2 次。嘱患儿父母注意矫正患儿睡姿，使其保持于正中位置。结果痊愈 27 例，好转 3 例，总有效率 100%。

姜庆荣等[4]针刀治疗肌性斜颈 22 例，疗效显著。在常规消毒后，铺无菌手术单，根据斜颈两端的情况，分别在胸锁乳肌附着点用 2%利多卡因局麻后，在肌腱附着点尽量靠近锁骨骨膜处切断，分离挛缩的肌肉。术后颈围固定，嘱患者向患侧侧卧。结果：6 岁以下需针刀术 2~3 次痊愈；7 岁以上大多一次成功。经随访，针刀治疗有效率 97%以上。但大龄儿童面部畸形纠正较慢，个别甚至不能完全纠正。

2. 水针刀治疗

杜良生等[5]运用水针刀疗法治疗单纯性小儿肌性斜颈 42 例。选择患侧胸锁乳突肌上的条索形肿物或骨疣样硬块中心为进针点，标记消毒后，覆盖无菌小洞巾，左手夹持治疗部位，右手夹持 2 号扁圆刃水针刀，刀口线与肌肉纤维神经和血管走向平行，严格按四步进针规程进针刀，回抽无血后，注入利多卡因 4ml＋曲安缩松 50mg+川芎嗪注射液 2ml、654-2 10mg＋维生素 B_{12} 500μg＋维生素 B_1 100mg 混合液，然后行纵行切开剥离法和切割肌纤维法，松解后出刀，贴敷创可贴，注意防水。每周 1 次，3 次 1 疗程。可嘱家属术毕 24 小时后，对患处热敷及持续反复转头牵拉局部，同时指导家长如何对患儿护理，纠正不良姿势。病程长，粘连范围广者，在水针刀注入药物松解的同时，可配合加压冲击疗法，注射消毒滤过氧气，每处 30ml，以增加气体松解作用。结果：治愈 30 例，好转 8 例，无效 4 例，总有效率为 90.5%。

3. 针刀结合手法治疗

王智等[6]采用针刀结合推拿治疗小儿斜颈 72 例。针刀治疗：根据胸锁乳突肌的挛缩轻重，选择其胸骨端、锁骨端肌腹、乳突端为进针点，患儿仰卧位，头转向健侧，常规消毒局麻后，术者左手拇食指提起胸锁乳突肌，在起止点处选择 2~4 个点，按四步进针规程进刀，切割松解挛缩的肌纤维，每次切割深度在 2mm 左右，注意不要损伤神经血管及重要组织，至肌张力减低或消失后出刀。每周 1 次。推拿治疗：于针刀治疗 2 天后进行。患儿仰卧位，医生坐于患儿头部一侧，双手捧住患儿头，然后轻轻用力将患儿头推向健侧，使其胸锁乳突肌充分暴露，在患侧胸锁乳突肌处轻柔手法放松后，按揉弹拨胸锁乳突肌的起、止点及肿块 3~5 分钟，再用两手分别固定患侧肩部及患者头部，使头部偏向患侧肩部，之后一手扶住下颌部，另一手托住脑后进行拔伸旋转，颜面肌肉萎缩或偏小者按揉太阳、睛明、下关、颊车、地仓、迎香、风池等穴。每日 1 次，每周

3～4 次，2 周为 1 疗程。结果：痊愈 63 例，显效 9 例。

王映松等[7]运用针刀结合手法治疗小儿先天性肌性斜颈 36 例。患儿仰卧位，头后仰，面向健侧，常规消毒铺巾后局麻，根据胸锁乳突肌的挛缩轻重，松解切断胸锁乳突肌的胸骨头及锁骨头止点，必要时松解切断乳突附着点，术者左手拇、食指卡住提稳胸锁乳突肌起止点的进针处，进针深度不可超过固定的左手手指，并松解切断胸锁乳突肌挛缩张力较大的肌纤维组织，沿附着点骨质表面操作，注意避免损伤神经血管及周围重要组织。术后检查畸形是否过度矫正及功能位、解剖位的改善情况，部分年龄较大患儿，不强求术中一定达到过度矫正，可通过治疗后的手法逐渐矫正。针刀治疗 3 天后进行手法治疗，包括颈肌牵伸、反复过度矫正，在胸锁乳突肌的起止点反复指推，弹拨分筋，伸展肌肉，消除粘连，矫正畸形，重建力学平衡，每日 2 次，持续 3 个月。结果：治愈 29 例，占 80.6%，显效 7 例，占 19.4%。

武国利等[8]采用针刀并手法治疗小儿肌性斜颈 36 例，取得了较为满意的疗效。针刀疗法：患者取仰卧位，头稍后仰，常规消毒皮肤，铺巾。在局麻下进行，第一切口选择在患侧胸锁乳突肌胸骨端。第二切口选择在患侧胸锁乳突肌锁骨端。针刀在左手食指、中指的指示下，逐渐切断胸锁乳突肌肌腱，直到肌张力减低或消失为止。创可贴包扎伤口。手法：①按摩法。用单手指腹沿胸锁乳突肌来回抚摩，每次 3 分钟。②揉法。用拇指与四指相对揉患侧胸锁乳突肌，每次 3 分钟。③拨络法。在上述 2 种手法基础上，拇指往复弹拨胸锁乳突肌硬结，每次 2 分钟。④侧屈法、旋转法：将患儿平放于医生的膝部，医者一手固定患儿两侧锁骨，另一手托住患儿头部作侧屈运动，使患儿健侧耳和脸尽量接近健侧肩部，做 15 次。继之，托住患儿头部作旋转运动，使患儿的下颌尽量接近患侧肩峰，做 15 次。中药外敷：当归、川芎、桃仁各 15g，乳香、没药、伸筋草、透骨草各 10g，牡蛎、穿山甲各 20g。水煎取汁 400ml，将 3 块纱布浸泡药液中备用。患儿仰卧，脸向患侧，将纱布外敷于患侧胸锁乳突肌表面。结果：完全恢复 28 例，好转 8 例。

参考文献

[1] 龙春尧，王晓枚，刘萍，等. 小针刀治疗小儿肌性斜颈 19 例[C]. 2011 中国针灸学会年会论文集，2011，10.

[2] 洪剑飞，夏冰，毕擎，等. 经皮小针刀治疗斜颈 81 例临床分析[J]. 中医正骨，2011，23（11）：55.

[3] 陈奇才. 小针刀治疗小儿肌性斜颈 30 例[J]. 现代中西医结合杂志，2008，17（17）：2680.

[4] 姜庆荣，綦海山，等. 针刀治疗肌性斜颈 22 例临床报告[J]. 哈尔滨医药，2004，24（4）：45.

[5] 杜良生，李静，赵传武. 水针刀疗法治疗单纯性小儿肌性斜颈 42 例[J]. 针灸临床杂志，2011，27（3）：34.

[6] 王智，李文永. 小针刀结合推拿治疗小儿斜颈体会[N]. 河北中医药学报，2010，25（2）：29.

[7] 王映松，陈险峰，宋在宇，等. 小针刀结合手法治疗小儿先天性肌性斜颈 36 例[J]. 淮海医药，2008，26（6）：526.

[8] 武国利，李莉，张焕峰，等. 小针刀并手法治疗小儿肌性斜颈[J]. 现代康复，2000，4（8）：1260.

五、小儿先天性屈指肌挛缩

谢清芳等[1]采用针刀治疗小儿先天性屈指肌挛缩 7 例效果显著。用 1%盐酸利多卡因，常规消毒进行局部麻醉。在患指掌侧面屈指肌近端进行纵行松解，针刀直达掌指关节骨面，刀口线与肌肉走行方向一致，避免横行切割，针刀一边松解一边弹拉伸直指间关节，此时可感觉到过伸时产生的松解感，在感觉到明显喀擦声时，患指屈曲畸形消失，以示手术成功。松解后嘱患者主动伸屈患指。并在针眼处创可贴覆盖。本组 7 例患者均一次性痊愈。

参考文献

[1] 谢清芳，李梦，舒洪川. 针刀治疗小儿先天性屈指肌挛缩症[J]. 湖北中医杂志，2011，33（2）：66-67.

第十一章
常见妇儿科疾病针刀术后康复保健操

"康复"这个词语来源于中世纪的拉丁语，其意是指"重新获得能力"。

20世纪90年代，国际卫生组织对康复的定义为：康复是指综合协调地应用各种措施，最大限度地恢复和发展病者、伤残者的身体、心理、社会、职业、娱乐、教育和周围环境相适应的方面的潜能。

所以，"康复"一词的含义是强调患者本身的活动能力和发展患者的潜能，说明康复的意义是强调患者的主动能力。针刀疗法发明以来。在其四大基本理论的指导下，治愈了成千上万的慢性软组织损伤和骨质增生患者，对一些局部的软组织损伤及骨质增生性疾病，比如桡骨茎突肌腱炎、跟骨骨刺等，只需使用1～2支针刀进行一次闭合性松解就能治愈，于是，有的医生就片面地认为，针刀治疗疾病就是靠针刀扎几下就行了，不需要其他辅助措施，其结果是普遍存在针刀见效快，复发率高的现象，以至于医生和患者都承认针刀治疗有效，但在短时间内就会复发。造成这种现象的原因一方面是对慢性软组织损伤的病理机制认识不足，只把疼痛点当成针刀的治疗点，不清楚慢性软组织损伤的病理结构是以点成线、以线成面的立体网络状病理构架，另一方面是不重视针刀术后的康复，忽略了人体自身的主观能动性。针刀治疗只是帮助人体进行自我调节的一种手段，是一种扶正的手段，人体弓弦力学系统的修复必须由人体自身发挥调节作用才能恢复正常的动态平衡。随着针刀医学的发展，针刀治疗的适应证不断扩大，已经从骨伤科疾病扩展到内、外、妇、儿、五官等多科疾病的治疗，在长期的腰间盘突出症的治疗实践中，发现针刀的治疗次数不再是1～2次，可能达到6～8次，针刀的治疗部位也不再是1～2刀，而是14刀，或者更多。这样，针刀术后人体的自我修复就需要更长的时间，因此，我们根据人体弓弦力学系统和慢性软组织损伤的病理构架理论设计了腰间盘突出症针刀术后康复操，帮助人体进行针刀术后的自我调节，这种方法是让患者主动参与，充分发挥人体的自主意识，将动态弓弦力学单元的锻炼和静态弓弦力学单元的锻炼两者有机地结合起来，加快针刀术后组织的修复，尽快恢复人体弓弦力学系统的力平衡。

本套康复操具有如下特点：

（1）每一式都在神情安逸、放松中练习，使患者取得事半功倍的疗效，总在喜、怒、哀、怨、恨中，何来平衡之趣。

（2）在突腰式和回望式中都安排了肌肉作静力收缩练习的时间，持续用力8秒后，然后加大用力作短促的动力收缩一次。这是根据针刀医学整体理论、网眼理论和中医推拿"寸劲"演变而来，这种方法可以将运动练习从动态弓弦力学单元的练习逐渐转变到静态弓弦力学单元的练习，从局部弓弦力学系统的练习逐渐转变到整体弓弦力学系统的练习，体现了以点成线，以线成面的整体康复理念。

（3）虽然每一式都明确了练习部位和主要运动肌群，且每式都具有调节机体的整体性和协调性的作用，但其练习量的多少需要患者根据自身的条件，量力而行，不可拘泥。

（4）很多练习者欲速愈，试图整天地练习，却忘记了欲速不达的古训，在完成了适合自身练习量的前提下，应参加非练习的各项动作内容，甚至参加社会活动，在乐趣中培养康复的信心，我们谓之"功课以外，快乐之中"。

一、预备式

身心放松，神态安逸，两脚并拢，周身中正，两手自然下垂，目平视前方，深呼吸3次（图11-1）。

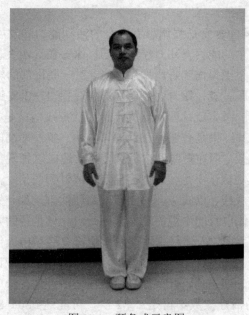

图11-1　预备式示意图

二、回望式

1. 练习原理

本式练习操锻炼多裂肌、回旋肌、腹内斜肌、腹外斜肌、腰大肌等肌群的协调运动能力。

2. 练习方法

左脚向左前方跨出，顺式双臂向右后方摆出，同时躯干向右后转，头转向后方，双眼作回望寻物状，持续8秒，第9秒时稍加大用力回望拧转躯干1次，还原放松，自动呼吸。反方向同理，重复3次（图11-2、图11-3）。

三、突腰式

1. 练习原理

本式练习操锻炼竖脊肌、髂腰肌、腹内斜肌、腹外斜肌、腰大肌等肌群的协调运动能力。

2. 练习方法

双脚并拢，两手叉腰，向前微俯身，臀部用力后翘，腰向前塌顶，持续8秒，第9秒时腰稍加大用力塌顶1次；然后腰用力向后拱顶，臀部用力前扣，持续8秒。第9秒时腰稍加大用力拱顶1次；还原放松，自动呼吸。反方向同理，重复3次（图11-4、图11-5）。

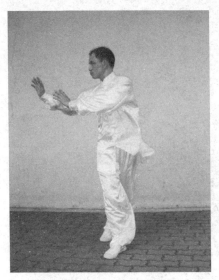

图11-2　回望式示意图（1）

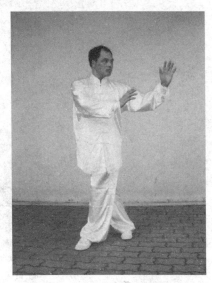

图11-3　回望式示意图（2）

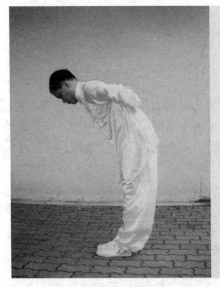

图11-4　突腰式示意图（1）

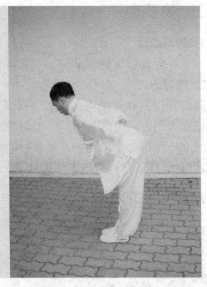

图11-5　突腰式示意图（2）

四、象行式

1. 练习原理

本式练习操锻炼腰背肌以及全身所有肌群的协调运动能力。

2. 练习方法

四肢触地，全身放松，颈项自然向前伸直，仿大象向前爬行，练习时全脚掌和全手掌放松触地行走，前进后退共 20 步，还原放松，自然呼吸（图 11-6）。

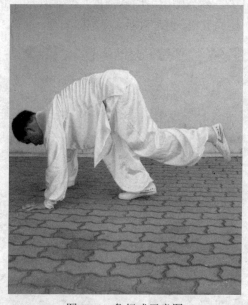

图 11-6　象行式示意图

五、拱腰式

1. 练习原理

本式练习操锻炼腰背肌的协调运动能力。

2. 练习方法

两脚并拢，周身中正，双手十指交叉上举努力伸展脊柱，持续用力坚持 8 秒，第 9 秒时稍加大用力向上伸展 1 次。然后全身放松，顺势向前俯身低头弯腰，以手触地，然后腰向上持续用力拱顶 8 秒，第 9 秒时稍加大用力向上拱顶 1 次，放松，腰身慢慢还原直立，自然呼吸，重复 3 次（图 11-7、图 11-8）。

六、摆尾式

1. 练习原理

本式练习操锻炼竖脊肌、多裂肌、回旋肌等肌群的协调运动能力。

2. 练习方法

平躺于练习毯上，双手置于小腹，自然呼吸 3 次，双下肢屈髋屈膝，两脚离地，自然悬空，以骶尾骨为动点，向左摆动，持续向左用力坚持 8 秒，第 9 秒时稍加大用力向左肩方向抬 1 次，还原放松，自然呼吸 3 次，再依次左、右、上、下各练 3 次（图 11-9～图 11-11）。

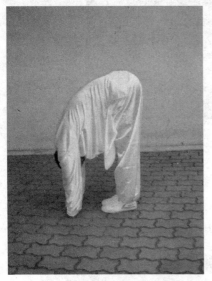

图 11-7　拱腰式示意图（1）

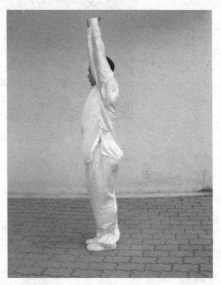

图 11-8　拱腰式示意图（2）

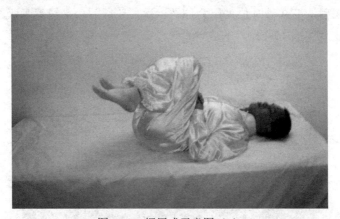

图 11-9　摆尾式示意图（1）

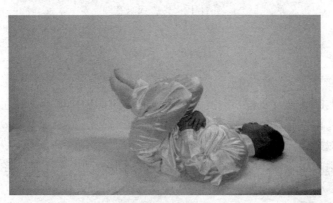

图 11-10　摆尾式示意图（2）

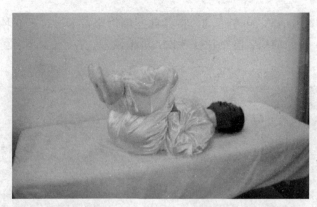

图 11-11　摆尾式示意图（3）

七、拧腰式

1. 练习原理

本式练习操锻炼多裂肌、回旋肌等肌群的协调运动能力。

2. 练习方法

平躺于练习毯上，双手置于体侧，自然呼吸 3 次，头转向右侧，右下肢向左越过左下肢，用力向左伸展，左上肢向右越过右上肢，用力向右伸展，并顺势作相反方向的躯干拧转，坚持 8 秒，第 9 秒时加大用力拧转 1 次。还原放松，自然呼吸 3 次，再作相反方向以左反复 3 次（图 11-12）。

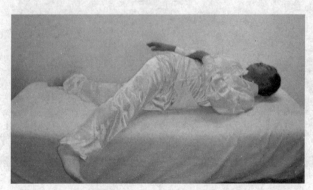

图 11-12　拧腰式示意图

八、搓腰式

1. 练习原理

本式练习操锻炼腰背肌群、上肢肌和下肢肌各肌群的协调能力。通过腰部运动，培补身体元气，提高生命原动力。

2. 练习方法

两手从体侧向后上升，中指相接，抚于腰部向下搓动，至尾骨尖轻揉 3 次，双手上升，搓回腰部，连续 9 次还原放松，自然呼吸（图 11-13、图 11-14）。

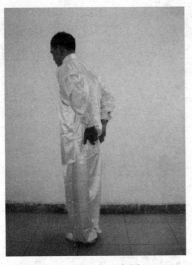
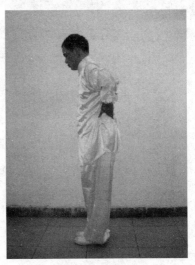

图 11-13 搓腰式示意图（1）　　　　图 11-14 搓腰式示意图（2）

九、搓脚心

1. 练习原理

本式练习操通过对肾经经气激发，培补身体元气，提高原动力以及锻炼全身各肌群的协调能力。

2. 练习方法

左腿屈髋屈膝，左手轻扶左脚掌，右手掌心从左足跟轻轻搓至左足尖，往返 9 次。还原放松，自然呼吸 3 次，右侧练习 3 次，左右各重复练习 9 次（图 11-15、图 11-16）。

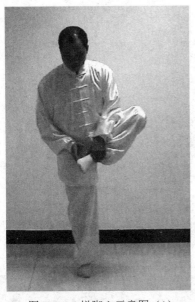
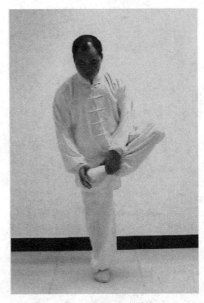

图 11-15 搓脚心示意图（1）　　　　图 11-16 搓脚心示意图（2）